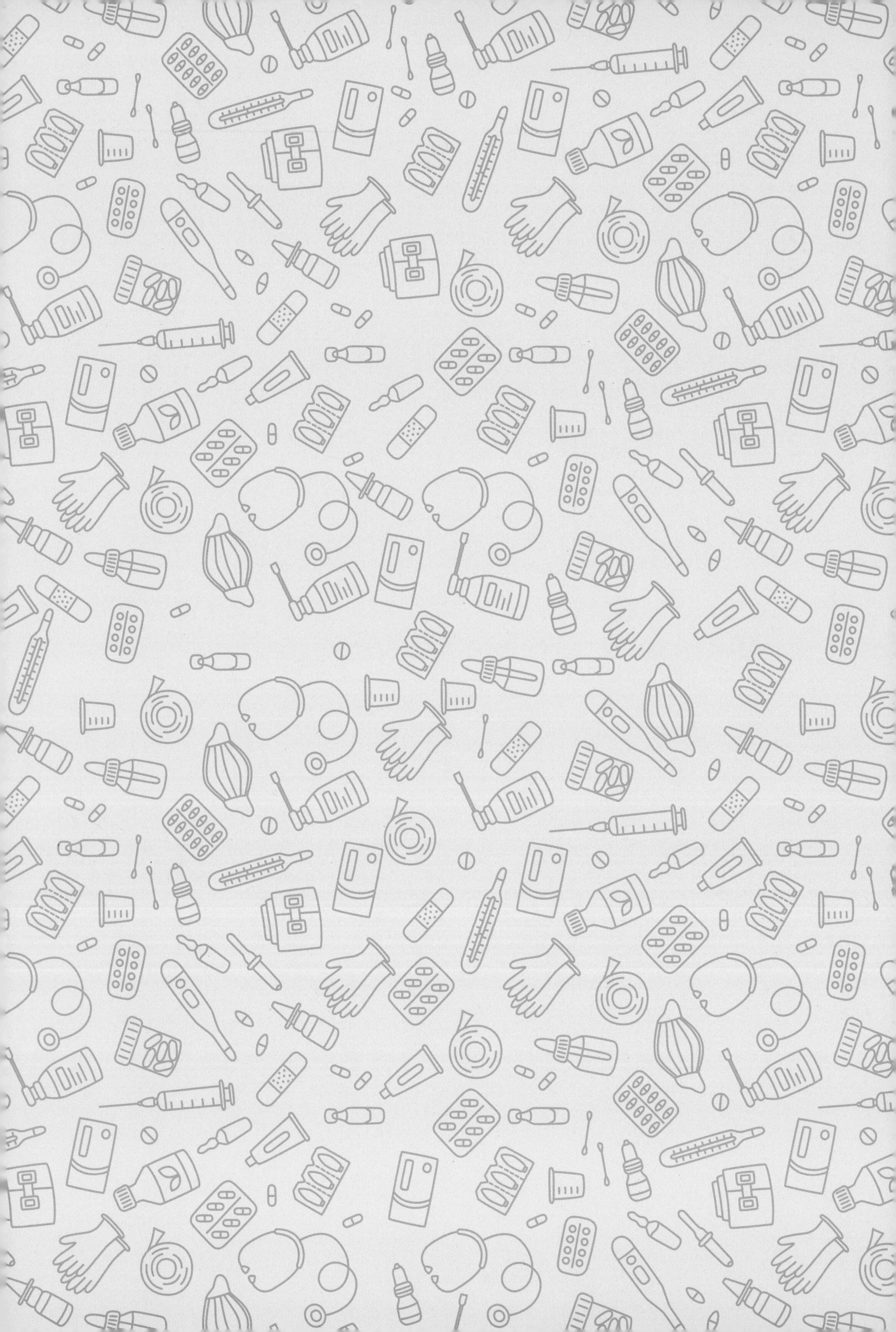

그림과 사진으로 설명하는 주사를 위한 해부학

그림과 사진으로 설명하는 주사를 위한 해부학

Tatsuo Sato

정 효 준 · 서 준 원 · 김 준 호 옮김

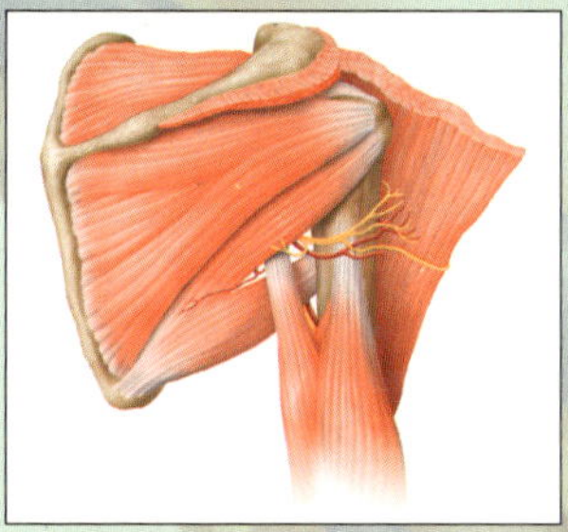
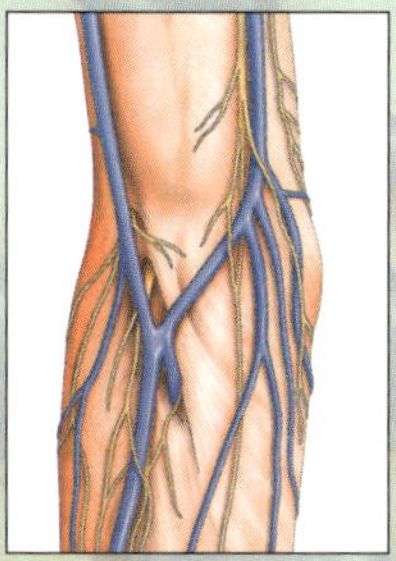
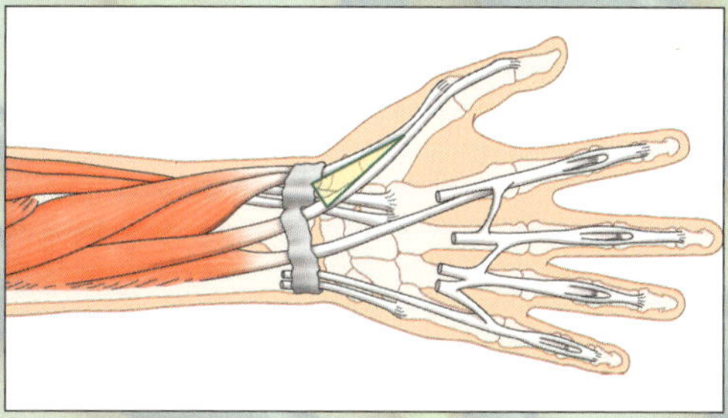
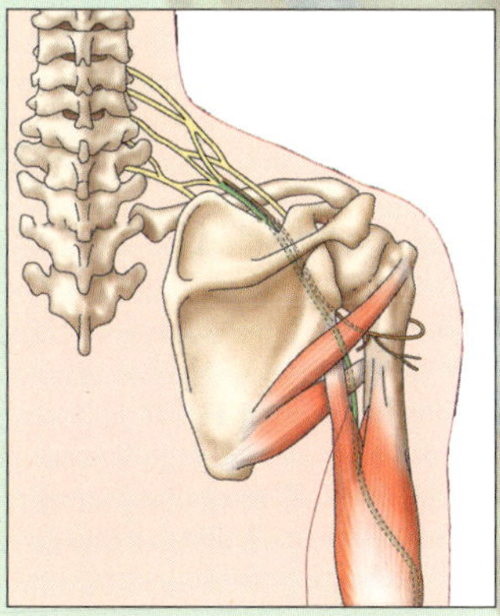
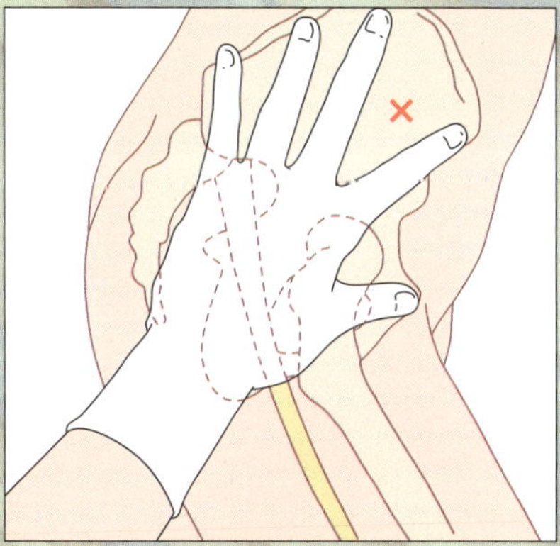
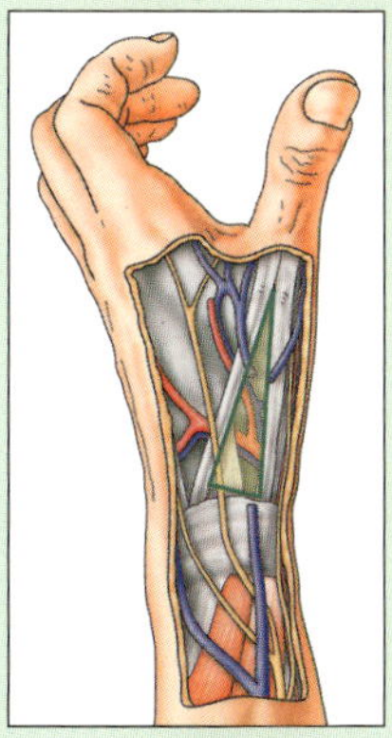
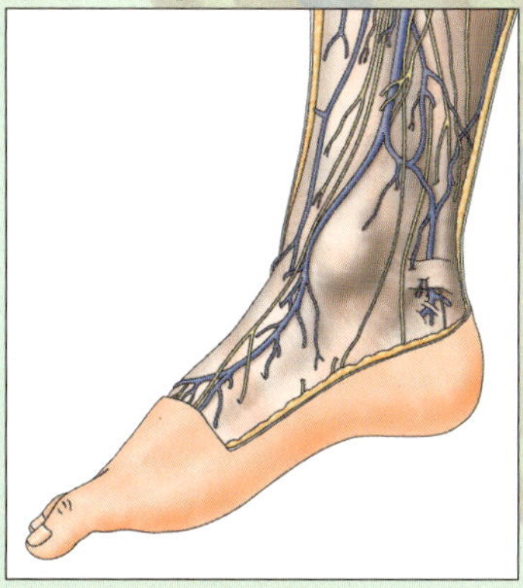

신흥메드싸이언스

그림과 사진으로 설명하는 주사를 위한 해부학

발 행 2023년 12월 15일
지은이 Tatsuo Sato
옮긴이 정 효 준, 서 준 원(수재활의학과)
김 준 호(서울참정형외과의원)
발행인 홍 성 혁
발행처 **신흥메드싸이언스**
기 획 이 영 열
디자인 박 은 경
주 소 경기도 고양시 덕양구 청초로 66 A동 808호, 809호
(덕은동, 덕은리버워크)
전 화 02-6956-8670
팩 스 02-6956-8671
홈페이지 www.shmed.co.kr
I S B N 978-89-6498-083-5 93510
정 가 40,000원

서 문

대부분의 의료기술 행위는 피험자에게는 정도의 차이는 있지만 침습적으로, 충분한 국소해부학적 배경을 이해한 후 시행되어야 한다. 물론 다른 교과서도 적지 않고, 최근에는 컬러 사진과 그림을 활용해 설명한 것도 적지 않다. 그러나 대체로 'how to'에 그치고 있으며, 그 시술을 가능하게 하는 해부학적 배경에 대한 언급이 불충분하거나, 기존의 술기들을 그대로 답습하고 있는 경우도 많다. 그리고 잘못된 오류가 전통적으로 계승되고 있을 가능성도 배제할 수 없다고는 할 수 없을 것이다. 그래서 일단 모든 것을 다시 한 번 정리해 보자는 생각으로 시작하게 되었다.

하지만 다루어야 할 사항이 너무 많다. 모든 것을 다 언급하다 보면 자연히 내용의 질도 만족스럽지 못할 수밖에 없다. 그래서 이번에는 시행 빈도가 높은 주사와 채혈에 초점을 맞추기로 했다. 피하주사는 물론이고 근육주사(근주)나 정맥주사(정주), 채혈도 주사바늘을 꽂으면 먼저 피하조직을 통과하게 된다. 피하정맥은 피하의 큰 도로에 비유할 수 있는데, 도로를 따라 전선이 지나가고 지하에 하수도가 흐르듯 많은 동선이 정맥을 따라 흐르고 있어 무분별한 천자는 위험하다.

근육주사도 근육 깊숙이 흐르는 신경을 손상시키면 마비가 올 수도 있다.

주사와 채혈에 필요한 해부학은 현장에서 계승되어 왔고, 적지 않은 오해가 지속적으로 남아있을 수 있다. 그러나 20세기 후반부터 간호대학에 대학원이 설치되면서 간호 기술의 기초해부학에 대한 연구도 진행되어 많이 개선된 것으로 보인다. 게다가 조사 연구의 대부분이 해부학 교실과의 공동연구로 이루어지면서 해부학 분야에서도 질적으로 신뢰할 수 있는 데이터가 제공되어 큰 진전이 이루어지고 있다. 이 책에서는 이러한 성과들을 적극적으로 반영하기로 했다.

주사 및 채혈에 있어서는 주변 해부학을 숙지하는 것이 중요하기 때문에 알기 쉬운 도판 제작에 힘썼다. 와타나베 키요시(渡辺清)님의 아름다운 도판은 독자들의 이해에 큰 도움이 될 것이다. 그리고 해부학에 대한 이해를 더욱 실감나게 하기 위해 실제 부검 사진을 제시하였다. 모두 생전 선생님의 뜻에 따라 헌정된 시신에 의한 소견이며, 여기에 진심으로 경의를 표하며 감사의 말씀을 드린다. 또한 사진 촬영을 담당한 고바야시 가쓰(小林克)님에게 감사드린다.

이 책은 (주)인터메디카의 아카도 마사유키(赤土正幸) 전 사장으로부터 의료-간호기술의 기초가 되는 해부학 참고서 집필을 의뢰받아 제작했다. 아카도 마사아키(赤土正明)님, 히구치 켄이치(樋口賢一)님을 비롯한 (주)인터메디카 제작부의 적극적인 협조가 있었기에 제작이 가능했다. 이 자리를 빌어 감사의 인사를 전한다.

2021년 5월
Tatsuo Sato
(佐藤達夫)

옮긴이 서문

저는 근골격계 질환을 주로 진료하고 있는 재활의학과 의사로서 여러 규모의 병원을 거쳐 현재 개원에 이르기까지 제가 담당한 주 치료 중의 하나는 '주사'입니다.

또한, 함께 근무하는 간호부에서도 근육주사, 피하주사, 정맥주사 등 다양한 경로로 약물을 투여하고 있습니다. 이렇게 빈번히 시행되는 치료인 만큼 항상 경각심을 가지고 주의해야 한다고 생각합니다.

이번에 번역을 맡은 '그림과 사진으로 설명하는 주사를 위한 해부학'은 주사를 시행하는 또는 지시/감독하는 모든 의료진이 필독해야 할 내용을 자세히 다루고 있습니다.

명확한 목적을 가지고 바라본다면, 이미 알고 있던 해부학도 다르게 보일 것입니다.

아무쪼록 일상 진료에 도움이 되기를 바랍니다.

2023년 12월
수재활의학과의원
정 효 준

그림과 사진으로 설명하는

주사를 위한 해부학

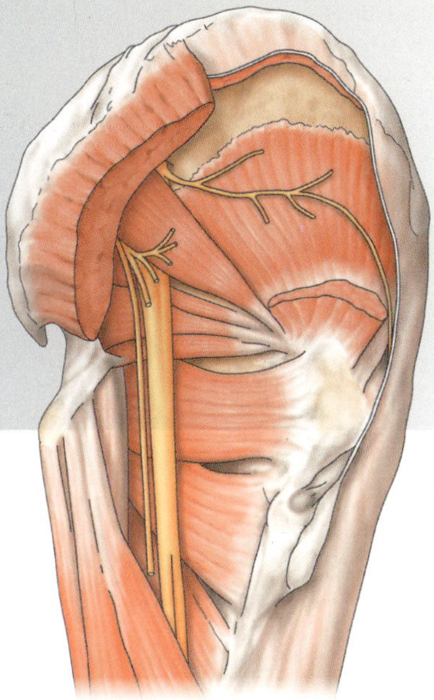

목차 ● CONTENTS

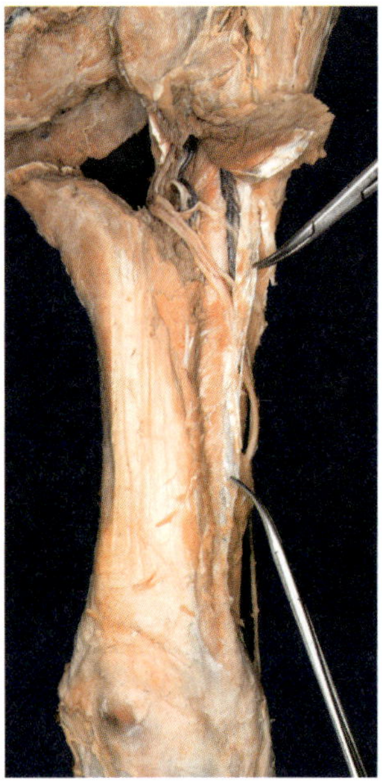

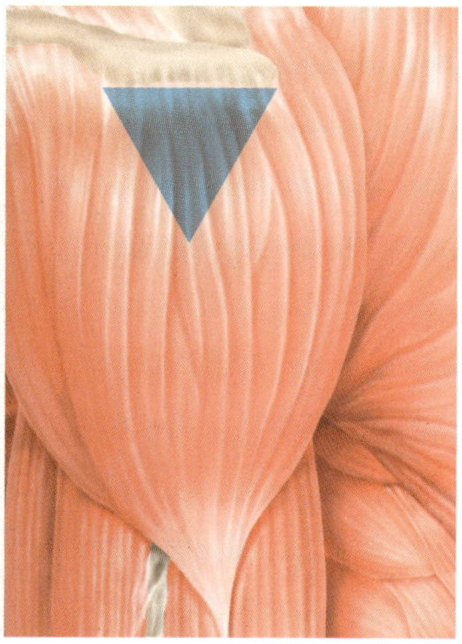

Lecture 1
정맥주사 · 채혈

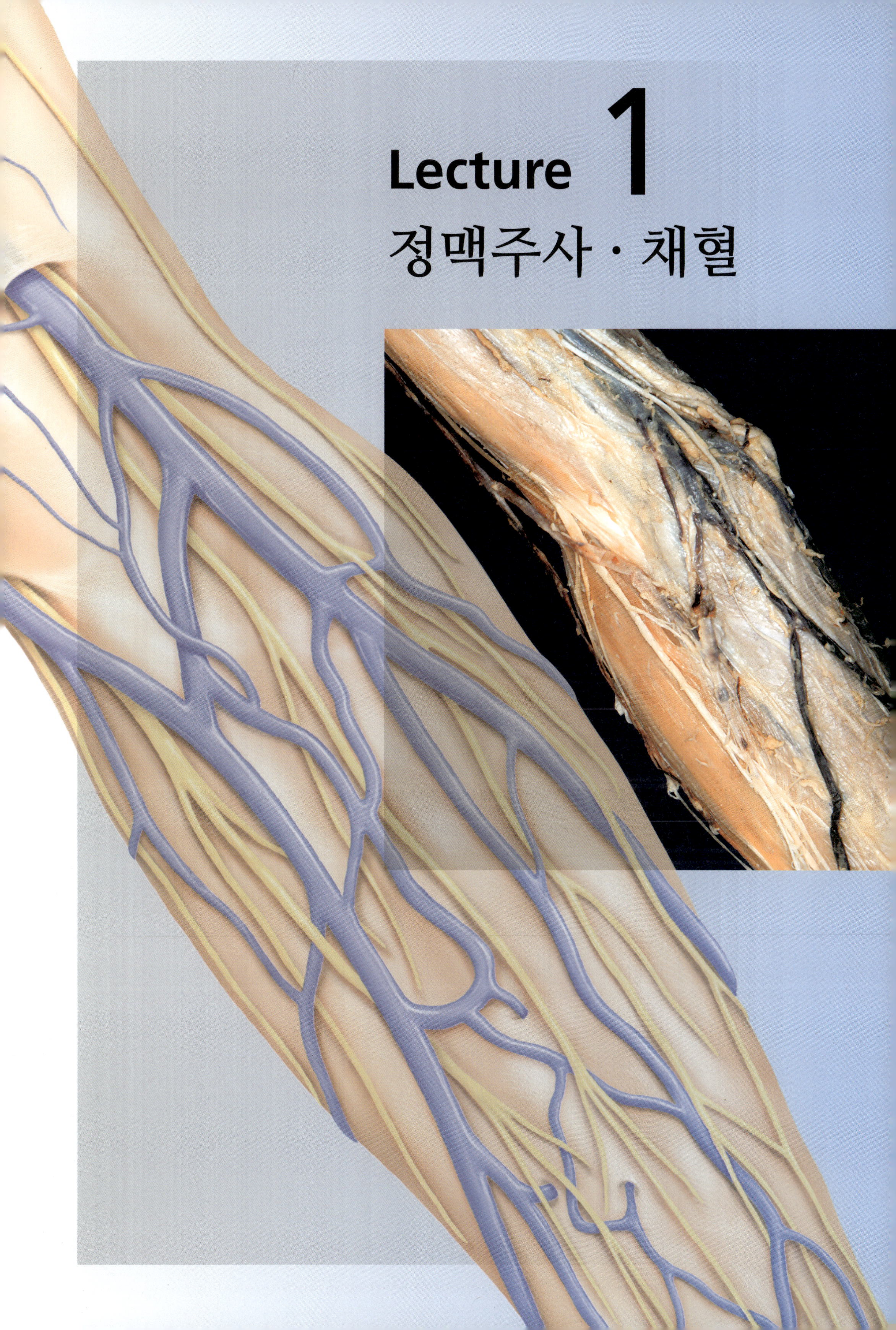

Lecture 1

어느 정맥에 주사하면 안전할까?

정맥 천자는 일상적인 임상 현장에서 빈도가 높은 만큼 정확한 해부 지식이 바탕이 돼야 한다.

혈관이나 신경의 위치는 물론 개인차가 있지만, 주사할 정맥과 그 주변의 기본적인 해부만 파악하면 '천자에 부적합한 부위'를 알 수 있어 사고의 위험성이 현저히 줄어든다.

정맥주사에 자주 사용되는 팔꿈치 부근의 해부를 중심으로, 손목과 발목에 대해서도 안전하게 천자할 수 있는 포인트에 대해 설명한다.

이 장에서 사용하는 상지의 그림 및 사진은 모두 우측 상지를 기준으로 한다.

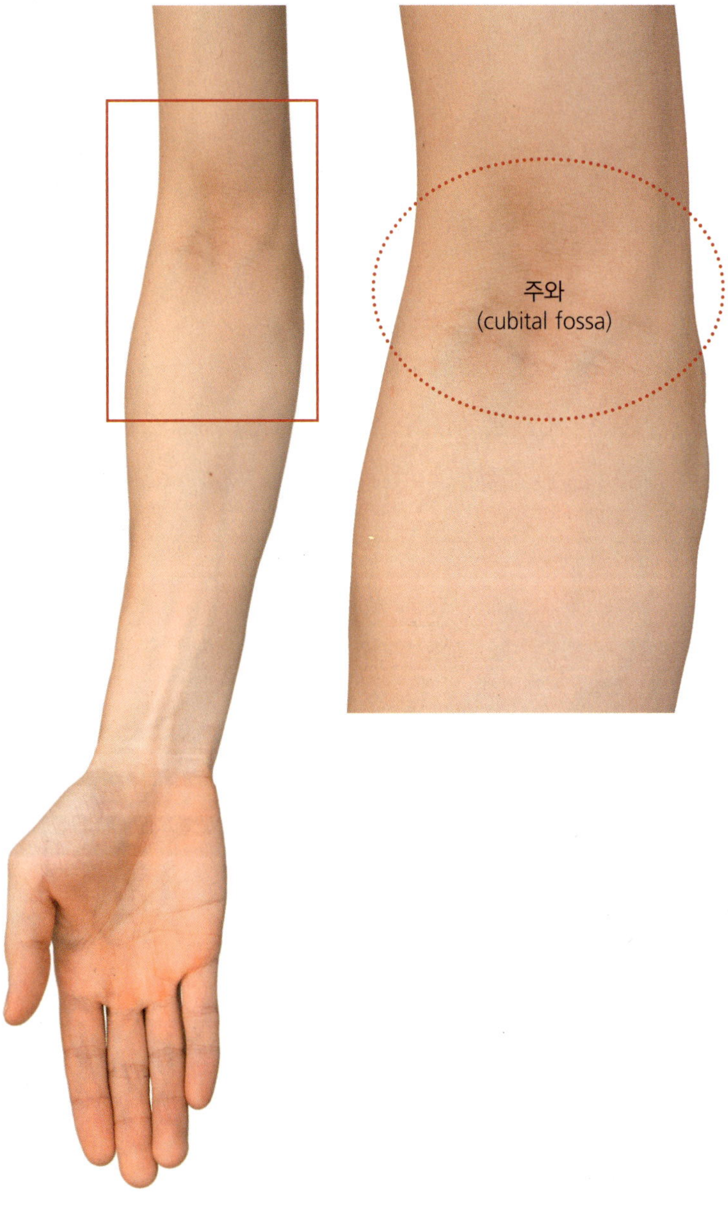

1-1 상지와 주와의 체표 해부(남자 · 우측)

천자 부위로 자주 사용되는 주와의 피정맥

상지에는 동맥을 따라 주행하는 심부정맥과 더불어 피하를 주행하는 피정맥이 발달해 있다. 피정맥은 피부를 통해 보이는 정맥이라고 생각하면 된다.

정맥주사(정주, phleboclysis), 수액 주입 및 채혈을 할 때 활용되는 것은 피정맥이다. 특히 **팔꿈치 부근의 주와(1-1)라고 불리는 얕은 오목에서는 피정맥이 얕게 주행하는데, 바늘을 찌르기에 적당한 굵기이며, 가동성이 낮아**(잘 도망가지 않음) 환자가 탈의할 필요가 없으므로, 천자 부위로 자주 이용된다.

그러나 천자 부위가 되는 정맥의 주변 조직에서는 특히, 피신경을 손상시킬 수 있기 때문에 정확한 해부학적 지식이 필요하다.

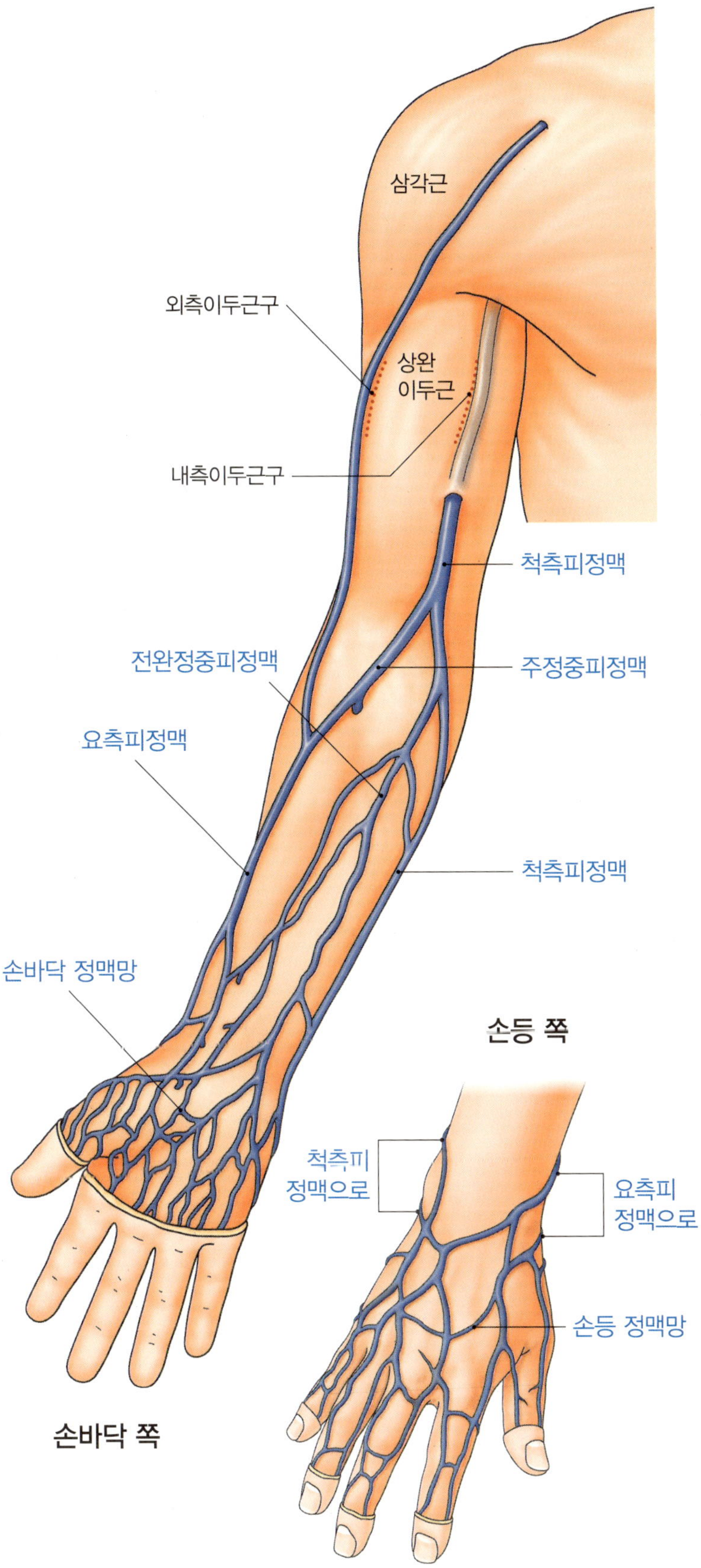

memo

정맥의 굵기(내경)는 요측피정맥에서 약 2~3mm, 척측피정맥에서 약 3~5mm로 후자가 약간 더 굵다.

1-2 상지 피정맥의 주행(우측)

피정맥의 주행 — 손등 쪽의 정맥망이 잘 발달

먼저 상지의 피정맥이 어떻게 주행하는지 설명한다. 상지의 피정맥은 손바닥과 손등의 정맥망에서 출발한다(**1-2**).

손 정맥망의 발달은 피하조직의 단단함, 즉 피부의 이동성(움직임의 용이성)과 관련이 있다. **피부가 단단한 손바닥에서 정맥망이 발달하지 못한 것에 비해, 피부가 이동하기 쉬운 손등에서 정맥망이 발달된 것**은 자신의 손을 관찰해 보면 잘 알 수 있다. 손등 쪽 피정맥이 더 잘 보일 것이다.

다음으로 손목부터 정맥이 전완으로 올라가는 양상을 **1-2**로 살펴보자. 손바닥 정맥망은 중간부터 하나로 모여 전완의 전면(굴측면)을 **전완정중피정맥(median antebrachial vein)**으로 상행한다. 이에 반해 손등 정맥망은 전완의 요측연(무지 측)과 척측연(소지 측) 두 개로 나뉘어 **요측피정맥(cephalic vein)**과 **척측피정맥(basilic vein)**으로 상행한다. 이 두 피정맥의 상완에서의 주행에 대해 생각할 때는 상완이두근과의 위치 관계로 정리하면 이해가 쉬울 것이다. 알통을 만들 때 근육의 양쪽에 생기는 얕은 구(고랑, groove)를 내측이두근구 및 외측이두근구라고 부른다.

척측피정맥은 처음에는 내측이두근구를 따라 올라가다가 점차 깊숙이 들어가 상완정맥에 이어 액와정맥으로 연결된다.

한편, 요측피정맥은 팔꿈치 근처에서 두 갈래로 갈라지는데, 한 갈래는 외측이두근구를 따라 올라가 삼각근과 대흉근 사이의 구를 거쳐 심부로 들어가 액와정맥에 합류한다. 다른 한 갈래는 팔꿈치 부근에서 내측으로 기울어져 척측피정맥에 합류한다. 이 비스듬히 주행하는 정맥을 **주정중피정맥(median cubital vein)**이라고 하며, 요측피정맥과 척측피정맥을 연결하는 정맥으로 생각할 수도 있다.

이 **주정중피정맥은 정맥주사나 채혈에 가장 많이 사용되는 정맥이며, 이 때 피신경과 교차하기 쉽다는 것이 문제가 된다.**

1-3 피정맥의 일반적인 주행 패턴(우측)

A 소수

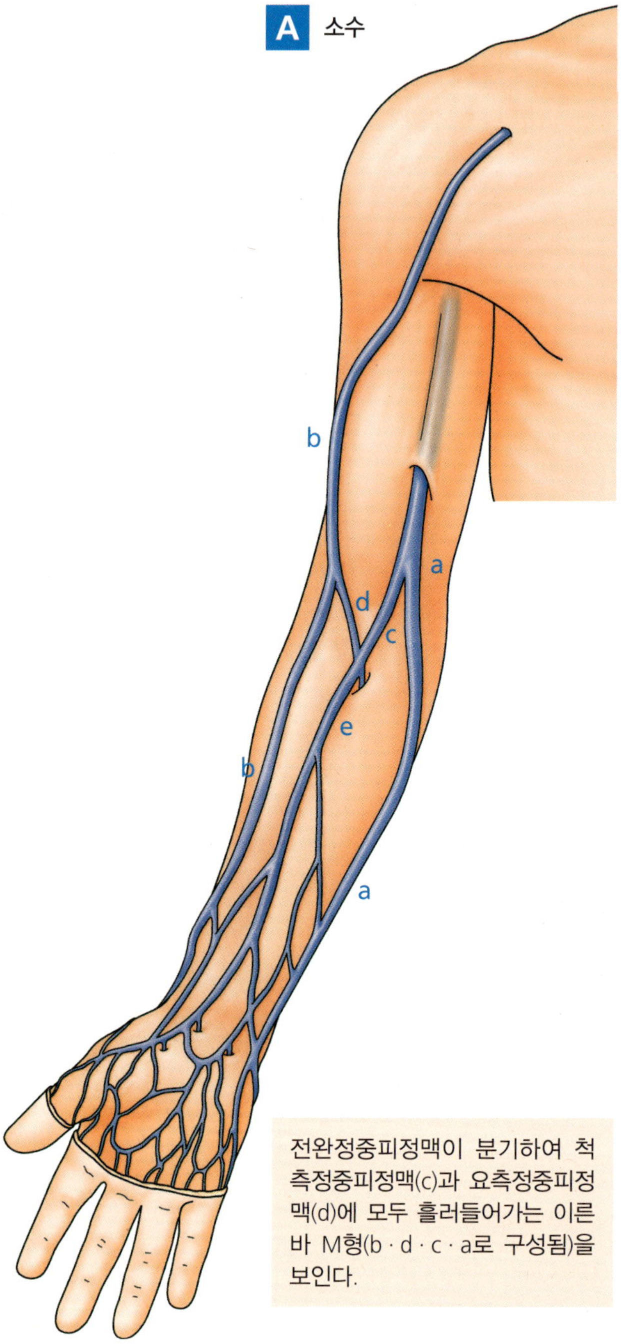

전완정중피정맥이 분기하여 척측정중피정맥(c)과 요측정중피정맥(d)에 모두 흘러들어가는 이른바 M형(b · d · c · a로 구성됨)을 보인다.

B 1/2~2/3

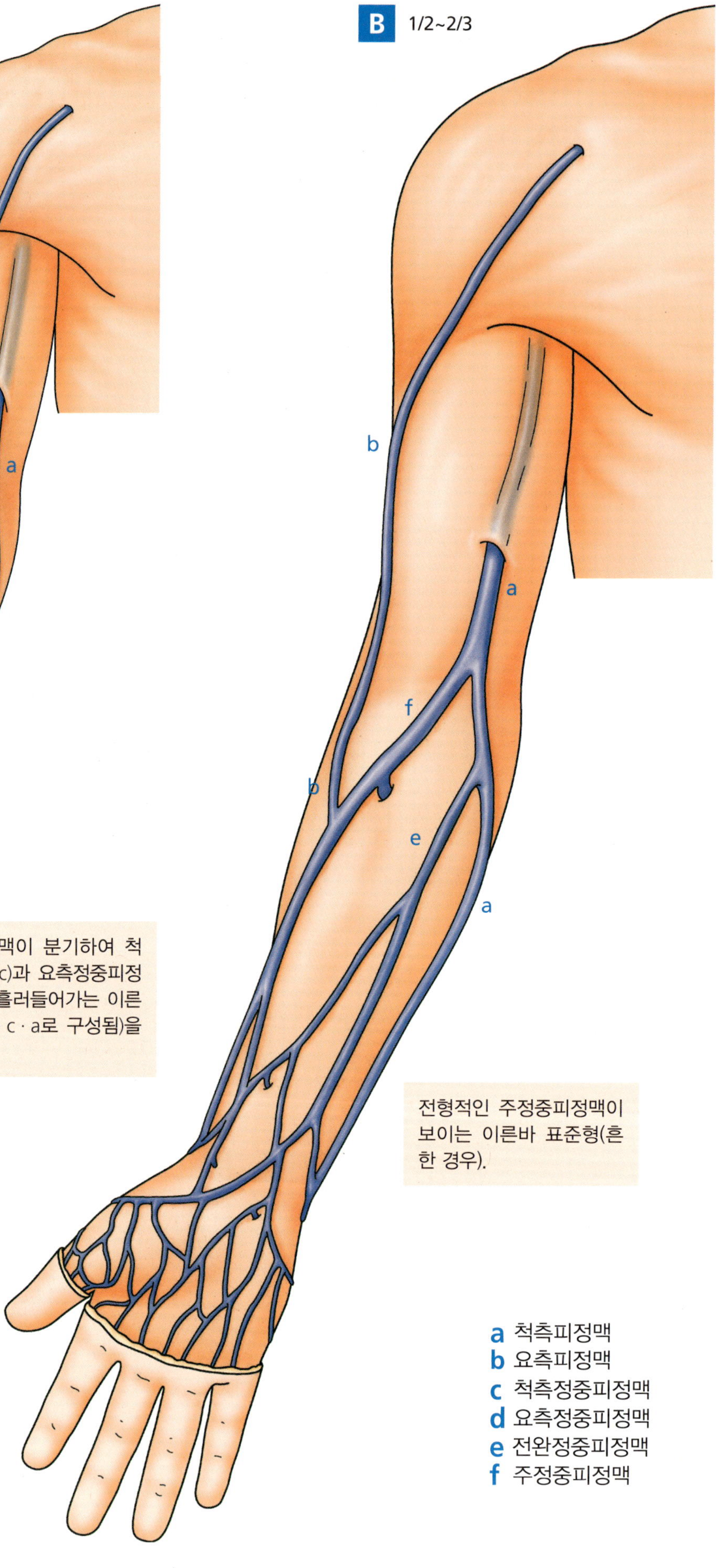

전형적인 주정중피정맥이 보이는 이른바 표준형(흔한 경우).

a 척측피정맥
b 요측피정맥
c 척측정중피정맥
d 요측정중피정맥
e 전완정중피정맥
f 주정중피정맥

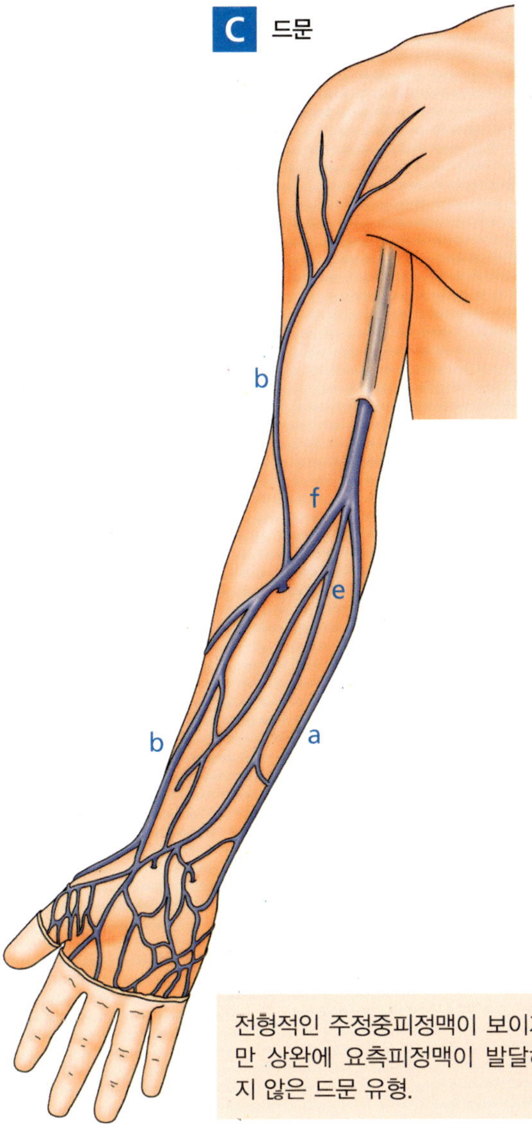

전형적인 주정중피정맥이 보이지만 상완에 요측피정맥이 발달하지 않은 드문 유형.

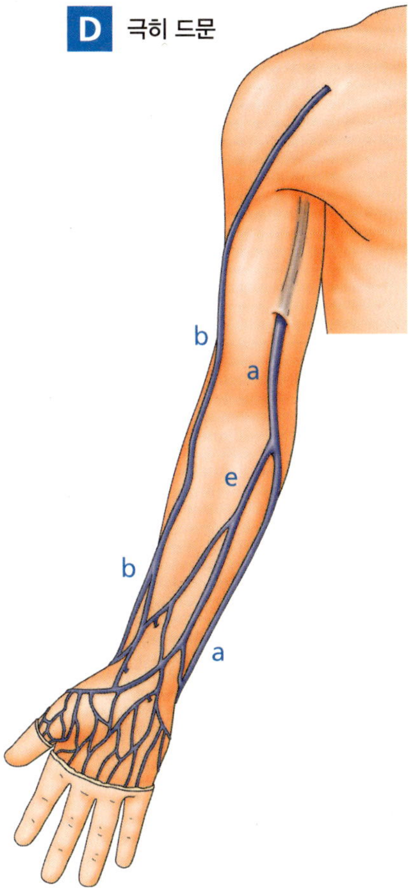

다른 패턴과 달리 요측피정맥과 척측피정맥 사이에는 연결이 없다.

피정맥의 주행에는 다양한 변이가 있다

실제로 주사 및 채혈 업무에 종사하는 의료진이라면 상지 피정맥의 발달 정도와 연결 양상의 패턴에 많은 변이가 있다는 것을 알 수 있는데, 그 대표적인 사례를 **1-3**에 소개한다.

1-2에서 보았던 전형적인 주정중피정맥이 보일 수도 있고(**1-3B · C**), **1-3A**와 같이 전완정중피정맥이 분기하여 척측정중피정맥(c)과 요측정중피정맥(d)에 모두 흘러들어가는 이른바 M형을 보일 수도 있다. 또한, 극히 드물지만 다른 패턴과 달리 요측과 척측 두 피정맥 사이에 연결이 없는 경우도 관찰된다(**1-3D**).

이러한 분류가 나타나는 빈도는 인종적 차이는 물론 지역적 차이도 있고, 보고에 따라 다양하기 때문에 확실하게 말할 수는 없다. 그러나 1/2에서 2/3를 차지하는 B가 이른바 표준형이라고 볼 수 있다. 또한 A는 소수, C는 드문, D는 극히 드문 경우라고 파악해두면 좋을 것이다[16].

피정맥의 주행에 변이가 있다는 것을 염두에 두면 천자할 정맥을 찾는데 도움이 되겠지만, 이는 어디까지나 경우에 따라 다르므로, 많은 사례를 통해 예리한 관찰력을 기르는 것이 중요하다는 것은 두말할 나위도 없을 것이다.

피하의 정맥과 신경은 근접해 주행한다

피정맥의 주행이 파악되었다면, 다음으로 피하 신경과의 위치 관계를 살펴보자. 주사를 놓을 때 가장 먼저 신경을 써야 하는 것은 신경이다.

피하에서 정맥과 신경은 일반적으로 근접해 주행한다. 정맥주사 및 채혈 시 신경의 손상을 피하기 위해 양쪽의 상호 위치 관계를 알고 있으면 보다 안전하게 시술할 수 있다.

먼저 상지의 피신경이 어떻게 분포되어 있는지 **1-4**를 참고하여 주와부터 전완 전면까지 살펴보도록 하자.

전완의 굴측(전면)에 분포하는 피신경에는 **내측 및 외측전완피신경** 두 가지가 있는데, 모두 상완신경총으로부터의 분지이다(**1-5**).

내측전완피신경은 피부에 분포하는 굵은 피신경으로 내측이두근구에서 나타나며 크게 전후 두 갈래로 나뉜다.

1-4에서 내측전완피신경의 분지 양상을 확인해 보자. 전지는 전완 전면의 내측부로 하행하는 반면, 후지는 전완 후면의 내측부로 돌아간다.

주와에서의 정맥주사에서 문제가 되는 것은 주로 내측전완피신경의 전지이며, 특히 인접한 척측피정맥 및 주정중피정맥과의 위치 관계가 중요하다.

외측전완피신경은 근피신경의 분지이다. 근피신경은 상완굴근에 분지를 낸 후 외측이두근구에 나타나 외측전완피신경으로서 전완 전면의 외측부를 하행한다. 내측과 외측전완피신경 분포 영역의 넓이를 비교하면 거의 2:1, 즉 내측피신경은 전완 전면의 내측 2/3, 외측피신경은 외측 1/3로 생각하면 된다.

이러한 두 신경의 차이를 염두에 두고, 주사에서의 신경 손상에 대해 이후 확인해 보도록 하자.

1-4 전완의 피신경과 피정맥의 주행(우측)

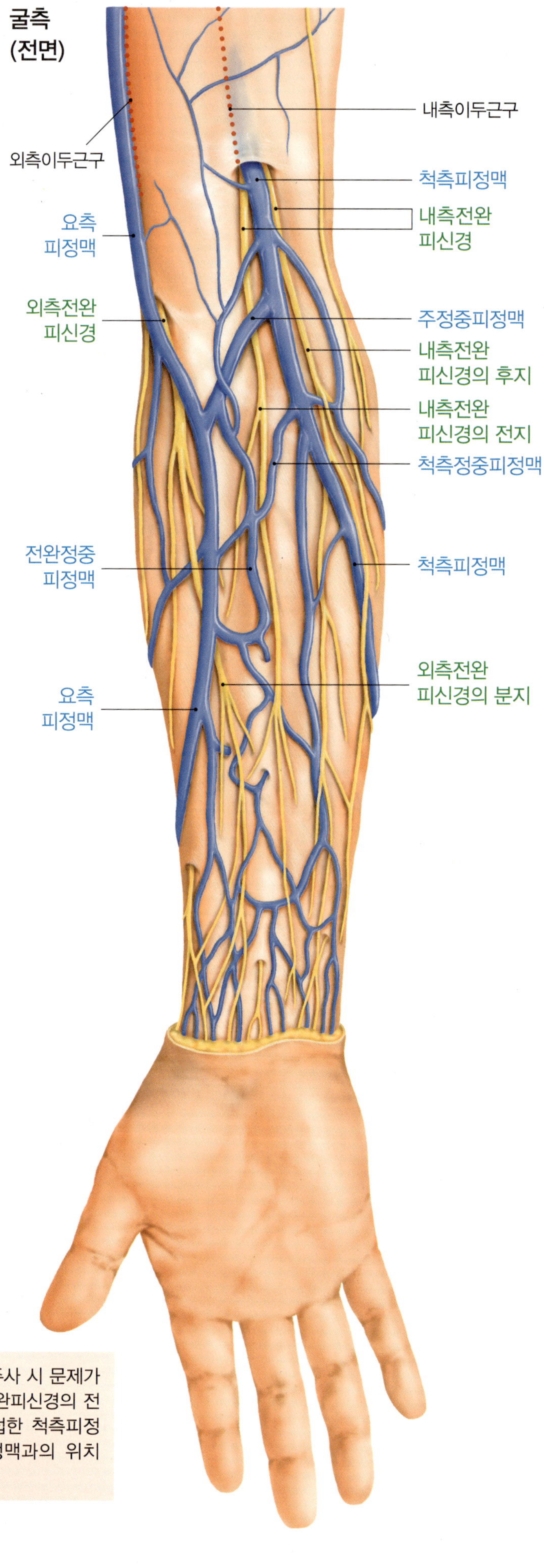

주와에서의 정맥주사 시 문제가 되는 것은 내측전완피신경의 전지이며, 특히 인접한 척측피정맥 및 주정중피정맥과의 위치 관계가 중요하다.

1-5 상지의 주요 신경과 상완신경총(우측)

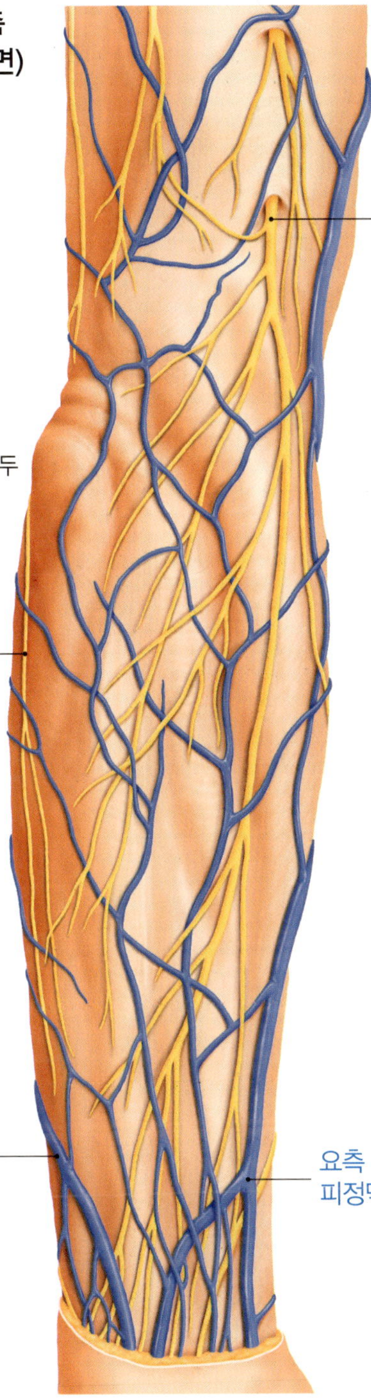

신측에서도 정맥과 신경은 근접해 주행한다.

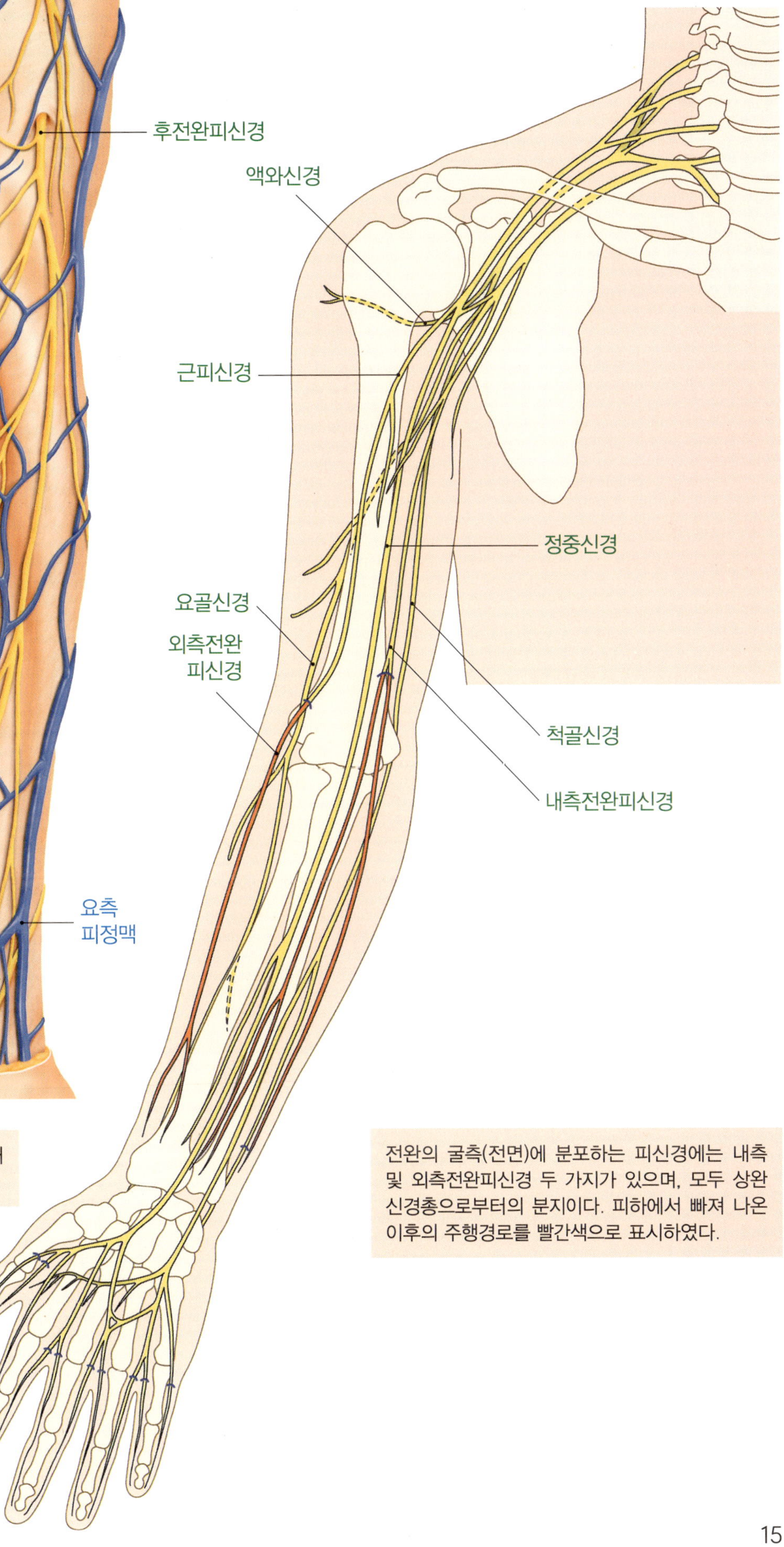

전완의 굴측(전면)에 분포하는 피신경에는 내측 및 외측전완피신경 두 가지가 있으며, 모두 상완신경총으로부터의 분지이다. 피하에서 빠져 나온 이후의 주행경로를 빨간색으로 표시하였다.

피신경 분지 수가 많은 것은 주와의 내측

다음으로 주와에서 안전성이 높은 천자 부위에 대해 알아보자.

1-6A의 사진과 **1-6B**의 모식도를 통해 내측전완피신경의 분지가 실제로 어떻게 분포되어 있는지 다시 한 번 확인해 보자.

내측전완피신경은 크게 전지와 후지로 나뉘는데, 여기에서 더 나뉘는 가지의 수도 적지 않다.

주정중피정맥과 척골피정맥에 접촉하는 분지(두께 2~3mm)도 있는데, 이는 주사바늘에 비해 상당히 굵다.

또한, 주정중피정맥을 넘어가는 분지도 볼 수 있으며, 이러한 신경의 존재도 20% 정도의 높은 빈도로 확인된다. 내측전완피신경의 일부는 정맥보다 얕은 층을 주행하는 것이 있을 수 있다는 것을 염두에 두어야 한다.

A

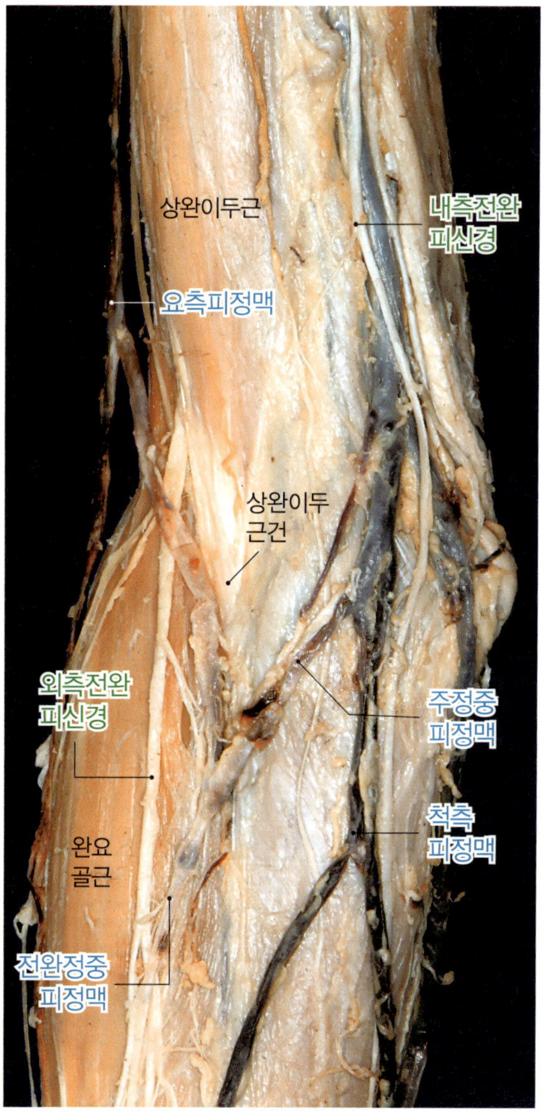

B

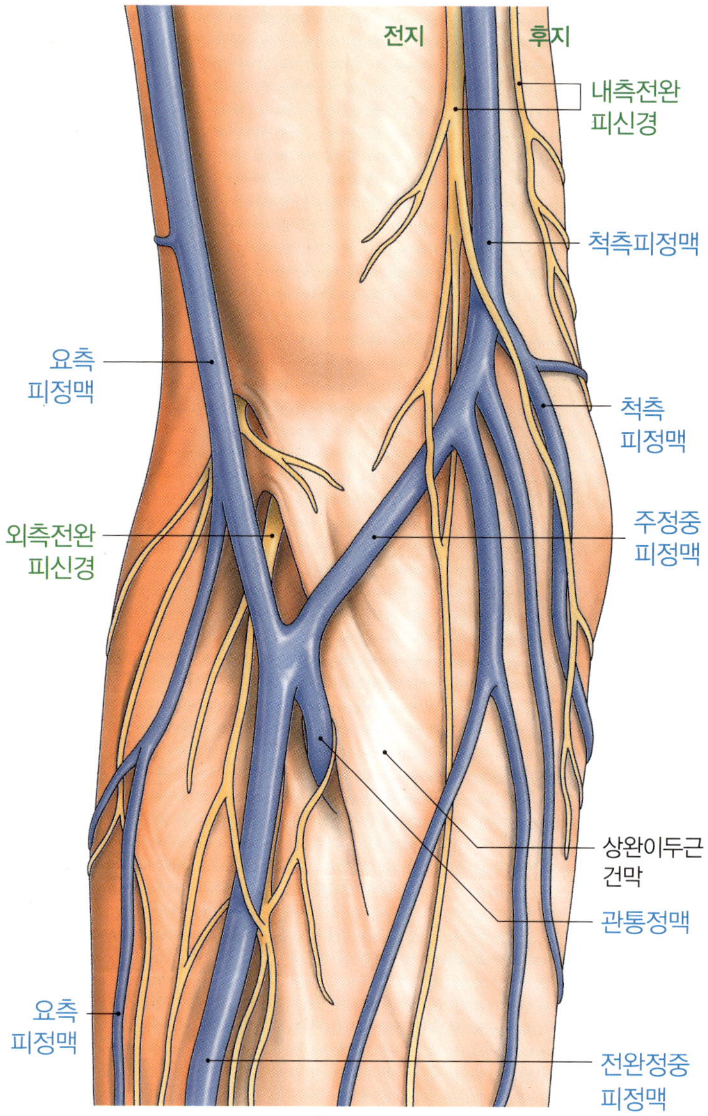

1-6 주와에서 피정맥과 피신경의 위치 관계(우측)

1-6A의 사진과 **1-6B**의 모식도는 다른 예이다.
내측전완피신경은 분지 수도 많다. 또한, 주정중피정맥을 넘어가는 신경의 존재도 확인된다. 반면 외측전완피신경은 분지 수가 적고, 정맥에 접하는 가지도 많지 않으며, 굵기도 1~3mm로 얇다. 또한, 주정중피정맥을 넘어가는 분지도 적은 것을 알 수 있다.

이에 비해 외측전완피신경은 분지 수도 적다는 것을 **1-6**에서 알 수 있다. 정맥에 접하는 분지도 많지 않고, 그 굵기도 1~3mm로 내측전완피신경에 비해 가늘다. 또한, 주정중피정맥을 넘어가는 분지도 내측에 비해 적은 편이다(5~10%).

즉, 주와의 내측보다 외측에 주사하는 것이 피신경을 손상시킬 위험이 적다고 볼 수 있다.

이상과 같이 '피신경 손상 방지'라는 관점에서 볼 때, 주와에 있어서의 정맥주사는 신경 분지의 굵기와 수, 그리고 정맥과의 밀착 정도와 교차성 형태 등의 차이에서 유추할 수 있듯이, **척측피정맥이나 주정중피정맥의 내측부에 실시하는 것보다 요측피정맥이나 주정중피정맥의 외측부에 실시하는 것이 안전성이 더 높다고 생각된다.**

EVIDENCE

척측피정맥의 주변 · 전면(천층)에는 다수의 피신경 분지가 주행

1-7은 실제 표본을 바탕으로 팔꿈치 부근의 피정맥과 피신경의 상호 위치 관계를 도식화하여 나타낸 것이다[7].

전체적으로 피정맥의 양옆을 가는 신경이 나란히 주행하는 경향이 강하기 때문에 정맥에 자입하기 전에 주사바늘을 옆으로 움직이는 것은 피하는 것이 좋다.

또한, 1-7에서 알 수 있듯이 척측피정맥 주변에는 내측전완피신경의 다수 분지가 주행하고 있으며, 정맥의 전면(천층)을 통과하는 분지도 적지 않다.

반면, 요측피정맥 주변에는 피신경이 적고, 정맥의 전면을 통과하는 분지는 보이지 않는다.

따라서 팔꿈치 부근에 천자할 때는 가급적 팔꿈치 외측(요측)에 자입하는 것이 안전할 것으로 생각된다.

※원래 그림은 심층(근육 측)에서 해부한 것이며, 이를 반전된 형태로 모식도를 다시 작성하였다.

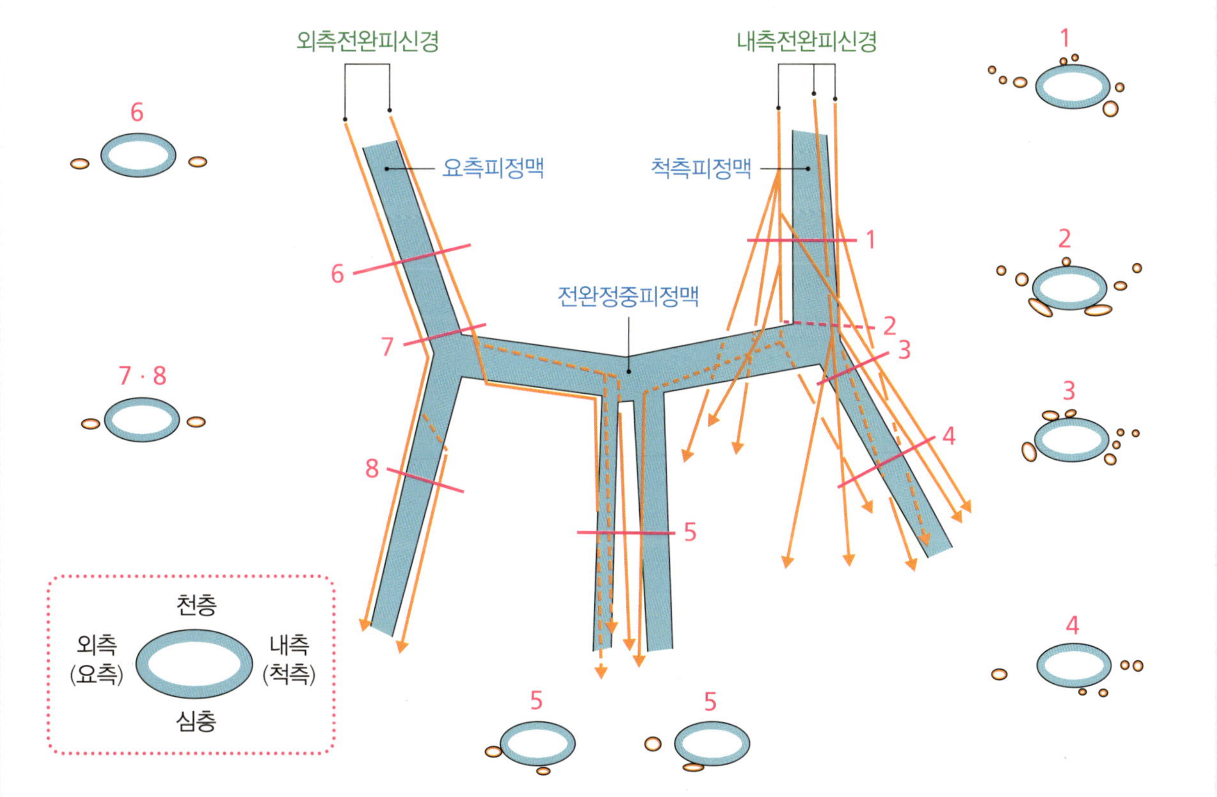

1-7 주와에서 피정맥과 피신경의 상호 위치 관계(우측)
1~8은 각 위치의 단면을 그림으로 나타내었다.

A 우측 팔꿈치 체표

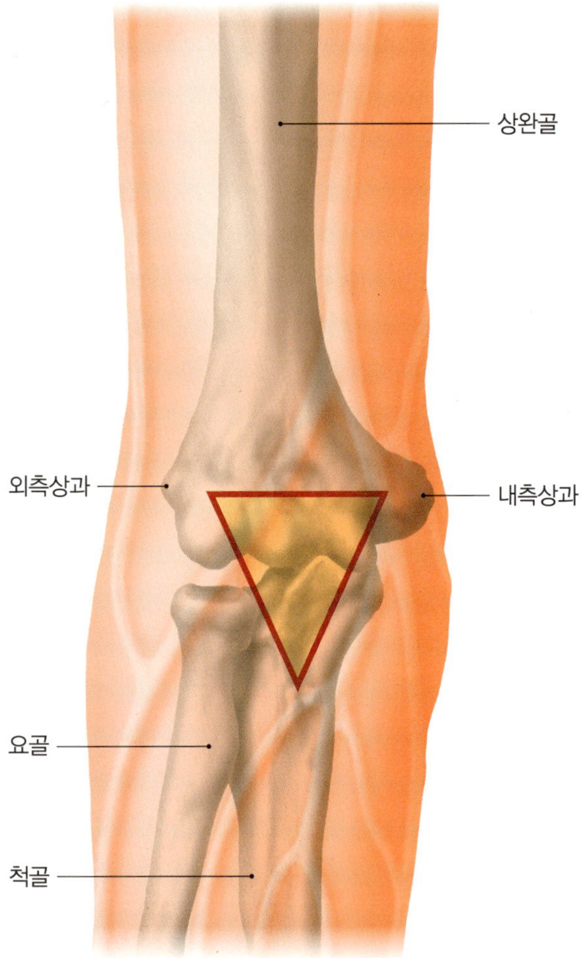

주관절 전면에 역삼각형을 이미지화하여 주와의 해부학적 구조를 살펴본다.

B 우측 주와에 가상의 역삼각형

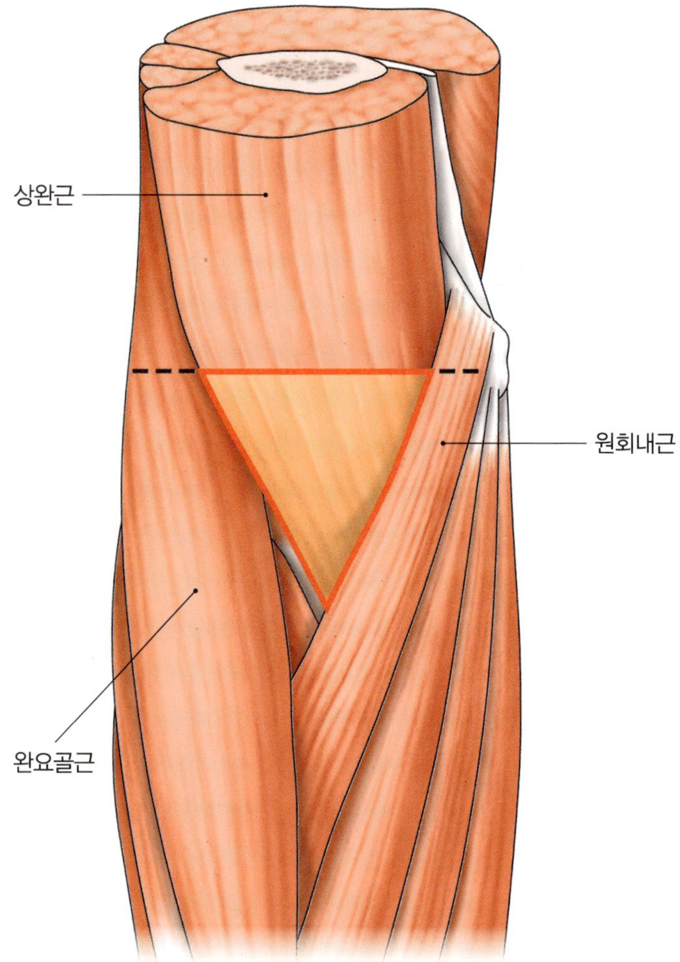

memo
주와의 삼각형 바닥(노란색 부분)은 주로 상완근으로 이루어진다.

역삼각형을 이미지화하여 그 안쪽을 주행하는 동맥과 신경에 주의

피정맥과 피신경의 위치 관계를 확인했으면, 정맥주사 및 채혈에 자주 사용되는 주와의 구성을 자세히 알아보도록 하자.

주와의 해부학적 구조를 자세히 살펴보면 피하보다 깊은 층에 있는 동맥과 신경을 발견할 수 있다. 바늘을 너무 '깊게' 찔러 넣으면 이러한 동맥과 신경이 손상 위험이 있다는 점도 함께 설명한다.

1-8A는 주관절 전면의 표면을 나타낸 것인데, 주와의 대략적인 해부학적 구조를 파악하기 위해 역삼각형의 움푹 패인 부분(노란색 부분)을 이미지해보자.

1-8A · B와 같이 삼각형의 밑변으로써 상완골 하단부의 내측상과와 외측상과를 가로로 잇는 선을 가상으로 그려본다. 마찬가지로 내측 변으로는 내측상과에서 기시하는 원회내근, 외측 변으로는 외측상과의 약간 상방에서 기시하는 완요골근을 떠올린다.

두 개의 근육을 두 변으로 하는 삼각형의 안쪽(심부)에 있는 동맥과 신경이 새로운 키포인트가 된다.

1-8C를 보자. 지금까지 살펴본 상완이두근

C 역삼각형의 안쪽을 주행하는 동맥 · 신경

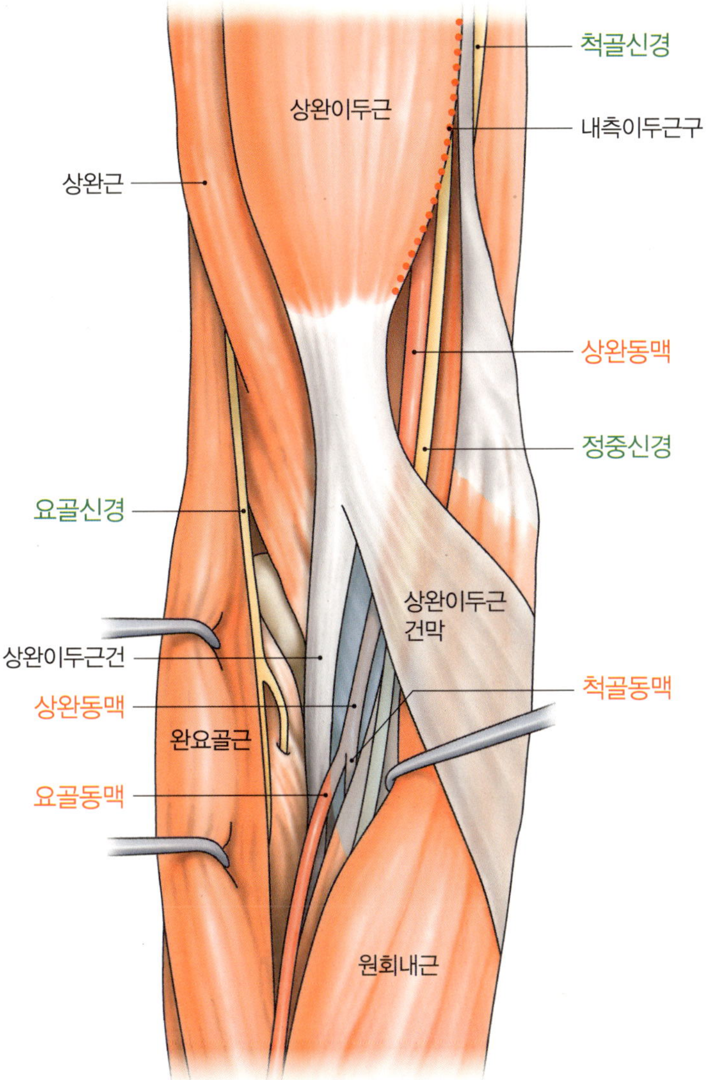

삼각형 안쪽의 심부에는 상완동맥과 정중신경이 통과한다(파란색 부분).

D 팔꿈치를 구부리면 닿을 수 있는 상완이두근건

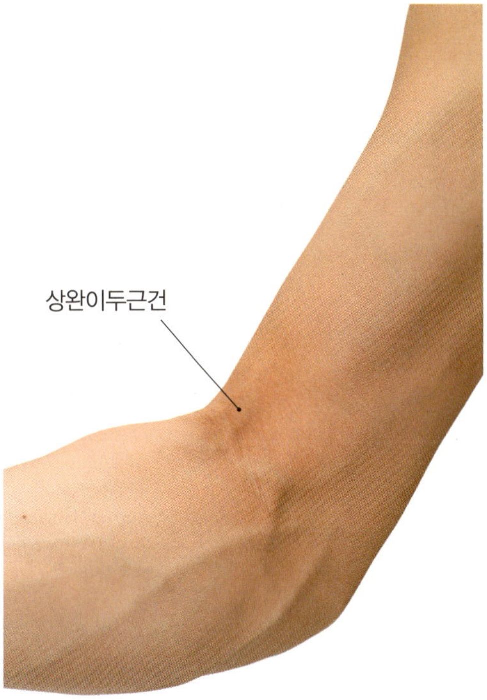

은 주와에서 얕고 깊은 두 개의 건성 구조로 나뉜다.

얕은 건은 막 모양으로 전완의 굴근 표면에 퍼져 있으며, 이를 **상완이두근건막(bicipital aponeurosis)**이라고 한다. 다른 하나는 깊은 건으로 **상완이두근건(biceps brachii tendon)**이라고 하며, 요골에 부착된다. 팔꿈치를 가볍게 구부리면 쉽게 만져진다(**1-8D**). 왜 이 건과 건막에 주목해야 하는지 그 이유를 설명한다.

깊게 찌르면 상완동맥과 정중신경을 손상시킨다

1-8C를 보면 상완이두근건막과 상완이두근건 그리고 원회내근(삼각형의 한 변) 사이에 세로로 비스듬한 통로(파란색 부분)가 형성된 것을 알 수 있다. 여기에는 **상완동맥(brachial artery)**과 **정중신경(median nerve)**이 지나가고 있다. 정중신경은 내측이두근구를 따라 주와로 내려가는 굵은 신경이다. 따라서, **정맥주사 시 바늘을 깊게 찔러 넣으면 상완동맥과 정중신경이 손상될 위험이 있다.**

한편, 상완이두근건의 외측에는 심부의 상완근과 완요골근 사이로 **요골신경(radial nerve)**이 주행한다. 요골신경의 주행경로는 정중신경보다 깊기 때문에 천자 시 바늘을 깊게 찌르지 않는 한 손상 위험은 적다.

E 주와의 단면

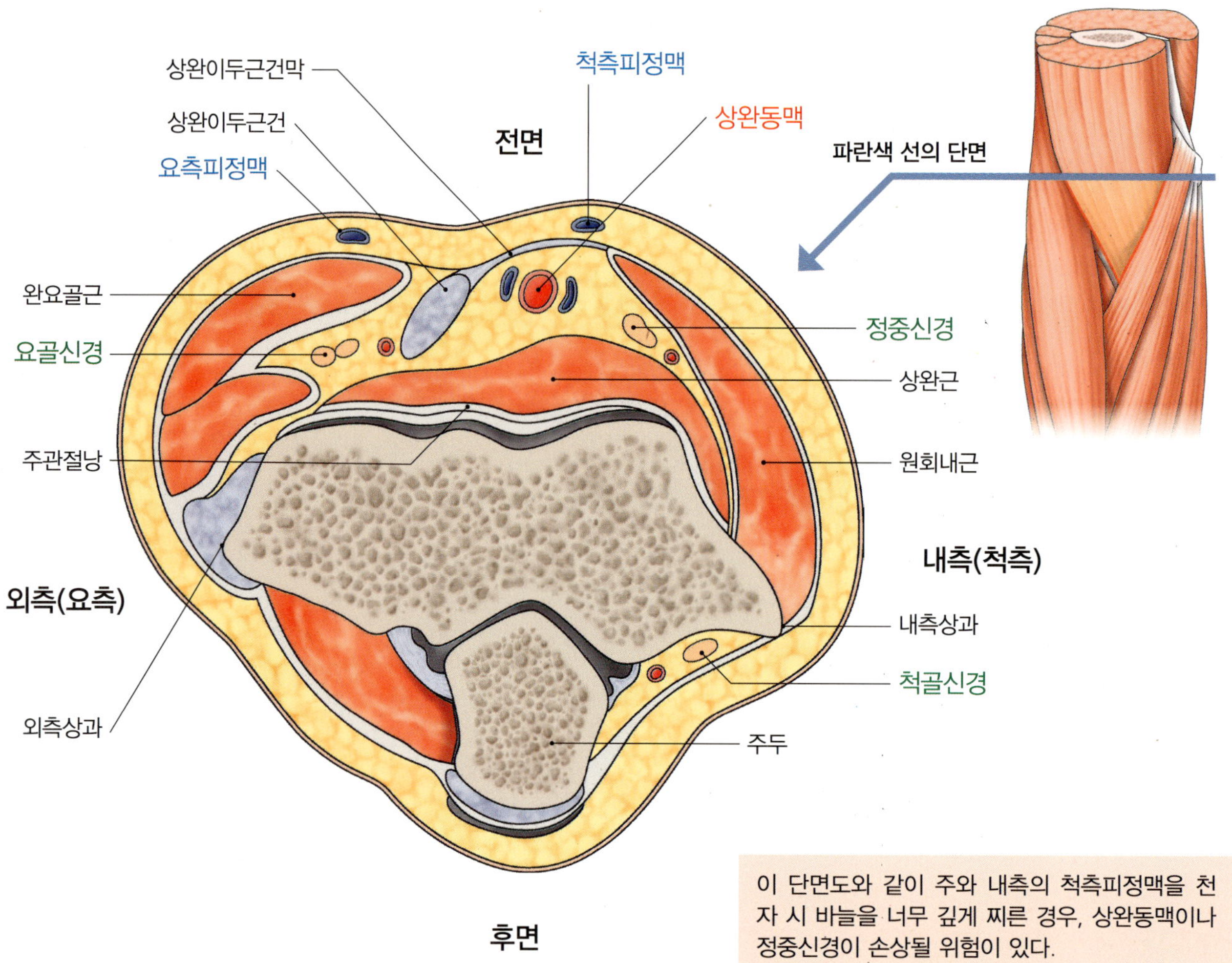

이 단면도와 같이 주와 내측의 척측피정맥을 천자 시 바늘을 너무 깊게 찌른 경우, 상완동맥이나 정중신경이 손상될 위험이 있다.

주와의 단면에서 알 수 있는 권장 주사 부위

주와의 해부를 요약하여 **1-8E**에 주와의 단면도를 나타냈다. 또한, **1-8F**에 주와의 피정맥과 피신경의 위치 관계와 주와 안쪽의 해부학적 구조가 연관됨을 나타내었다.

1-8E는 **1-8B**에서 보여준 역삼각형 밑변(내측상과와 외측상과를 연결한 선)의 단면에 해당한다. 삼각형의 안쪽은 상완근으로 이루어져 있는데, 상완근이 주관절낭 표면으로 퍼져 주와의 바닥을 이루는 것을 이 단면도를 통해 알 수 있다.

또한, 상완이두근건과 원회내근의 표면을 상완이두근건막이 지붕처럼 덮고 있다.

이것도 **1-8C**에서 보았듯이 2개의 근육(원회내근, 상완근), 2개의 건성 구조(상완이두근건, 건막)에 의해 통로(터널)가 형성되고, 여기에 정중신경과 상완동맥이 지나는 것이 확인된다. 이 단면도를 통해 주와 내측의 척측피정맥에 천자하는 것을 가정하면, 바늘을 너무 깊게 찌른 경우에 상완동맥이나 정중신경이 손상될 위험이 있다는 것을 알 수 있다. 또한, 외측요골신경은 조금 깊은 층에 있기 때문에 요측피정맥에 천자해도 손상될 위험이 낮은 것을 알 수 있다.

따라서, **주와에서 안전성이 높은 주사 부위로는 요측피정맥 또는 주정중피정맥의 외측이 권장된다.**

F 주와의 피정맥과 피신경의 관계

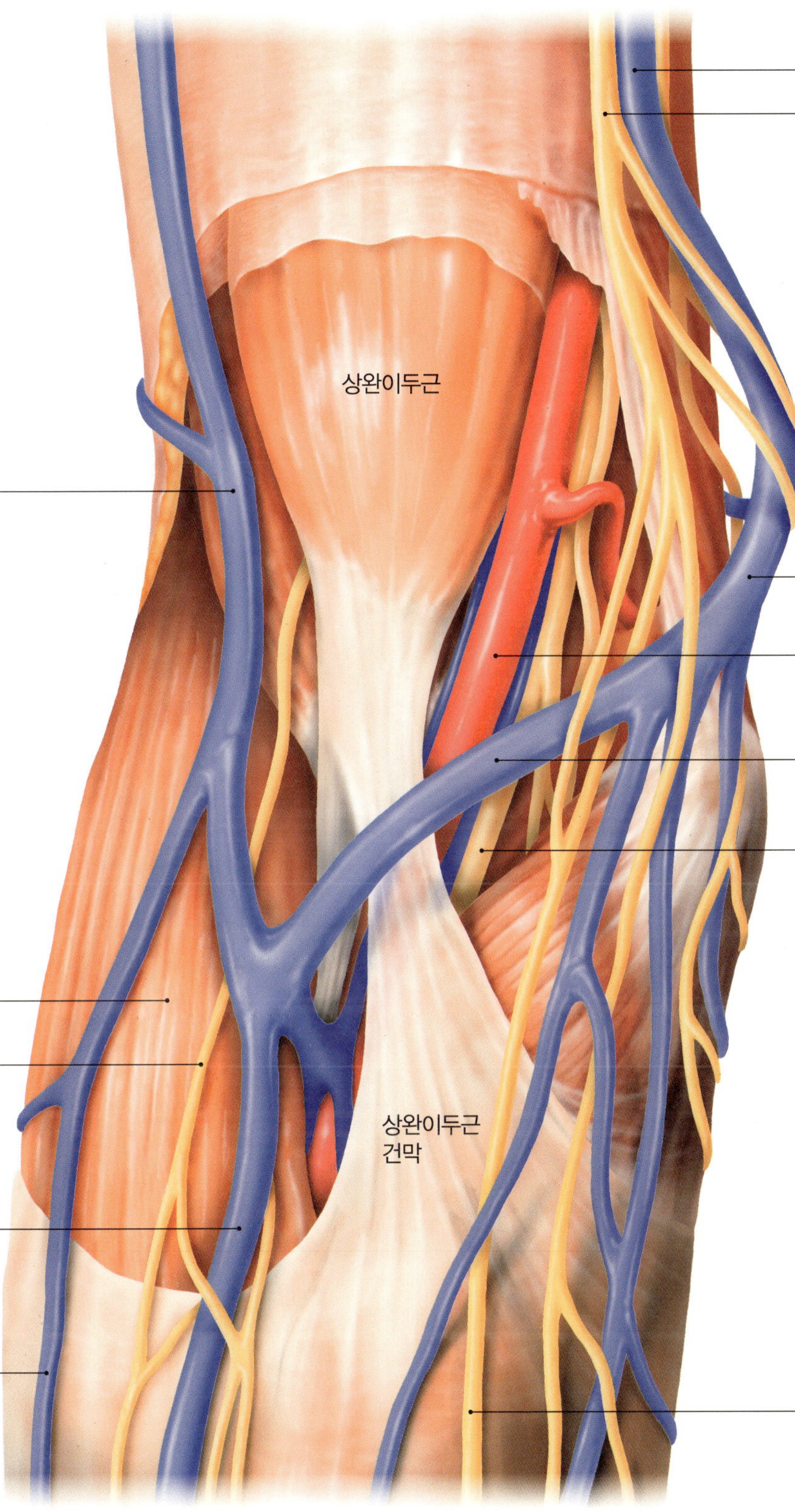

피하의 '가는 동맥'에 자입할 위험성

전완의 동맥에 자입할 위험에 대해서도 언급하자면 두 가지 포인트로 나누어 생각해 볼 수 있다.

첫 번째는 피하의 가는 동맥에 관한 것이다. 피하에는 정맥만 지나간다고 생각하기 쉽지만, 피부 자체와 피하조직, 특히 피하지방은 영양 공급을 필요로 하기 때문에 영양을 운반하는 가는 '피하동맥'(여기서는 피동맥이라고 부른다)이 피하에 분포되어 있을 것으로 충분히 생각할 수 있다.

그리고 지금까지 살펴본 바와 같이 피정맥이 피신경과 함께 주행하는 경향이 강하지만, '피동맥'도 피정맥의 근처를 함께 주행하고 있을 가능성이 높다.

따라서 정맥 천자 시 피동맥의 존재도 염두에 두어야 하지만, 모두 매우 가늘어 크게 문제가 되지 않을 것으로 생각된다.

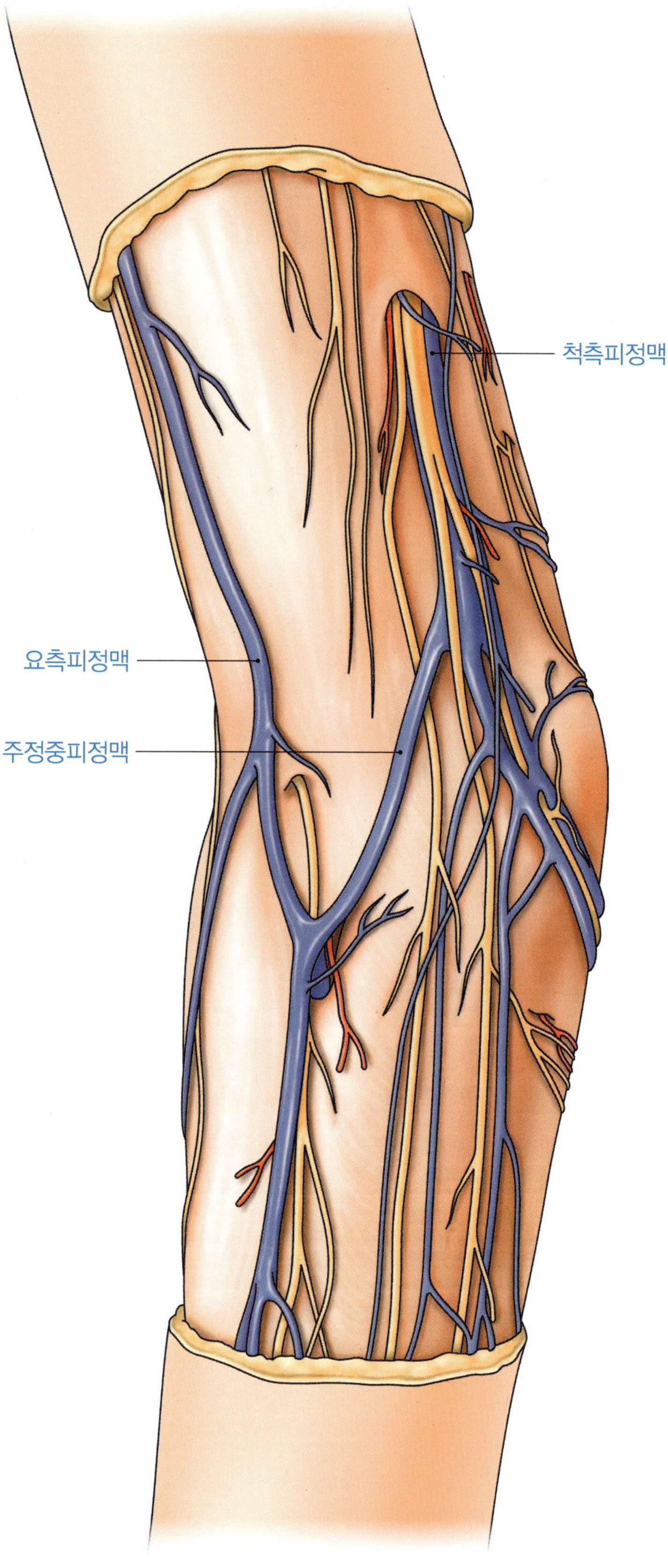

memo
피동맥은 심부 동맥에서 기시하여 근육을 관통하거나 근육과 근육 사이의 간격을 통과해 피하에 도달한다.

1-9 주와에 분포하는 피하의 가는 동맥과 정맥, 신경의 주행(우측)
피하동맥은 피정맥과 가까이 주행할 가능성이 높지만, 모두 가늘어 천자 시에는 그다지 문제가 되지 않는다.

피하의 '깊은 동맥'에 자입할 위험성

두 번째는 심부 동맥으로, P. 19에서 설명한 상완동맥에 대해 좀 더 자세히 살펴보자.

상완이두근은 팔꿈치 부위에서 얕고 깊은 두 개의 건성 구조로 나뉘는데, 깊은 건(상완이두근건)은 요골에 부착하고, 얕은 건은 막 형태(상완이두근건막)가 되어 전완의 굴근 표면을 펴져 있다(**1-8C**). 이 2개의 구조(건) 사이의 터널을 정중신경과 상완동맥이 통과하므로 바늘을 너무 깊게 찌르지 않도록 주의해야 한다는 것은 이미 설명한 바 있다. 상완동맥은 주와에서 **요골동맥(radial artery)**과 **척골동맥(ulnar artery)**으로 나뉘는데, **1-10**과 같이 척골동맥이 전완굴근 내부로 바로 들어가는 반면, 요골동맥은 완요골근에 덮여 비교적 얕은 위치를 차지한다. 또한, **원회내근에 대해 요골동맥은 표면을 통과하는 반면 척골동맥은 이 근육 아래의 깊은 층을 통과한다.**

따라서 실수로 자입될 확률이 높은 곳은 얕은 층을 통과하는 요골동맥이다. 물론 이런 잘못된 자입은 극히 드물지만, 주입된 약제의 성질과 양에 따라서는 손에 괴저가 생길 위험이 있다는 것을 명심해야 한다.

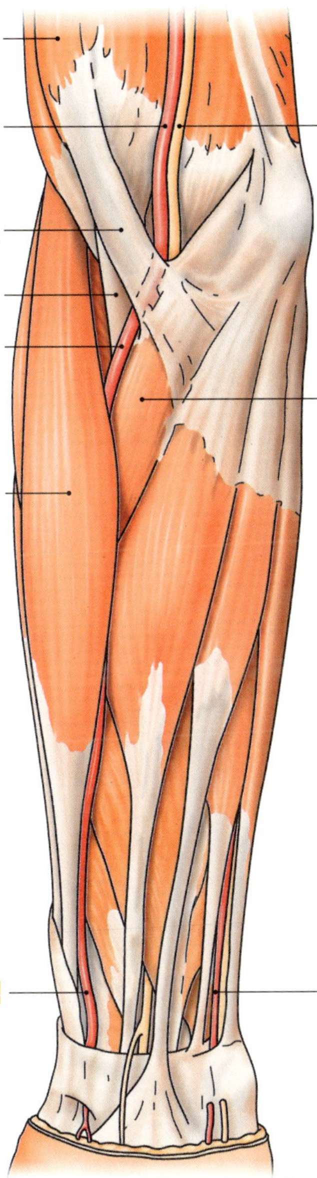

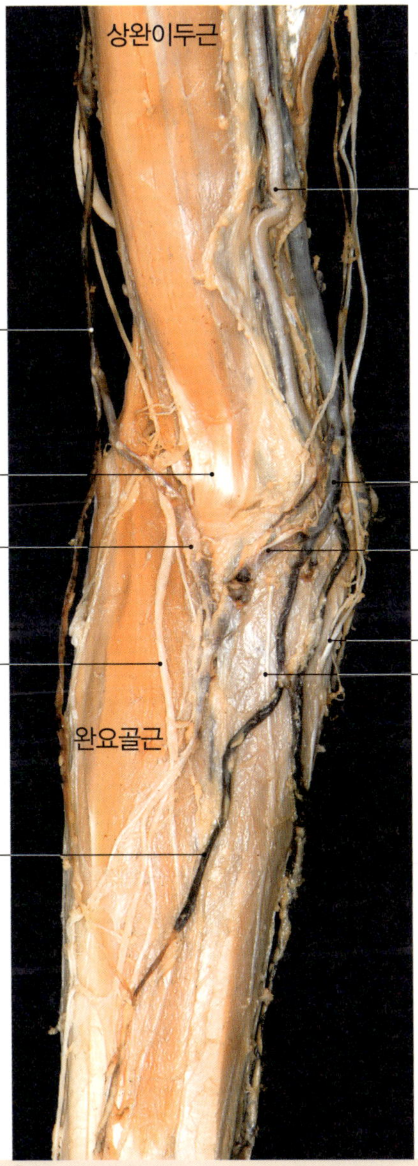

1-10 근육의 천층을 통과하는 요골동맥과 심층을 통과하는 척골동맥(우측)

상완동맥이 주와에서 요골동맥과 척골동맥으로 나뉜 후, 요골동맥이 비교적 얕게 위치하는데 비해 척골동맥은 원회내근 아래의 깊은 층을 통과한다. 자입 시 주의해야 할 것은 얕은 층을 통과하는 요골동맥이다.

Advanced Lecture

주와(cubital fossa)의 해부

해부체 : 성인 남성
고령자(우측)

정맥주사나 채혈 시 팔꿈치나 그 주위에서 피정맥을 찾게 되므로, 지금까지 살펴본 피정맥 옆을 주행하는 피신경뿐만 아니라 심부의 중요한 혈관 · 신경이 손상되지 않도록 주의해야 한다. 여기에서는 우측 상지 주와의 해부를 단계별로 보여줄 것이다.

1

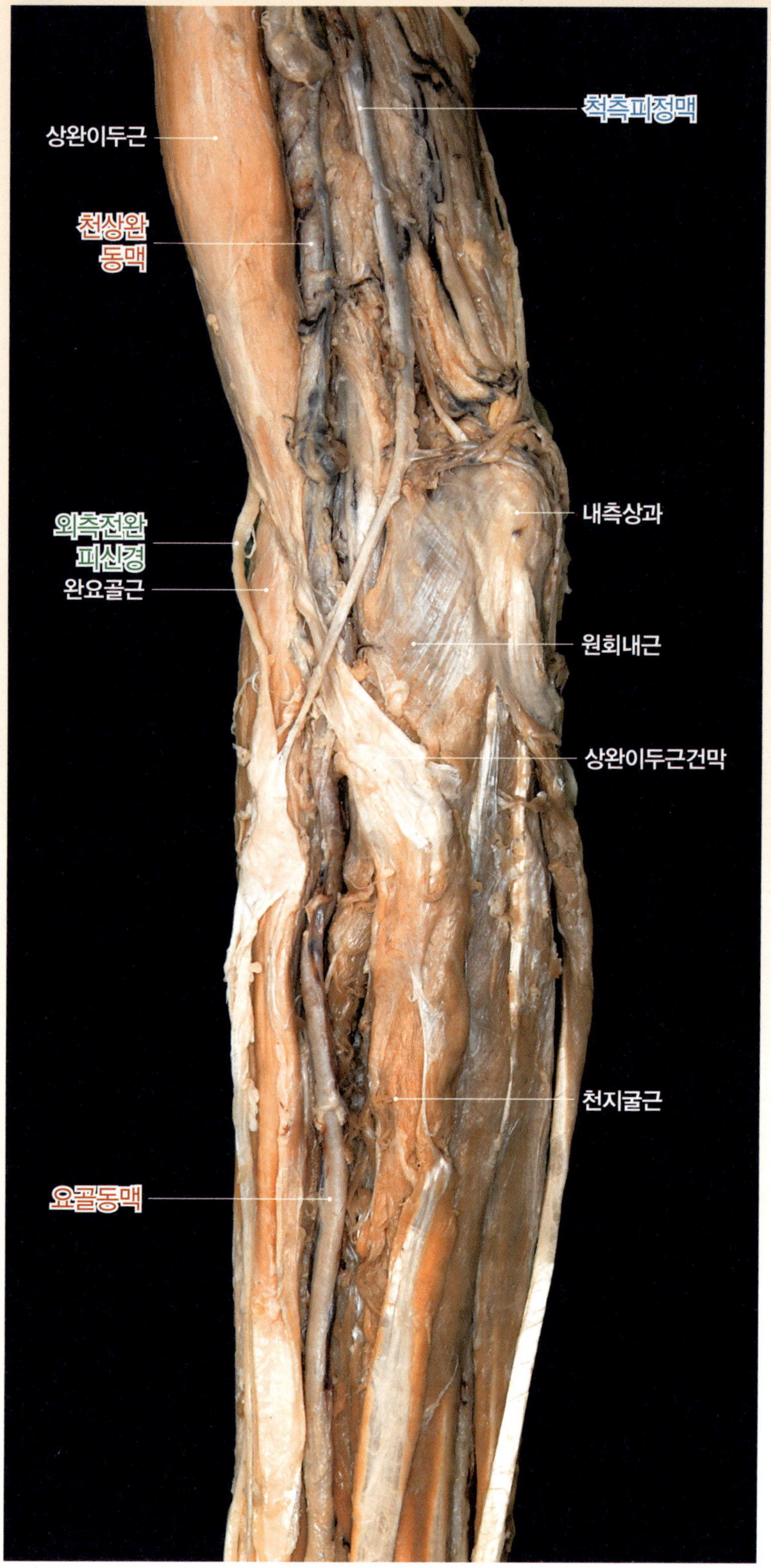

1 주와의 얕은 부위를 해부

우측 상완 중부에서 전완 하부에 걸쳐 피정맥과 피신경의 주행을 확인하기 위해 근막도 벗겨내어 근육의 구성을 알아보았다. 이 예에서는 팔꿈치가 약간 회내되어 상완은 비스듬히 내측에서 보게 된다.

상완이두근의 내측을 따라가다 보면 주와의 중앙에 도달한다. 주와의 아래쪽 절반은 근육으로 둘러싸여 있다. 내측의 근육은 전완굴근의 공통 기시부, 외측은 완요골근이다. 이 두 근육 사이의 골짜기 위에 상완이두근건막이 존재하고, 그 아래를 요골동맥이 지난다.

memo

목에서 볼 때는 팔꿈치가 손보다 가깝게 위치하며, 손으로 향하는 혈액과 신경이 모두 통과한다.
말하자면 '관문'과 같은 곳이기 때문에 이 부위의 신경, 정맥, 동맥에 대한 손상이 큰 의미를 갖는 것은 말할 것도 없다.

2

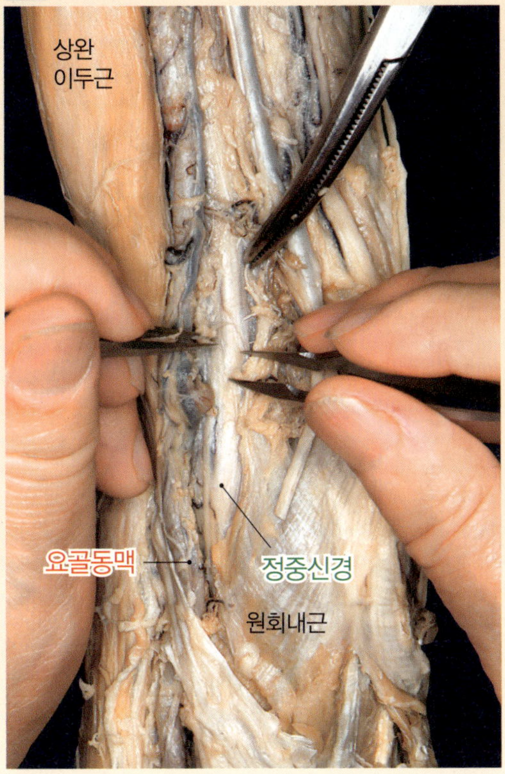

3

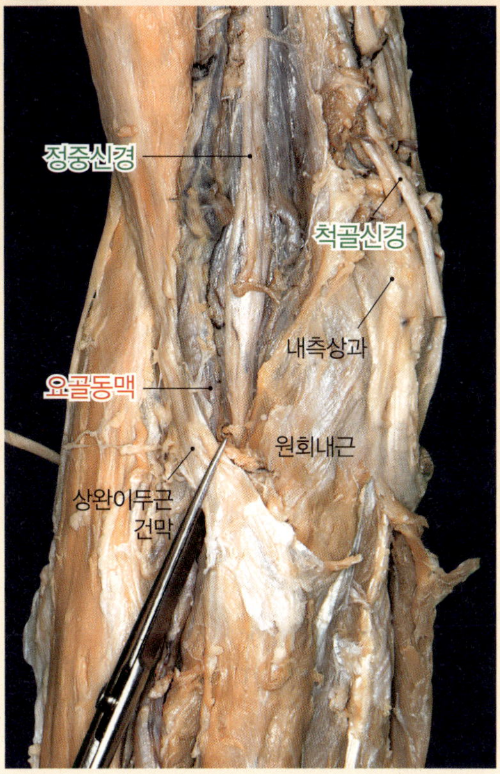

2 정중신경을 노출

팔꿈치 약간 상방에서 상완이두근 내측의 결합조직을 제거하면 혈관 옆에 정중신경이 나타난다. 이 신경을 하방으로 따라가면 전완굴근의 아래로 들어가 있는 것을 알 수 있다.

3 상완이두근건막을 절개

주와의 하방 1/2에 펼쳐진 상완이두근건막을 절개하여 정중신경을 노출시킨다. 정중신경의 외측을 따라 요골동맥이 주행하며, 신경의 내측에도 평행하게 주행하는 혈관이 보인다.

또한, 내측상과의 약간 상방을 보면 그 근처에 척골신경이 하행하고 있다. 신경의 하방에서는 내측상과 후방에 도달하는 것을 알 수 있다.

4

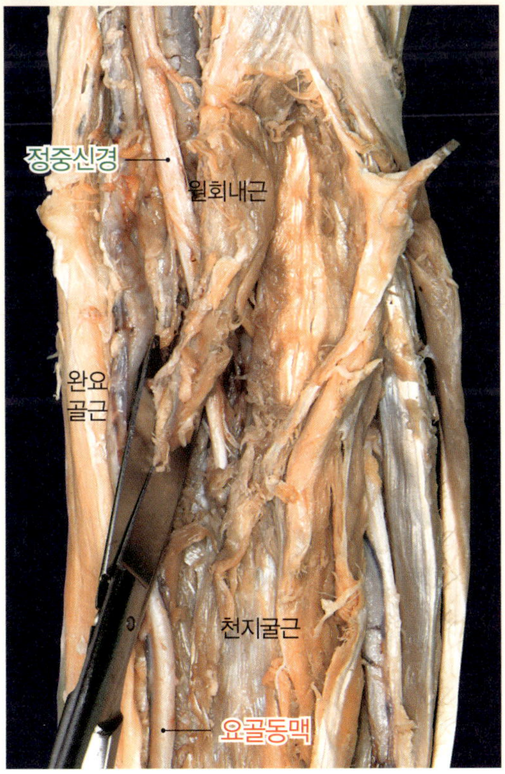

4 원회내근을 절개

전완굴근 중 가장 상방에 위치한 것은 팔꿈치를 비스듬히 가로지르는 원회내근이다.

정중신경이 이 근육을 관통하므로, 근육에 메스를 넣어 신경을 개방하려고 하는 모습이다. 이 근육 하방에는 천지굴근의 근복이 보인다.

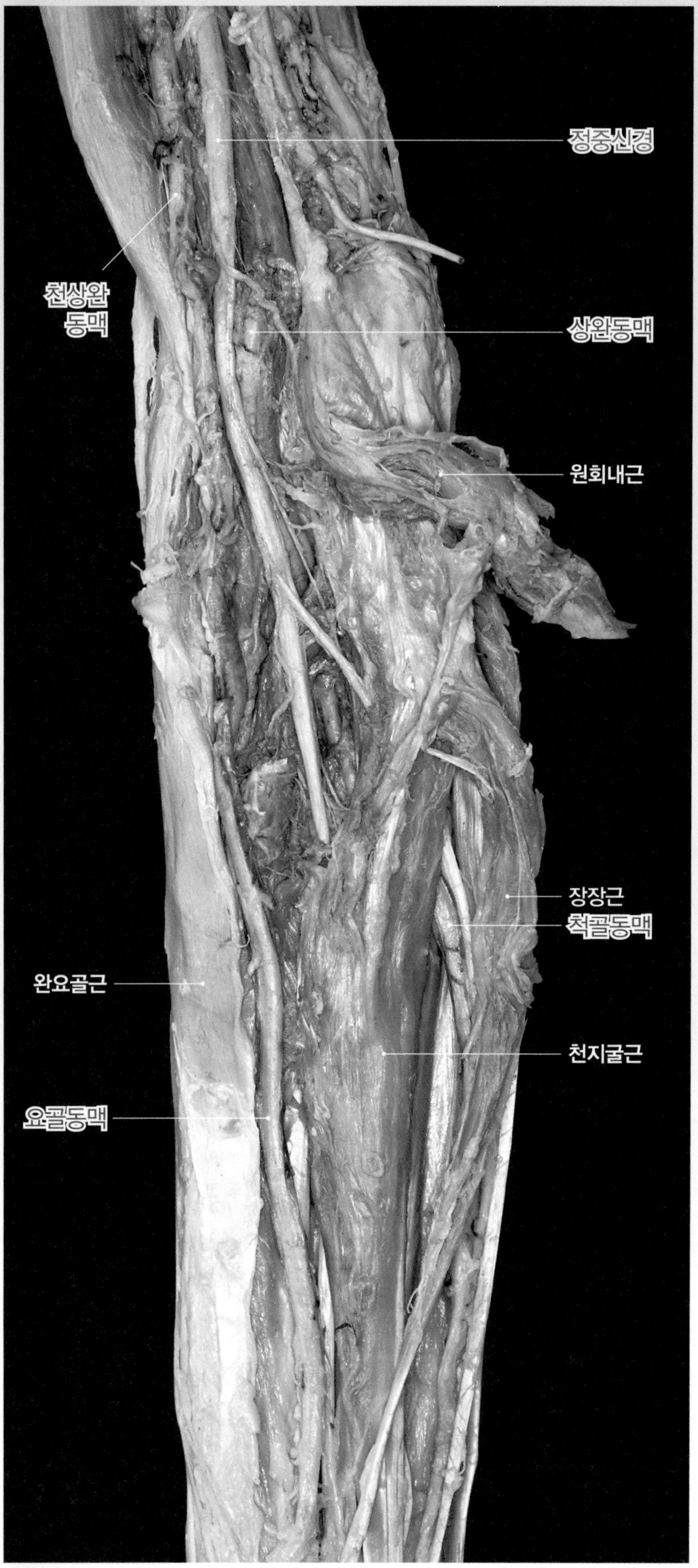

5

5 주와를 개방

상완이두근건막을 분리한 후 원회내근을 벗겨내어 주와의 심부를 볼 수 있도록 해부하였다. 천지굴근의 근복은 폭이 넓고, 요골에도 부착되어 있기 때문에 천지굴근의 하층으로 들어간 정중신경은 보이지 않게 된다.

4에서 지적한 상완에서 정중신경의 내측을 평행하게 주행하는 혈관은 동맥으로, 주와까지는 정중신경을 따라가다가 그 후 비스듬히 내측으로 내려가 척골동맥으로 이어진다.

상완동맥은 팔꿈치 높이에서 요골동맥과 척골동맥으로 나뉘는 것이 일반적이지만, 본 예에서는 상완동맥이 얕은 동맥과 깊은 동맥으로 나뉘어 얕은 동맥은 요골동맥으로, 깊은 동맥은 척골동맥으로 이어져 있다.

이상에서 알 수 있듯이 팔꿈치는 피정맥, 피신경뿐만 아니라 정중신경이나 상완동맥, 요골동맥, 척골동맥을 수용하고 있으므로 필요 이상으로 깊게 천자해서는 안 된다.

EVIDENCE

드물게 나타나는 '얕은' 전완의 동맥 변이에도 주의!

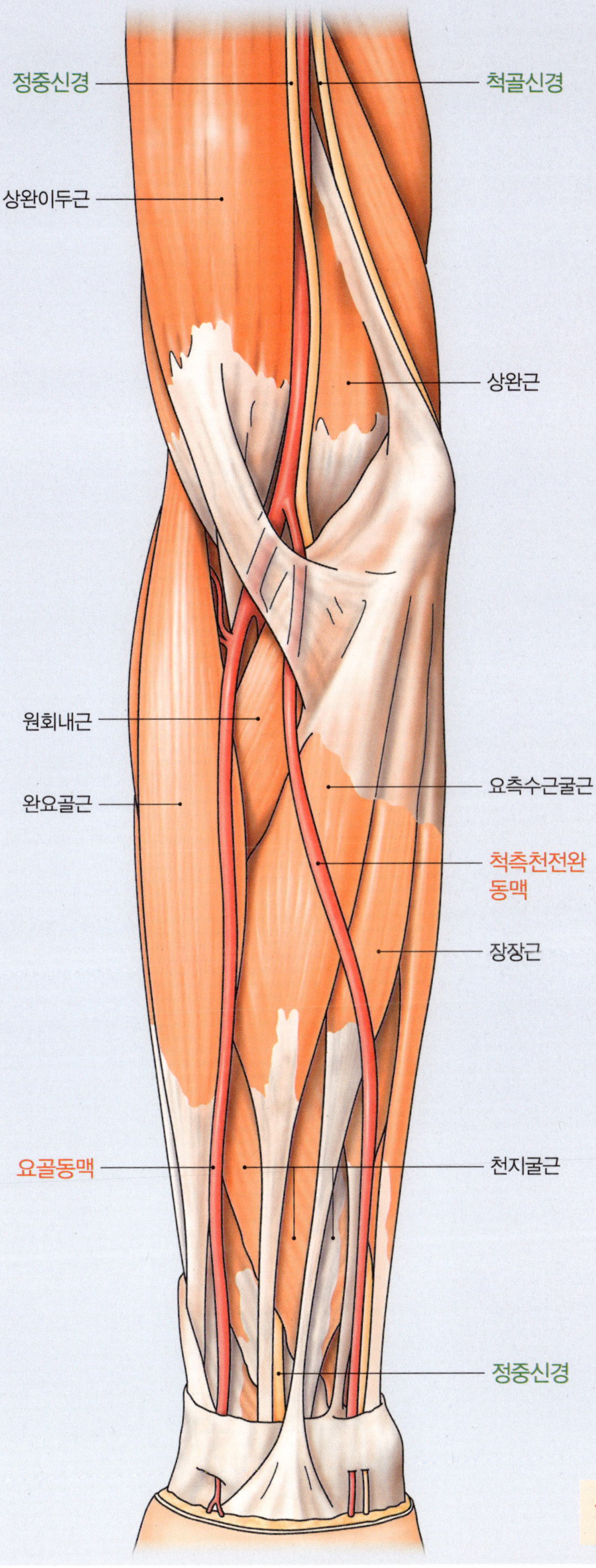

1-10에서 설명한 바와 같이 전완의 중심 동맥인 요골동맥, 척골동맥은 굴근 사이에 파고 들어 하행하지만, 1-11과 같이 드물게 근육의 표면을 내려가는 얕은 동맥 변이가 나타날 수 있다. 1-10의 동맥 주행과 비교해 보기 바란다.

이 동맥들은 전완에서는 정중부를 내려가거나 (정중천전완동맥으로 1.5% 정도), 척측을 하행한다(척측천전완동맥으로 0.5% 정도). 출현율은 그리 높지 않지만, 전완을 주행하는 동맥의 변이로서 유의할 필요가 있다.

이러한 얕은 전완동맥이 존재하는 경우, 천자 시 주의 깊게 관찰하면 체표에서도 인지할 수 있을지 모른다.

1-11 전완의 천층을 통과하는 동맥 변이

Column

'혈관'이라고 하면 정맥을 말하는 것일까?

정맥의 영문인 'vein'에 대해 동맥은 'artery'이다. 의학적으로는 엄밀하게 구분되어 있지만, 여기 소개하는 것처럼 의외로 쓰이는 경우도 있다.

영국의 추리소설가 아서 코난 도일의 추리 단편소설 '셜록 홈즈의 모험(1892)'에 수록된 단편 중 잘 알려진 'The Red-Headed League(빨간 머리 연맹)'이 있다.

홈즈가 추리를 진행하는 과정에서 다음과 같은 묘사를 볼 수 있다.

"It was one of the main arteries which conveyed the traffic of the City to the north and west."

(그것은 도시의 교통을 북서쪽으로 연결하는 간선도로 중 하나였다.)

보통 artery의 일본어 번역은 '동맥', '간선도로'로 번역되며, 이 경우 '혈관'으로는 사용되지 않는다.

한편, 대악당 존 클레이※가 홈즈에게 붙잡혔을 때 그가 한 다음 대사를 주목해 보자.

"You may not be aware that I have royal blood in my veins.

Have the goodness, also, when you address me always to say 'sir' and 'please'."

("당신은 내 혈관에 왕족의 피가 흐르고 있다는 것을 모를 수도 있겠지.

정중하게 대하고, 나를 부를 때는 항상 '주인님'이라고 할 것을 잊지 말라.")

여기서 vein은 정맥이 아니라 귀한 왕족의 피가 흐르는 '혈관' 그 자체를 나타내는 단어로 사용된다. 보통 vein의 번역에는 '정맥'뿐만 아니라 '(일반적인) 혈관', 더해서 '상태, 특성, 기분' 등이 있다.

정맥(vein)은 체표에서 보이는 반면, 동맥(artery)은 보이지 않는다. 정맥은 '보이기' 때문에 주사에 이용되는 것이다.

클레이가 '혈관'을 vein으로 표현했듯이, 눈에 보이는 혈관 '정맥'이 우리에게 더 친숙하게 느껴질지도 모른다.

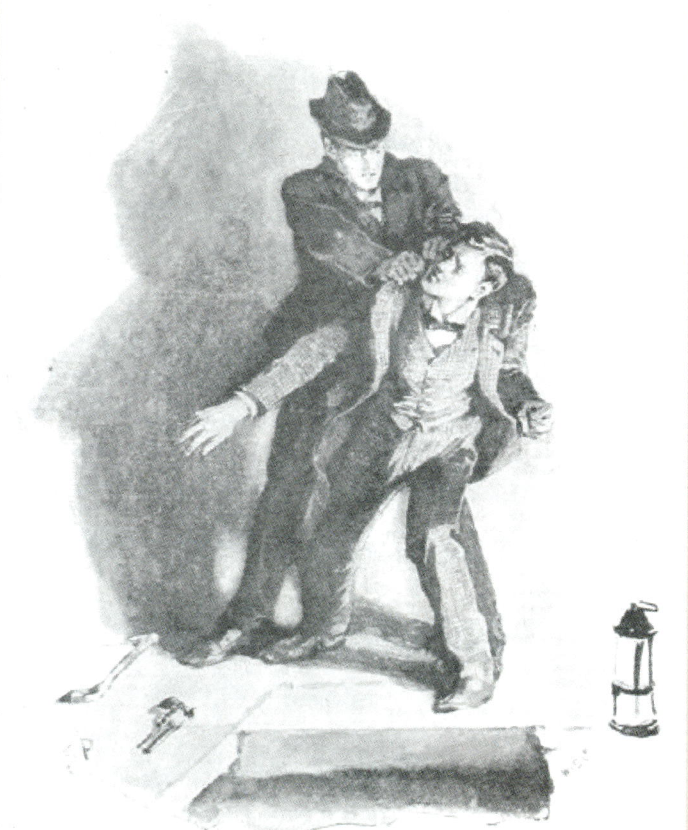

"IT'S NO USE, JOHN CLAY."

※클레이는 살인, 절도, 문서 위조 등 악행에 능통한 천재적 천재적인 인물로, 명문 이튼스쿨과 옥스퍼드대 출신이며, 할아버지는 왕족의 공작이다.

Column

요측피정맥과 척측피정맥, 그 이름의 유래는?

전완에는 두 개의 굵은 피정맥이 있다. 이 정맥에 이름을 붙일 때 어떻게 붙였을까?

하지의 경우, 서 있는 자세에서 전후, 상하, 내·외측의 세 가지 기본 방향이 뚜렷하다.

하지만 자유롭게 움직일 수 있는 상지에서는 세 가지 기본 방향을 미리 약속 사항으로 정해두어야 한다. 그래서 손바닥을 앞으로 향하게 하여 어깨에서 늘어뜨린 상태('차렷' 자세를 취한 후 손바닥을 전방으로 향한 상태)를 상지의 해부학적 자세로 한다. 이렇게 하면 전완에서는 무지 측이 외측, 소지 측이 내측이 된다. 예를 들어, 내측전완피신경이란 전완의 소지 측 영역에 분포하는 피하신경이라는 뜻이다.

또한, 이 자세에서 전완의 두 뼈를 비교하면 요골이 외측, 척골이 내측에 위치하기 때문에 외측을 요측, 내측을 척측이라고도 할 수 있다.

참고로 위의 내측전완피신경은 척측전완피신경이라고 불렸던 시기가 있었다. 피정맥의 경우 외측을 주행하는 것을 요측피정맥, 내측을 올라가는 것을 척측피정맥이라고 부른다.

요측피정맥의 영어 이름은 cephalic vein으로, 직역하면 머리의 정맥이 된다. 만약 상지를 어깨 높이까지 올리면 요측피정맥은 '두측' 피정맥이 된다.

하지만 아랍 의학에서 역수입할 때 '외측 정맥'이라고 불릴 정도의 이름을 오역한 것이 사실인 것 같다. 일설에는 동물에 따라 이 정맥이 내경정맥으로 흘러들어가는 것을 연상시켜 이 정맥에서 피를 뽑아내면 머리의 피를 뽑는다고 생각하여 머리의 정맥 cephalic vein이라고 이름 붙였다고 한다.

한편, 척측피정맥은 basilic vein이라고 하며, 과거에는 '귀요정맥'으로 번역되었다. 이 역시 아랍 의학에서는 '내측 정맥'이라고 불릴 정도로 조심스러운 이름인데, 역수입하면서 생긴 오역으로 알려져 있다.

하지만 그리스 시대에 간장병의 치료법으로 피를 뽑아낼 때 이 정맥을 이용했기 때문에 중요한 정맥으로 여겨 basilica(귀중한)라는 이름을 붙였다고 한다.

이런 전통적이고 우아한 명칭이 아킬레스건을 제외하고는 모두 합리적인 용어로 대체된 것은 한편으로는 쓸쓸한 일이다.

손목 근처의 정맥 천자는 안전한가?

상지에서 정맥주사를 할 수 있는 부위가 주와만 있는 것은 아니다. 손목 주변도 주사 부위로 사용될 수 있다.

피하조직이 단단한 손바닥 쪽의 피정맥은 가늘고 잘 발달되어 있지 않다. 반면 손등 쪽은 피하조직이 성기게 존재하고, 피하지방이 부족해 피부가 쉽게 움직일 수 있다.

손등에는 두꺼운 피정맥이 발달해 있는데, 이를 **손등 정맥망(dorsal venous network of hand)**이라고 한다. 이 정맥망에서 요측피정맥과 척측피정맥이 기시하여 전완으로 올라간다. 자신의 손을 늘어뜨려서 손목보다 상방에 구혈대를 감아보면 손등 쪽의 피정맥이 드러나서 쉽게 관찰할 수 있다.

또한, 손등 피정맥의 형태는 개인차가 심하기 때문에 많은 인원을 관찰해도 몇 가지 유형으로 분류하는 것은 불가능하다. 형태는 다르지만 손등 피정맥은 일반적으로 상당히 굵어 천자하기 쉽고, 정맥주사나 채혈에 이용하기 좋은 것으로 보인다.

그러나 **1-12**에서 알 수 있듯이 일반적으로 **손등 쪽의 지신경(요골신경과 척골신경의 분지)이 정맥의 하층을 주행하고, 또한 하층에는 가는 동맥도 적지 않다.** 따라서 손등의 피정맥에는 바늘을 너무 깊게 찌르지 않도록 주의할 필요가 있다.

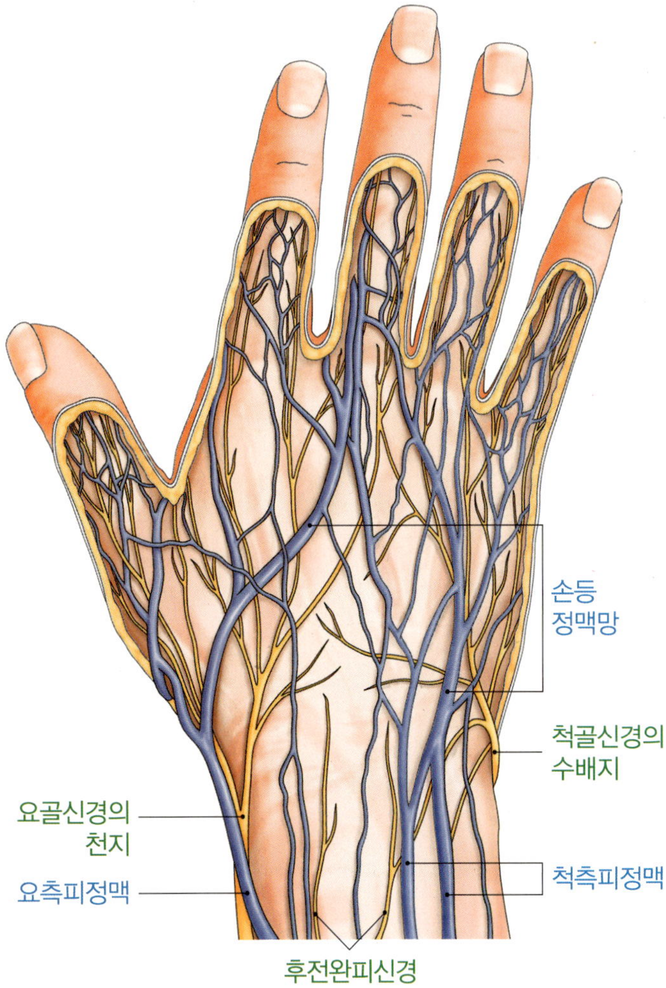

1-12 손등 정맥망과 신경(우측)

NOTE

'손목(手クビ)'이라는 용어에 대해

왜 손목을 '手首'로 표기하지 않는지 의아하게 생각할 수 있다. 頭, 胸, 腹는 공식적으로 해부학 용어집에 게재되어 있지만, '首'은 선택되어 있지 않았다.

'목(くび)'에는 '頸'를 붙이는 것이 일본 메이지시대부터 이어져 온 관습이다. 왜 '首'이 선택되지 않은 이유는 정확하지 않으나 '頸'이 더 학술적으로 느껴졌기 때문인지 모르다.

이 방침대로라면 '手頸'가 되야 하지만, 이 또한 어색했는지 용어집에서는 단순히 'てくび 또는 テクビ'로 표기되어 있다.

그러나 'てくび'는 히라가나가 섞인 문장에서는 주변 글자와 구별하기 어려운 경향이 있다. 그래서 이 책에서는 눈에 잘 띄고 이해가 쉽도록 손목(手クビ)을 선택하였다.

p.38 부터 설명한 '발목'도 마찬가지다.

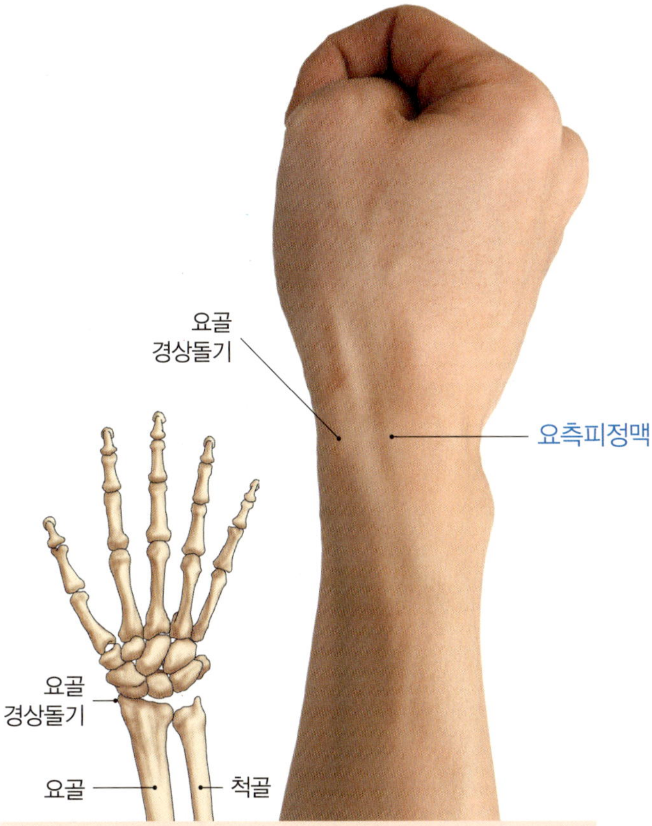

1-13 손목에 튀어나온 요측피정맥(우측)

주먹을 쥐고 소지를 아래로 향하게 하여 받침대 위에 올려놓으면 요측피정맥이 드러나 관찰이 용이하다.

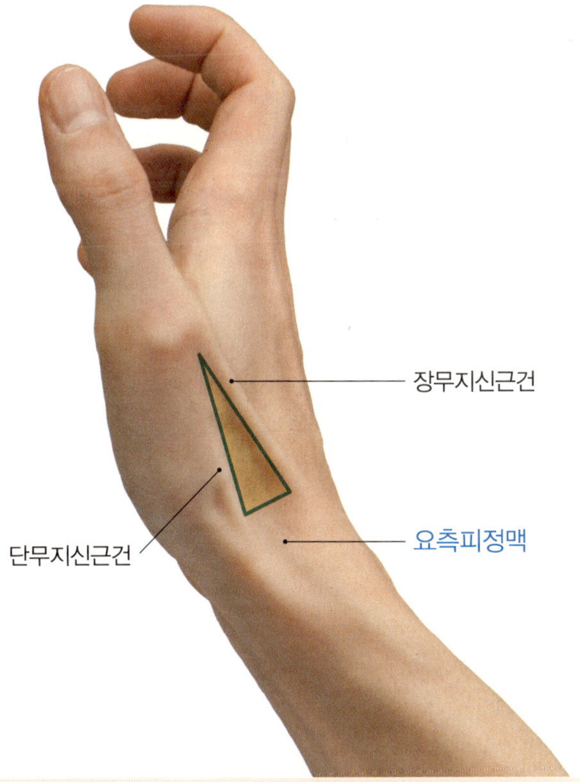

1-14 타바티에르(코담배갑)

천자할 후보는 요측피정맥

한편, 손목에 정맥주사나 채혈을 할 때는 요측피정맥이 시작되는 부분, 즉 손목을 가로지르는 부위를 선택하기도 한다.

1-13과 같이 주먹을 쥐고 소지 측을 아래로 향하게 하여 받침대 위에 올려놓는다. 요골 하단의 경상돌기가 쉽게 촉지될 수 있을 것이다. 그리고 경상돌기보다 약 5mm 내지 1cm 손등에 요측피정맥이 튀어나온 것이 확인될 것이다.

이 **요측피정맥은 천자 가능한 후보 중 하나지만, 이때 문제가 되는 것은 타바티에르[해부학적 코담배갑(anatomical snuffbox)]에서의 피신경과의 위치 관계**이다.

이 생소한 '타바티에르'는 프랑스어로 '코담배갑'을 뜻하는데, **1-14**와 같이 무지를 외전시켜 젖히면 **단무지신근건과 장무지신근건** 사이에 움푹 패인 곳이 생긴다. 이 곳이 바로 코담배를 놓는 움푹 패인 곳으로, 코담배갑이라고 한다.

손목의 정맥 천자 시 코담배갑이 어떤 의미를 갖는지, 코담배갑과 그 주변부의 해부에 대해 주의해야 할 점들을 차근차근 설명하고자 한다.

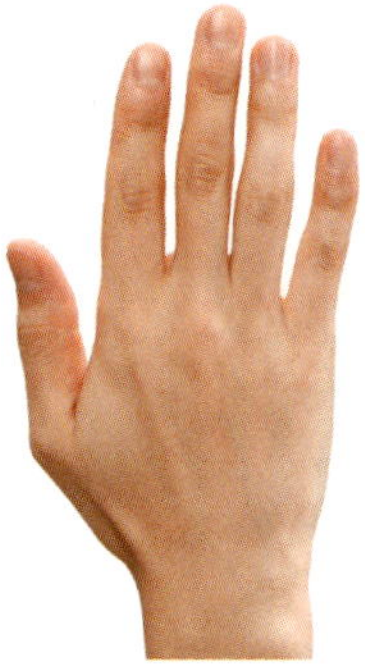

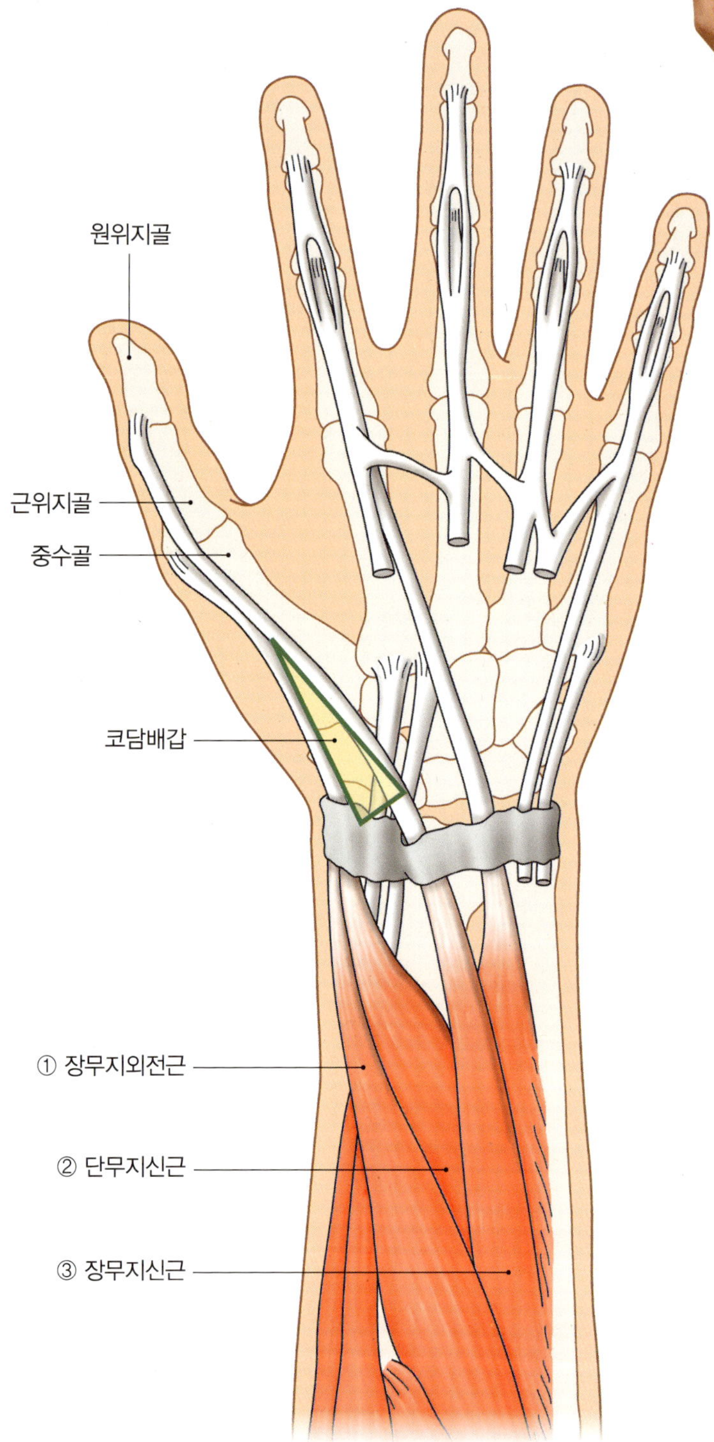

1-15 **무지로 향하는 3개의 근육(우측)**

② 건과 ③ 건 사이에 생기는 삼각형의 건 사이 공간이 코담배갑이다.

코담배갑과 주변의 해부

먼저, **1-14**에서 설명한 움푹 패인 곳(코담배갑)의 구조부터 설명한다.

1-15와 같이 손목에서는 전완의 후면(신측)에서 기시해 중간에 건으로 이동하여 손가락에 도달하는 근육이 매우 잘 발달되어 있다. 특히, 운동의 자유도가 높은 무지에는 전완 심부에서 나온 3개의 근육이 향한다.

이는 ① 가장 근위의 중수골에 부착하는 장무지외전근, ② 근위지골에 부착하는 단무지신근, ③ 원위지골에 부착하는 가장 긴 장무지신근이다.

3개의 근육 중 ①과 ②는 독립된 건(장무지외전근건과 단무지신근건)으로 이루어져 있지만, 손목에서는 서로 맞닿아 주행하기 때문에 분리하기 어려운 것이 특징이다. 반면 ③은 손목까지는 중앙을 곧게 주행하지만, 요골의 하단에서 주행 방향을 비스듬히 바꾸어 무지로 향한다.

그래서 손목에서 ② 건과 ③ 건 사이에 삼각형의 건 사이 공간이 생기는데, 이것이 바로 코담배를 놓는 움푹 패인 곳으로 코담배갑이다.

더불어 코담배갑의 해부를 알아보자. **1-10**에서 확인한 요골동맥의 주행에 주의가 필요하다.

memo

무지외전근에는 '장', '단'이 있다. 장무지외전근은 그리 길지 않음에도 묘한 이름인데, 손바닥에 있는 작은 단무지외전근과 비교해 이렇게 부른다.

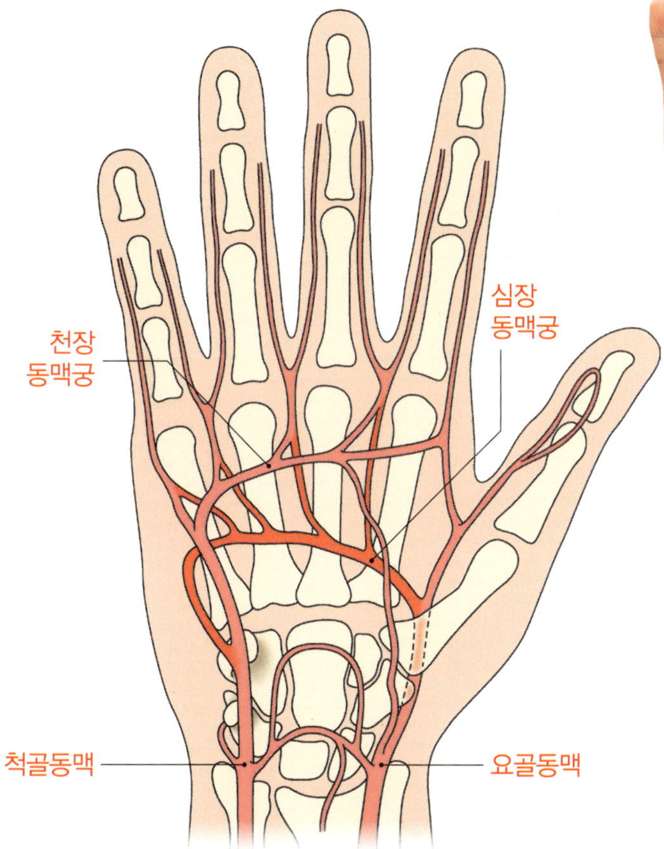

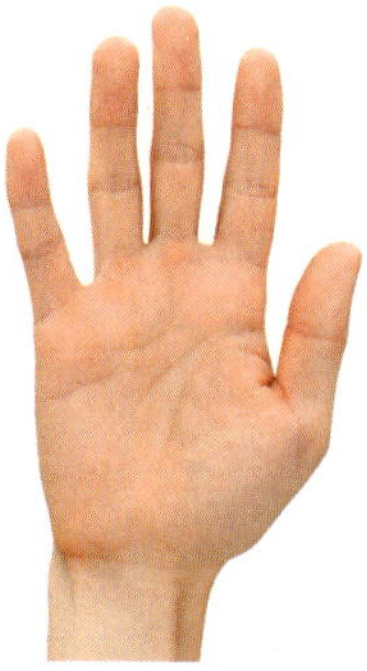

1-16 손바닥 동맥의 주행(우측)

요골동맥은 손바닥에서 일단 배측으로 돌아갔다가 다시 손바닥으로 돌아온다. 그림에서 반투명 부분은 배측으로 돌아가는 부분을 나타낸다.

요골동맥은 손목에서 손바닥으로 주행하는데(천장지), 이 부분은 가늘고, 주줄기는 일단 수근골의 배측으로 돌아간다(**1-16**).

그리고 다시 손바닥으로 돌아와 심장동맥궁(deep palmar arch)의 형성에 참여한다.

왜 이처럼 복잡하게 주행하는지 잘 알려져 있지 않지만, 일단 요골동맥이 배측으로 돌아간다는 것이 코담배갑을 이해하는 열쇠가 된다.

STUDY

요골동맥이 손바닥으로 돌아갈 때 통과하는 간격

손등의 천층에는 중지를 중심으로 손가락을 외전(손가락을 펴는)시키는 4개의 배측골간근이 있다.

4개의 근육은 모두 인접한 2개의 중수골에 걸쳐 기시하는데, 제1배측골간근의 근원에는 무지에서 기시하는 근속(muscle bundle)과 검지에서 발하는 근속 사이에 작은 간격이 보인다(**1-17**의 빨간색 동그라미).

요골동맥은 이곳을 통과해 손바닥으로 돌아간다.

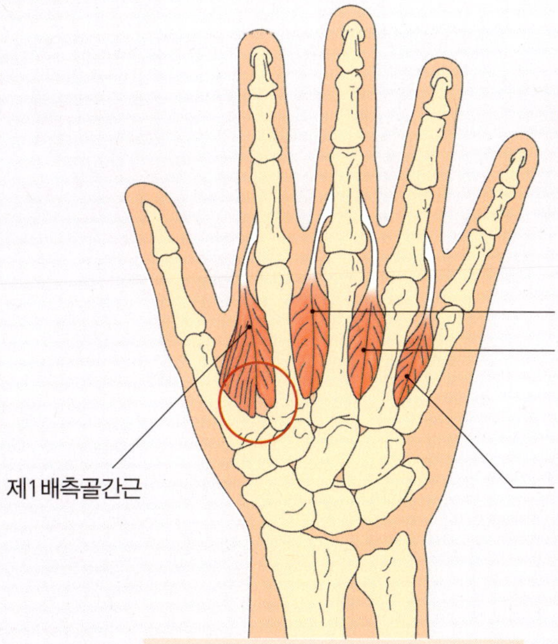

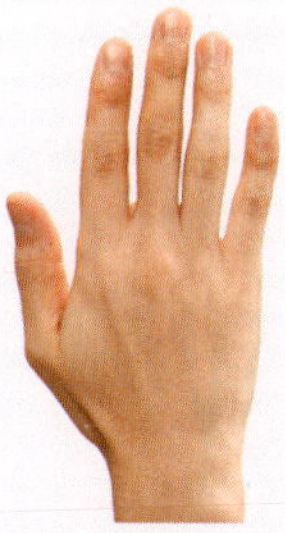

1-17 손등의 배측골간근(우측)

A

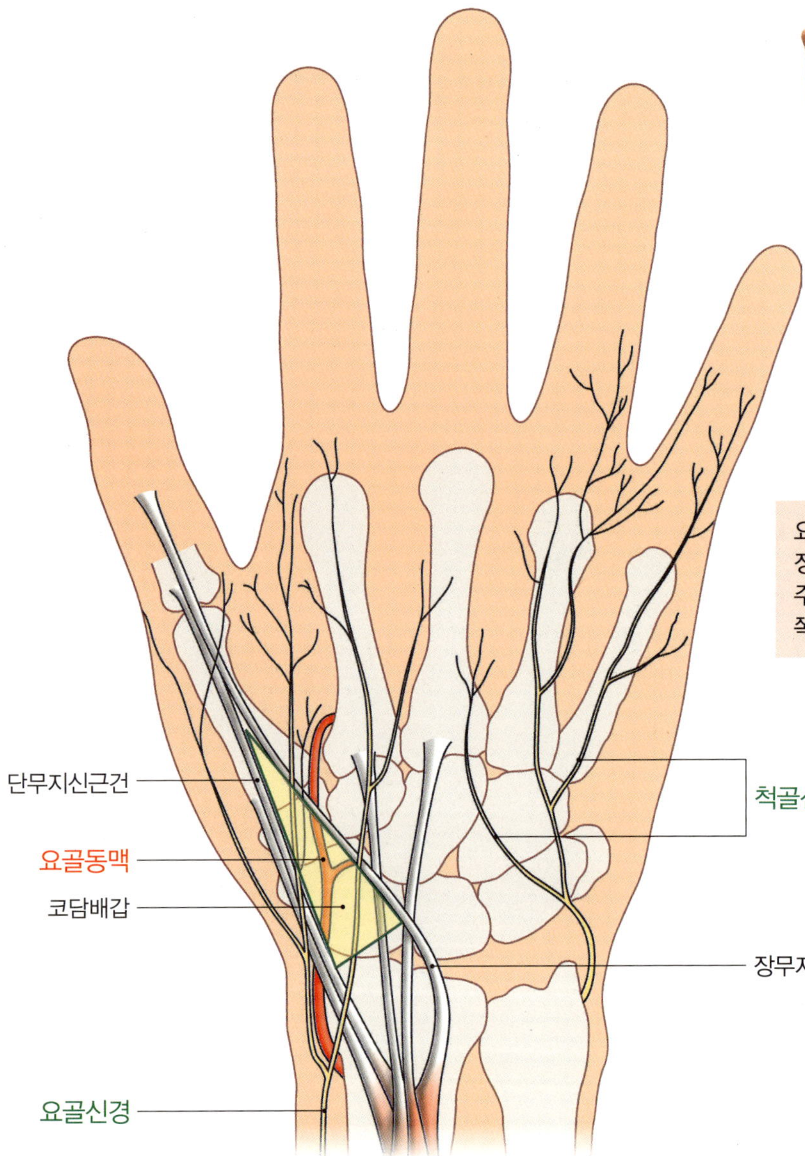

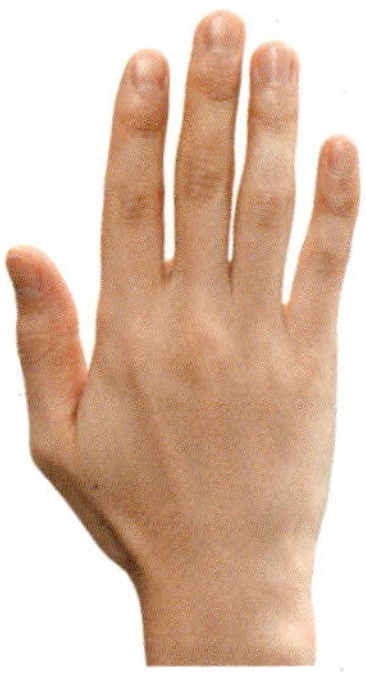

요골동맥 주줄기가 손등 쪽을 지나는 부분이 정확히 코담배갑을 통과하고 있다. 요골동맥 주줄기는 1-17에 나타낸 간격을 통해 손바닥 쪽으로 돌아간다.

코담배갑에 천자할 때는 충분히 주의!

지금까지 살펴본 내용을 바탕으로 **1-18A · B**와 같이 손등에서 코담배갑과 요골동맥의 주줄기를 동시에 생각해 보자.

전완 하단의 장측에서 수근부 배측으로 돌아 들어간 요골동맥 주줄기가 정확히 코담배갑을 통과하는 것을 알 수 있다.

또한, 요골신경의 천지가 무지 · 검지 · 중지로 가는 배측지신경으로 나뉘는 것도 바로 이 부근이다.

또한, **1-18B**와 같이 요측피정맥도 코담배갑의 표면이나 주변을 따라 상행하고 있기 때문에, 여기서 요측피정맥에 천자하면 요골신경의 배측지신경을 손상시킬 위험이 있고, 또한, 바늘을 너무 깊게 찌르면 요골동맥 주줄기에 자입할 가능성이 있음을 알 수 있다.

이와 같이, 코담배갑과 그 주변부는 정맥 천자 시 주의해야 할 부위이다.

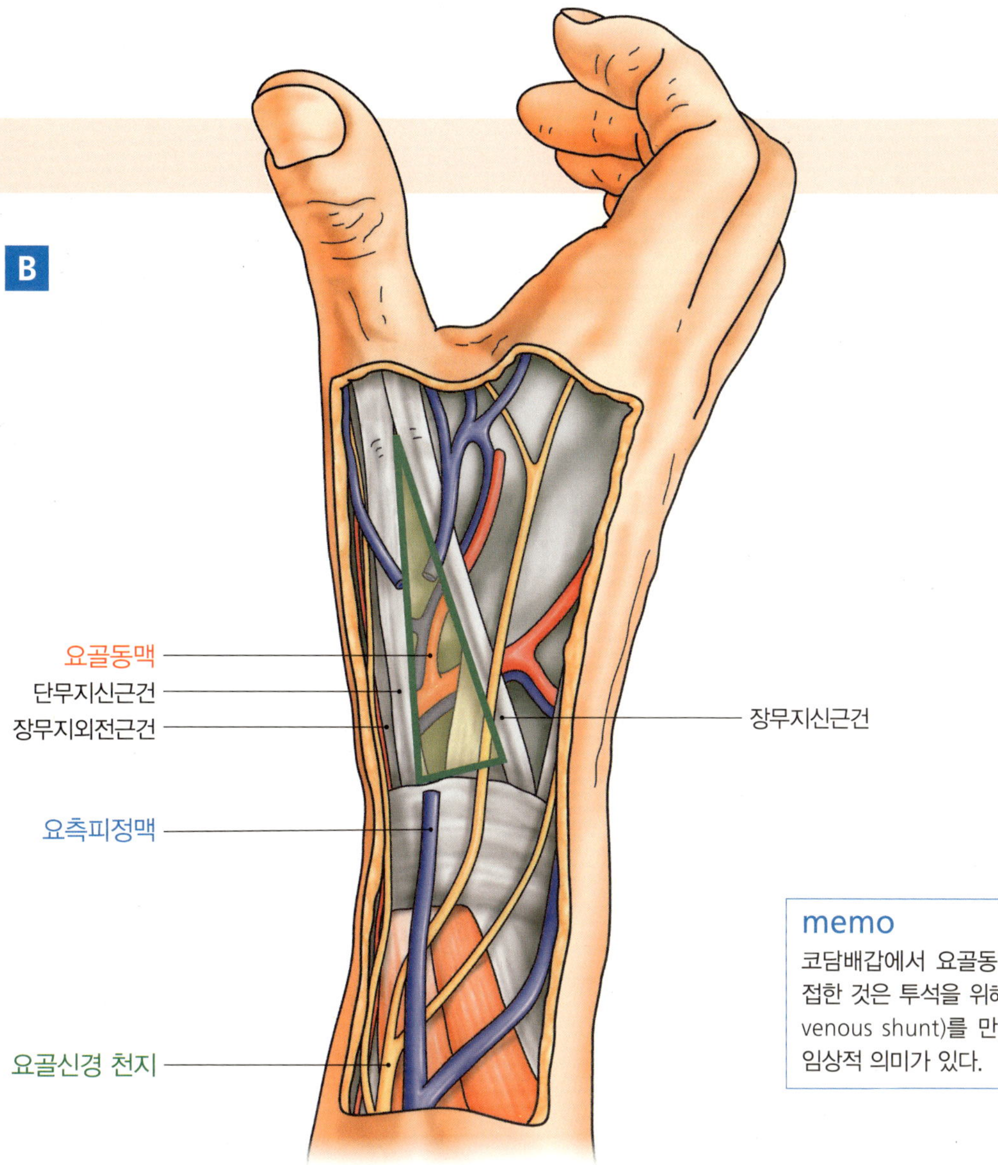

memo
코담배갑에서 요골동맥과 요측피정맥이 근접한 것은 투석을 위해 동정맥 션트(arterio-venous shunt)를 만들 때에도 활용되므로 임상적 의미가 있다.

STUDY

배측에서 잘 보이는 손목의 건

손목의 장측에는 건을 묶어 통과시키는 수근관이 있기 때문에 피하에 건은 보이지 않는다.

그러나 배측에는 수근관과 같은 터널이 없기 때문에 건이 직접 피하로 돌출되어 있다.

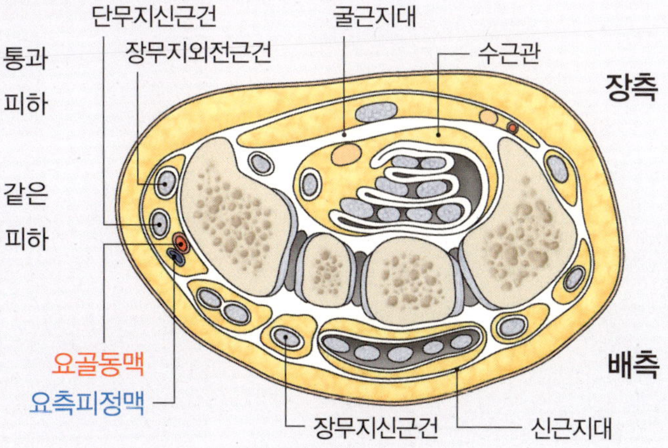

Advanced Lecture

손목 주위의 요골동맥 주행

요골동맥이 손등에서 손바닥 쪽으로 돌아가는 주행을 해부체로 다시 보여준다.

해부체 : 성인 남성(우측)

1

이 해부체는 요골동맥이 코담배갑을 지나가는 부위를 부검한 것이다. 요골동맥을 빨간색으로, 코담배갑의 윤곽을 녹색으로 표시했다. 요골동맥이 손등 쪽으로 돌아가는 도중에 정확히 코담배갑을 지나고 있는 것을 알 수 있다. 코담배갑을 통과한 후, 요골동맥은 손바닥 쪽으로 돌아간다.

2

다음은 빨간색으로 표시된 요골동맥이 손등에서 손바닥 쪽으로 돌아와 동맥궁을 형성한다.

2

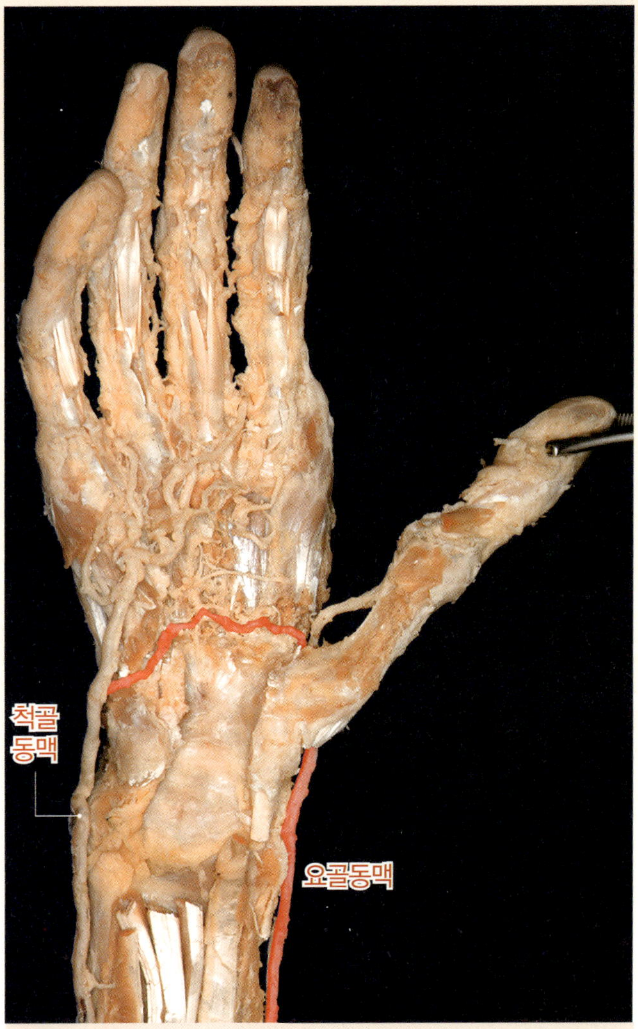

빨간색으로 표시된 요골동맥이 손등에서 손바닥 쪽으로 돌아와 동맥궁을 형성한다.

1

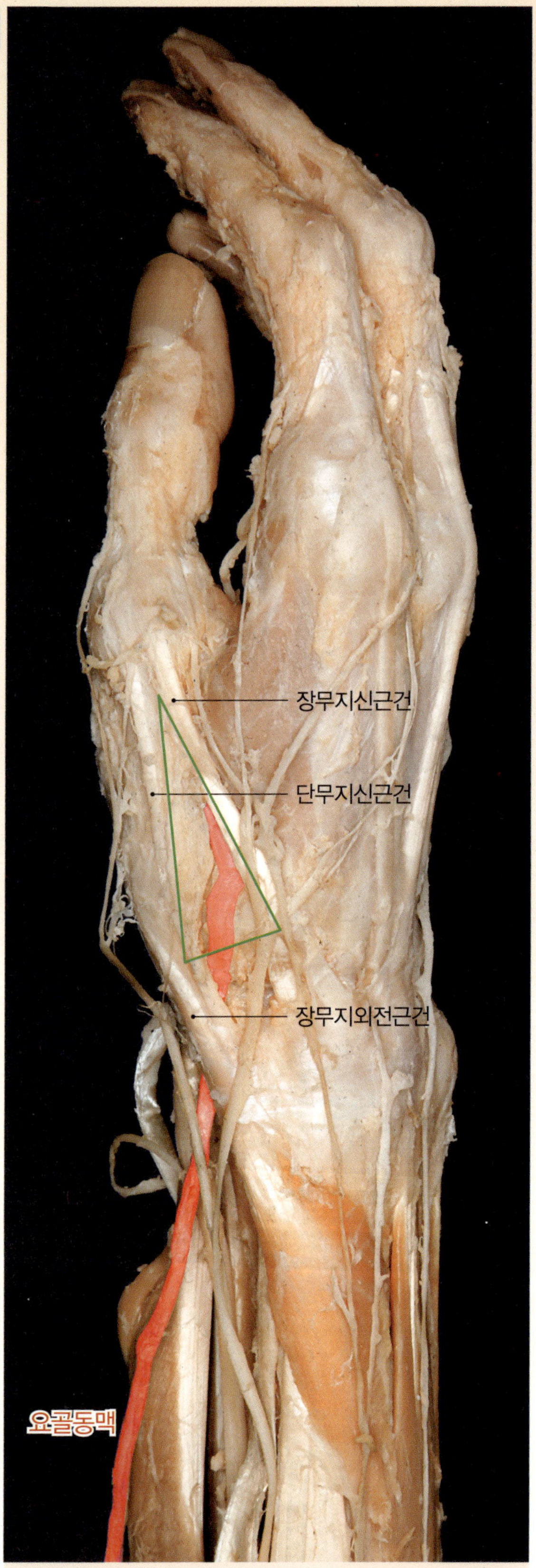

요골동맥의 주행을 빨간색으로 나타냈다. 삼각형으로 표시된 코담배갑을 통과하는 것을 알 수 있다.

Column

상완 신측에 정맥주사

전완에서는 굴측면(전면)뿐만 아니라 신측면(후면)의 피정맥도 정맥 천자에 이용될 수 있다. 일반적으로 사용되는 정맥은 척측 하방에서 요측 상방으로 비스듬히 올라가는 피정맥이다(**1-19**).

그러나 신측면으로의 천자에는 자입 이외의 문제점이 있다. **1-20**과 같은 형태로 전완 굴측면을 테이블 위에 꼭 맞게 올려놓으면 신측면(후면)의 하단에 닿는 척골의 돌출이 피하에 선명하게 드러난다.

척측 하방에서 요측 상방으로 비스듬히 올라가는 피정맥을 따라 비스듬히 천자하려고 할 때, 주사바늘이 척골 하단의 돌출부에 닿아 바늘을 충분히 눕히지 못할 수 있다.

전완 신측에 주사 시 이런 점을 염두에 두면 좋을 것이다.

또한, **1-4**와 같이 정맥 근처에는 피신경(후전완피신경)이 주행하고 있다는 점도 알아두어야 한다.

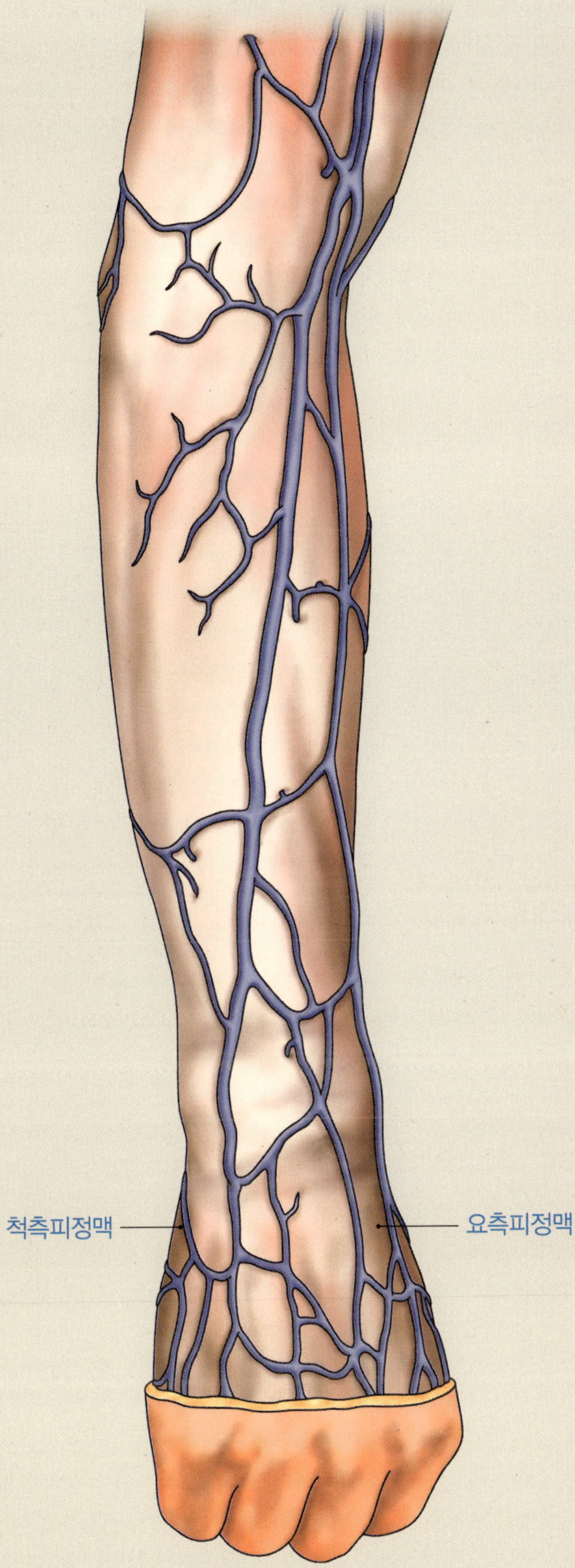

1-19 전완 신측의 피정맥(우측)

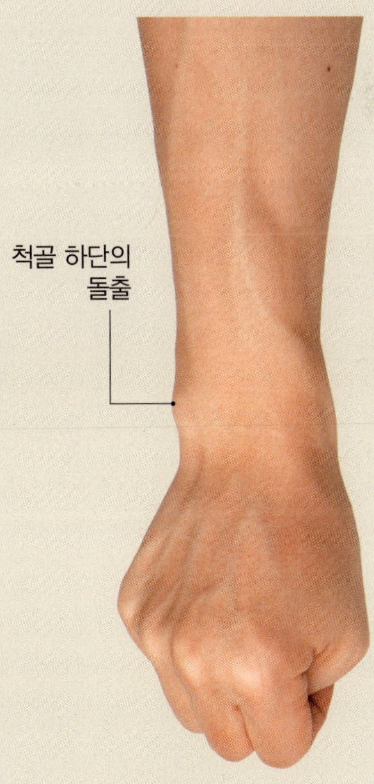

1-20
척골 하단의 돌출

Check! 발목에 정맥주사 — 천자에 적합한 것은 내측일까?

어떠한 이유로 인해 상지에 천자할 수 없는 경우, 발목의 정맥이 선택된다.

그러나 상지와 마찬가지로 굵은 정맥에는 피신경이 함께 나란히 주행하는 경우가 많으며, 발목의 해부학적 특징도 고려할 때 천자 시 충분한 주의가 필요하다.

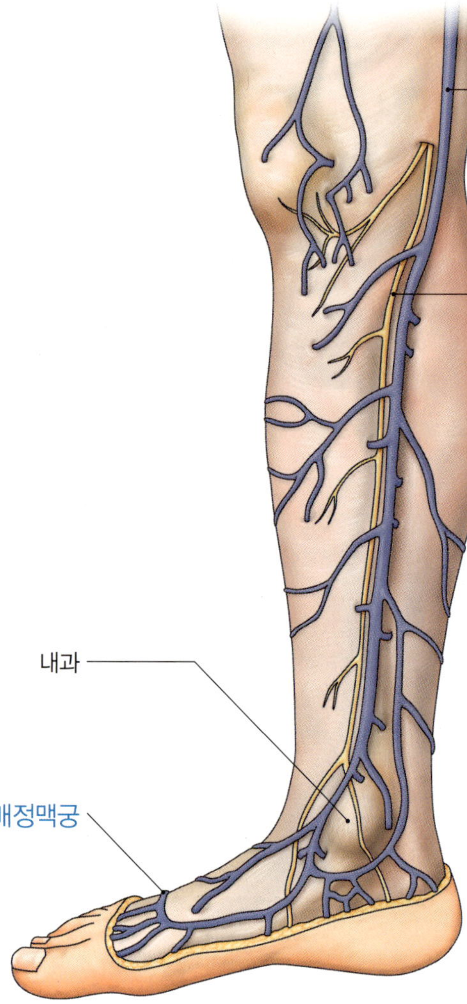

1-21 하지의 정맥(우측 · 전내측면)

대복재정맥은 내과의 앞을 지나며 굵다는 특징이 있다.

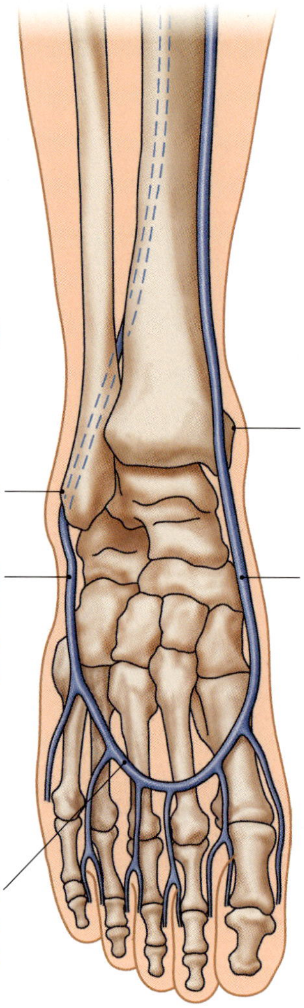

1-22 발등의 정맥과 신경(우측)

정맥주사나 채혈 시 상지뿐만 아니라 발목도 후보로 고려할 수 있다. 상지의 혈관이 보이지 않는 비만인이나 쇼크 상태로 혈관이 허탈된 환자, 또는 누워있는 환자에서 채혈 및 확보가 용이한 정맥으로 종종 발목의 내측을 지나는 대복재정맥을 선택하기도 한다(1-21).

손등과 마찬가지로 발등의 피하에는 정맥망이 발달되어 있다. 또한, 발등의 내측연과 외측연에서 2개의 굵은 정맥(대복재정맥, 소복재정맥)이 기시하여 하퇴로 상행한다(1-22).

정맥 천자 시 이러한 크고, 작은 복재정맥이 발목을 통과하는 위치가 문제가 되는데, 이 문제의 요인을 알아보자.

외측 소복재정맥은 하퇴 후면으로 오르기 전 외과의 뒤를 지나 바로 누운 자세의 환자에서는 잘 보이지 않고, 기술적으로 바늘을 찌르기 어렵기 때문에 천자에 적합하지 않다.

외측일까?

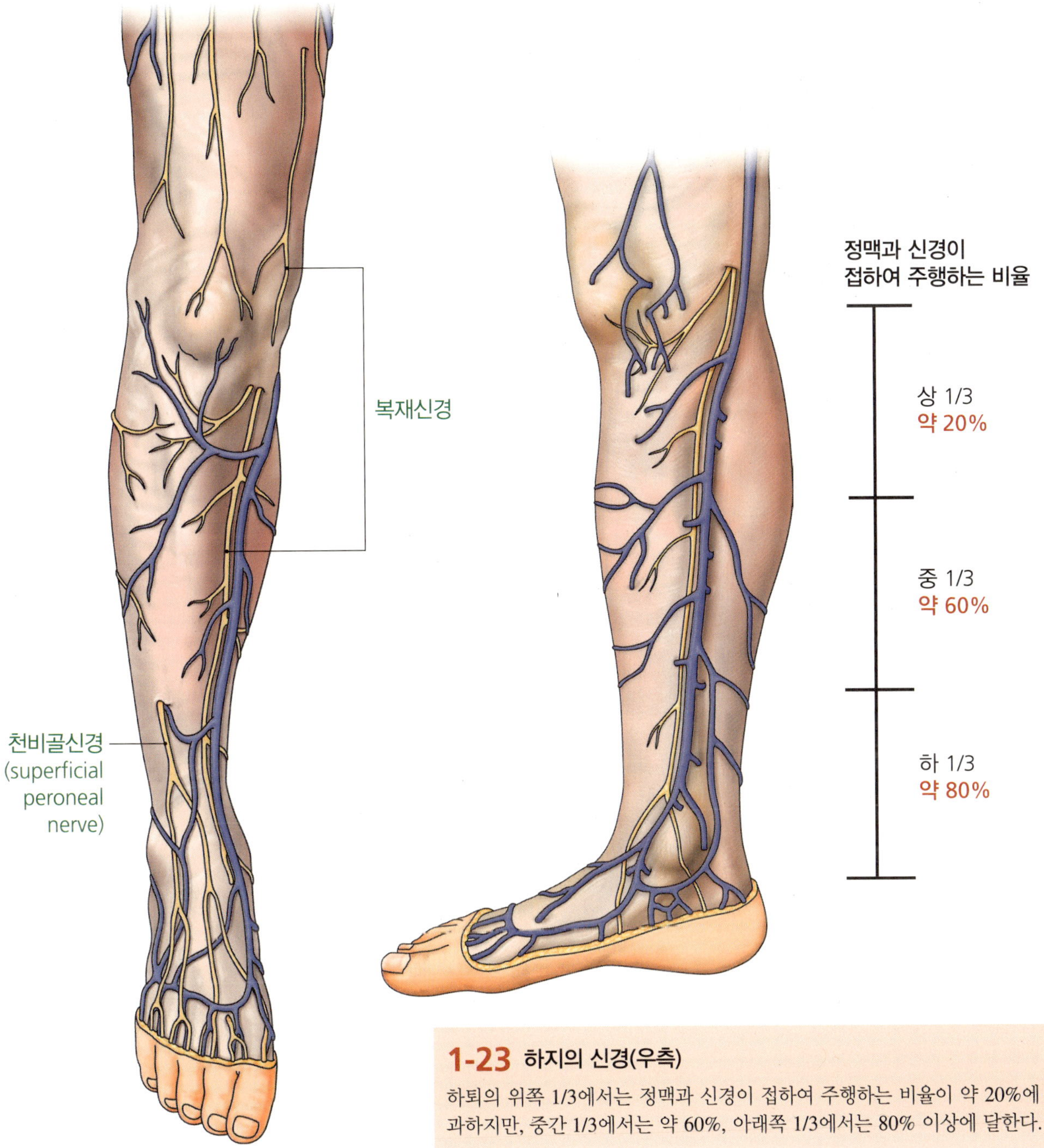

1-23 하지의 신경(우측)

하퇴의 위쪽 1/3에서는 정맥과 신경이 접하여 주행하는 비율이 약 20%에 불과하지만, 중간 1/3에서는 약 60%, 아래쪽 1/3에서는 80% 이상에 달한다.

한편, **내측의 대복재정맥은 하퇴의 내측면을 상행하기 직전에 내과의 전방을 지나고 있어, 바로 누운 자세의 환자에서도 잘 보이고, 게다가 굵기 때문에 천자에 적합하다**(1-22).

대복재정맥과 같은 굵은 피정맥이 있다면, 그 정맥을 따라 피신경이 주행하고 있다고 생각해도 틀림없다는 것은 지금까지 보아 왔다. 여기서는 복재신경이 이에 해당하는데, 그렇다면 대복재정맥과 복재신경(이하 단순히 정맥과 신경이라 함)이 접촉하는 위치 관계에 대해 검토해 보자.

1-23과 같이 하퇴를 상 · 중 · 하로 3등분하여 생각해 보면 위쪽 1/3에서는 정맥과 신경이 접하여 주행하는 비율이 약 20%에 불과하지만, 중간 1/3에서는 약 60%, 아래쪽 1/3에서는 80% 이상이 된다[20].

Check! 발목에 정맥주사 — 천자에 적합한 것은 내측일까? 외측일까?

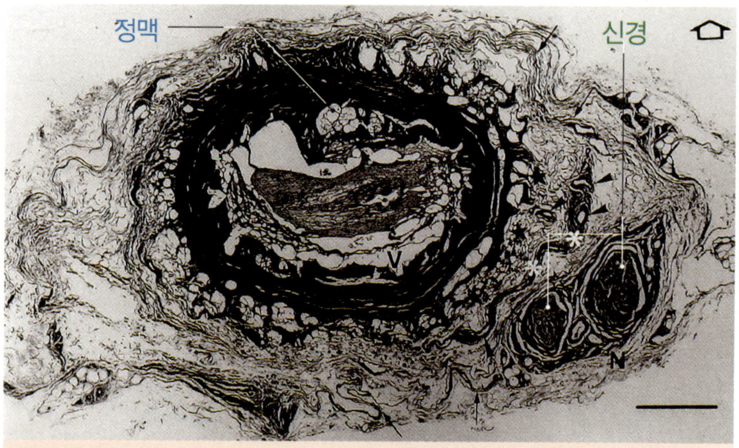

1-24 정맥과 신경을 둘러싸고 있는 결합조직(하지의 하방)[20]

하지의 하방으로 갈수록 정맥과 신경이 sheath와 같은 공통의 결합조직으로 둘러싸여 느슨하게 뭉쳐 있는 빈도가 높아진다.

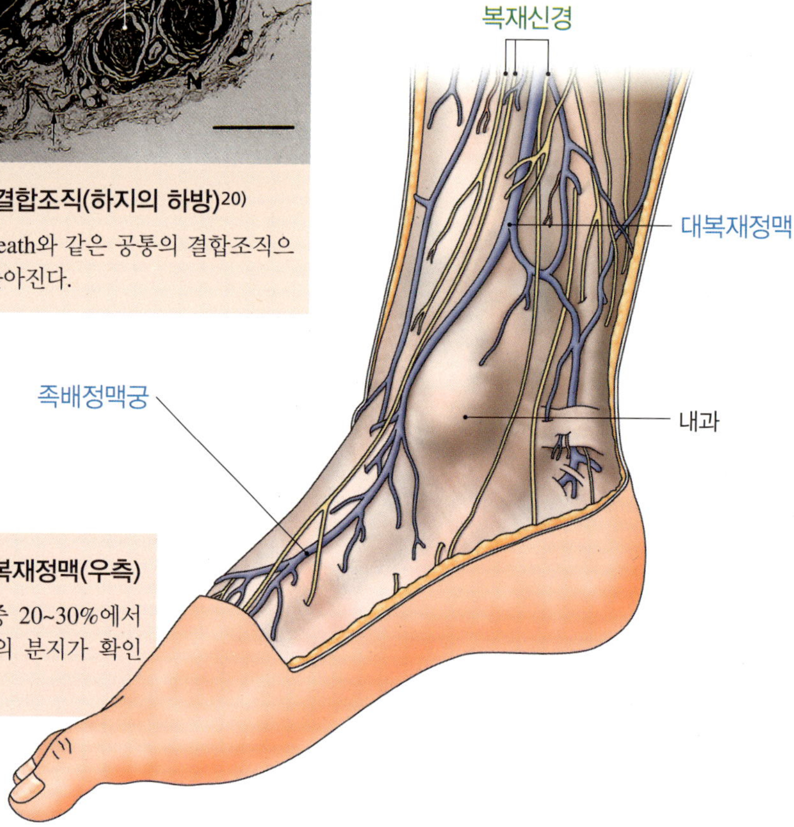

1-25 내과의 전방을 지나는 내측 대복재정맥(우측)

하퇴의 하부에서는 이들 교차하는 분지 중 20~30%에서 대복재정맥의 표층을 넘어가는 복재신경의 분지가 확인된다.

게다가 하방으로 갈수록 정맥과 신경이 sheath와 같은 공통의 결합조직으로 둘러싸여 있는 빈도가 높아진다(1-24).

따라서 발목 부근에서 정맥 천자를 하는 경우, 천자에 적합한 정맥이 있더라도 신경이 바로 옆을 주행하고 있을 확률이 높다고 생각하는 것이 무난할 것이다.

또한, 1-25에서 보는 바와 같이 복재신경에서는 하퇴 내측면에 피지가 나와 있는데, 그 중 일부는 대복재정맥을 가로지르고 있다. **하퇴의 하부에서는 이들 교차하는 분지 중 20~30%에서 대복재정맥의 표층을 넘어가는 분지가 발견된다**[13]. 천자 시 이 점도 염두에 두어야 한다.

복재신경은 발목으로의 정맥 천자에 의해 손상되기 쉽고, 봉합 시 정맥과 다른 조직이 sheath와 같은 공통의 결합조직으로 둘러싸여 있을 가능성이 높기 때문에 함께 결찰되기 쉽다. 이렇게 복재신경이 손상되면 발의 내측연을 따라 통증과 저림이 발생할 수 있다.

더욱이 하지에는 전신의 체중이 실리고 정맥판(venous valve)이 많아 정맥혈의 환류가 정체되기 쉬워 혈전이 생기기 쉽다. 또한 혈전성 정맥염(thrombophlebitis)의 가능성도 있다.

따라서 발목에서의 정맥주사나 채혈은 가급적 피하는 것이 좋다.

STUDY

복재신경은 대퇴 전면에서 발목까지 도달하는 유일한 신경

복재신경의 친신경인 대퇴신경은 제2-4요신경에서 기시하여 대퇴 전방으로 하행하는데, 대부분의 분지는 대퇴신근과 대퇴 전면의 피부에 분포되어 끝난다.

유일하게 복재신경만이 무릎 내측으로 튀어나온 대퇴골 내측상과의 뒤를 지나 하퇴 내측을 대복재정맥에 따라 하행한 후 다시 내과 앞을 통과하여 발등의 내측연에 도달한다(1-26).

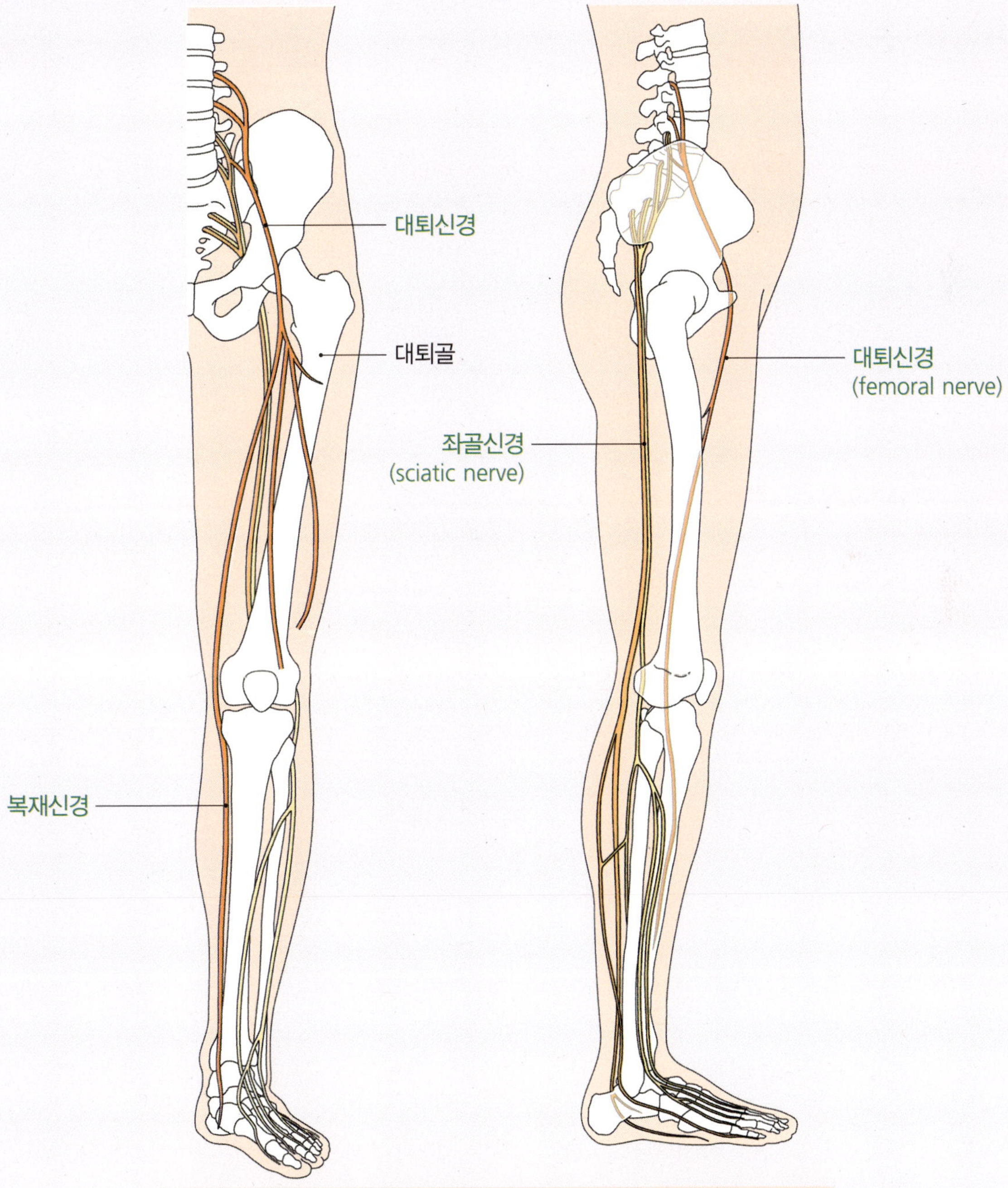

1-26 하지 신경의 주행(좌측)

참고문헌

1. Berry PR, Wallis WE: Venepuncture nerve injuries. Lancet 1(8024): 1236-1237, 1977.
2. Cheong IY, Rhyu IJ, Kim KH, et al: Anatomical basis for Injection around first dorsal compartment of the wrist: A fresh cadaveric study. Pain Physician 19(6): E893-900, 2016.
3. Freerksen E: Die Venen des menschlichen handrückens. Z. Anat. Entwick-gesch. 108: 82-111, 1937.
4. Goto M: Über den verschiedenen Verlauf der Kubitalvenen. Mitteil Allgem Pathologie Pathol Anatom 6: 445-453, 1931.
5. Hager DL, Wilson JN: Gangrene of the hand following intra-arterial injection. Arch Surg 94(1): 86-89, 1967.
6. 平沢興, 岡本道夫: 分担 解剖学 第2巻. 金原出版, 1982.
7. 堀美保, 三浦真弘, 荒尾博美他: ヒト上肢の皮静脈と皮神経の位置的関係の形態学的研究. 日本看護技術会誌 8(2): 20-28, 2009.
8. Horowitz SH: Peripheral nerve injury and causalgia secondary to routine venipuncture. Neurology 44(5): 962-964, 1994.
9. Horowitz SH: Venipuncture-induced causalgia: anatomic relations of upper extremity superficial veins and nerves, and clinical considerations. Transfusion 40(9): 1036-1040, 2000.
10. 衣袋健司: 前腕静脈穿刺の際に必要な解剖学的事項(講義録2012版)
11. 石田美由紀: 血管確保・静脈注射のための解剖生理. Emergency Care 19(6): 527-530, 2006.
12. Kadanoff D, Cuckov C, Zrinov B: Die Unterschiede im Typ der Hauptanastomose zwischen den grossen Hautvenen der oberen Extremität beim Menschen. Morph Jahrb 109(3): 340-352, 1966.
13. 川島友和: 下肢の皮下静脈と皮下神経の解剖学的研究, 研究報告資料集(杏林大学), 1997.
14. 木森佳子, 臺美佐子､須釜淳子他: 肘窩における皮静脈と皮神経の走行関係: 静脈穿刺技術のための基礎研究. 形態・機能 8(2): 67-72, 2010.
15. 近藤昭彦: 九州人の臨床解剖学的研究 上腕に於ける皮静脈及び皮神経の位置. 熊本医学会雑誌 48(1): 57-101, 1974.
16. 忽那将愛: 日本人上肢皮下静脈(生體ニ就テ). 解剖学雑誌 2(5): 708-717, 1930.
17. 町田 保: 採血・静脈注射をめぐる医療事故. 臨床看護 34(1): 77-82, 2008.
18. 松浦江美: 静脈注射で患者に対して気を付けるべき点. Emergency Care 19(6): 546-551, 2006.
19. 茂呂貴知, 菊地臣一, 紺野慎一他: 肘部での採血の危険性—肘関節屈側の皮静脈と神経の解剖—. 東日本整災会誌 16(1): 38-41, 2004.
20. Murakami G, Negishi N, Tanaka K, et al: Anatomical relationship between saphenous vein and cutaneous nerves. Okajimas Folia Anat Jpn 71(1): 21-33, 1994.
21. Nakatani T, Tanaka S, Mizukami S, et al: The superficial ulnar artery originating from the axillary artery. Ann Anat 178(3): 277-279, 1996.
22. 中谷壽男, 稲垣美智子, 須釜淳子他: 肘部での静脈注射: 浅前腕動脈に注意を. 金大医保紀要 23(1): 93-96, 1999.
23. Newman BH, Waxman DA: Blood donation-related neurologic needle injury : evaluation of 2 years' worth of data from a large blood center. Transfusion 36(3): 213-215, 1996.
24. Newman BH: Arterial puncture phlebotomy in whole-blood donors. Transfusion 41(11): 1390-1392, 2001.
25. 岡本規矩男: 日本人上肢皮下靜脈ニ就テ. 慶應医学 2(1): 1-10, 1922.
26. 岡島康友: 末梢神経損傷—いかに防ぐか, 発生時の対応. 臨床検査 50(3): 299-303, 2006.
27. 佐伯梧郎: 上肢静脉管の年令的変化. 日医大誌 27(8): 1582-1599, 1960.
28. 斎藤隆雄: 静注に関連した事故､特に動注事故について. 麻酔 19 : 583-594, 1970.
29. Sheu JJ, Yuan RY: Superficial radial neuropathy caused by intravenous injection. Acta neurol Belg 99(2): 138-139, 1999.
30. 末松典明, 平山隆三, 勝木雅俊, 加藤博之, 佐久間隆: 注射針による上肢末梢神経の機械的損傷20例. 日手外科会誌 15(4): 575-577, 1998.
31. 寺嶋美帆, 西原 賢: 肘窩を走行する静脈の特徴と安全領域. 臨床看護 34(1): 8-13, 2008.
32. 寺嶋美帆, 木村明彦: 足背を走行する静脈の特徴と安全領域. 臨床看護 34(1): 19-25, 2008.
33. 上羽康夫: 手 その機能と解剖. 金芳堂, 1970.
34. Vialle R, Pietin-Vialle C, Cronier P, et al.: Anatomic relations between the cephalic vein and the sensory branches of the radial nerve: How can nerve lesions during vein puncture be prevented? Anesth Analg 93(4): 1058-1061, 2001.
35. Yamada K, Yamada K, Katsuda I, Hida T: Cubital fossa venipuncture sites based on anatomical variations and relationships of cutaneous veins and nerves. Clin Anat 21(4): 307-313, 2008.
36. 山下兼澄: 九州日本人静脈管壁の計測(第一)四肢皮静脈. 熊本医会誌 12(6): 1123-1137, 1936.
37. 吉岡修一郎, 栗谷和彦: 解剖学用語とその解説. P.209-210, 医学書院, 1980. P.103-113, サイエンス社, 1980.
38. アーサー・コナン・ドイル: 赤毛連盟. 大久保ゆう訳, シャーロック・ホームズの冒険.(2021年3月閲覧)https://www.aozora.gr.jp/cards/000009/files/8_31220.html

Lecture 2
피하주사

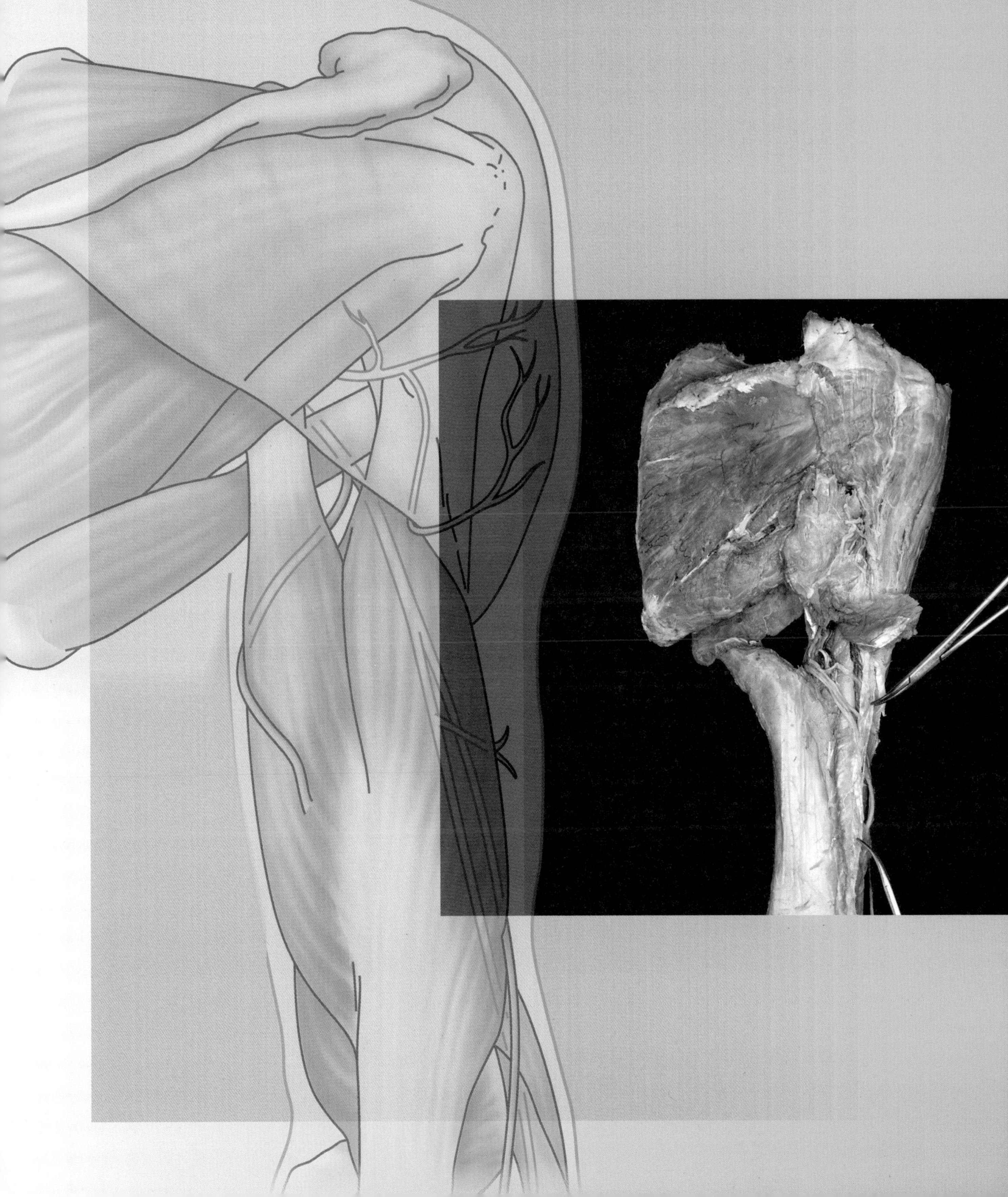

Lecture 2 피하주사 시 요골신경의 주행에 주의!

예방접종이나 기타 피하주사 시 상완을 선택하는 경우가 많으며, 가장 많이 사용되는 부위는 상완 신측부(후면)이다.

상완 신측부에 피하주사를 하기 위해서는 손상의 위험이 있는 요골신경과 상완골의 형태 및 주변의 해부학적 지식이 필수적이다.

피하주사와 관련된 해부에 대해 자세히 알아보자.

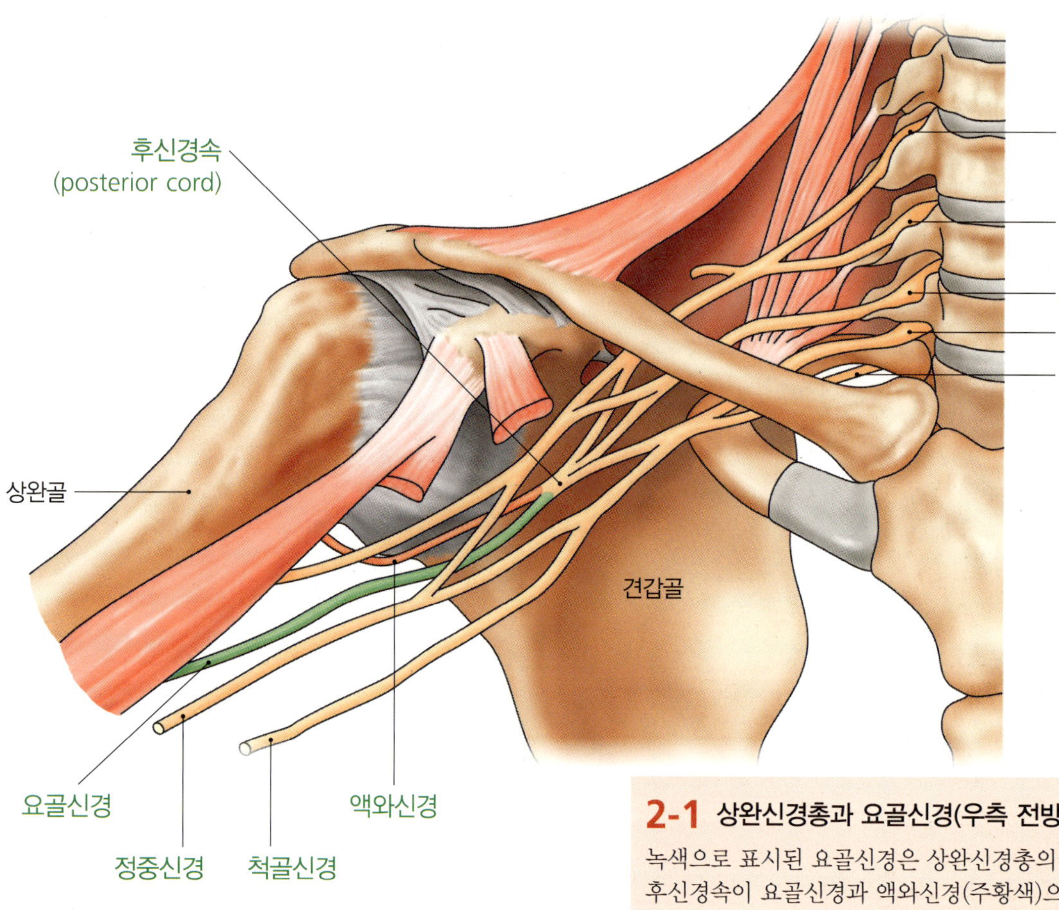

2-1 상완신경총과 요골신경(우측 전방에서)

녹색으로 표시된 요골신경은 상완신경총의 가장 큰 분지이다. 후신경속이 요골신경과 액와신경(주황색)으로 나뉜다.

요골신경은 상완신경총의 가장 큰 분지

먼저 피하주사의 해부에서 핵심이 되는 요골신경에 대해 설명한다. 요골신경은 상완신경총의 가장 큰 분지이다. 제5경신경에서 제1흉신경을 모아 만든 상완신경총의 후신경속은 견갑근으로 분지한 뒤 크게 상하 신경속으로 나뉜다(**2-1 · 2**). 상방이 액와신경이고, 하방이 요골신경이다.

요골신경과 액와신경 모두 분지 후 상완골 후방을 돌아간다는 공통점이 있다(**2-2**).

요골신경은 액와 후벽의 삼각공간을 통과

액와 후벽에는 주변 근육에 의해 **2-2**와 같이 3개의 공간이 생긴다.

대원근의 상하에 2개의 공간이 있는데, 위쪽의 외측액와공간을 액와신경이, 아래쪽의 삼각공간을 요골신경이 지나 상완골의 뒤를 돌아 신측으로 돌아오고 있다. 대원근은 액와신경과 요골신경을 구분하는 근육으로 중요한 역할을 한다.

2-2 요골신경과 액와신경의 주행(우측 후방에서)

액와신경이 외측액와공간을 통과한 후 상완골 상부 후면에서 회선하는 반면, 요골신경은 삼각공간을 지나 상완골 중부의 후면에 도달한 후 상완골을 비스듬히 가로지른다.

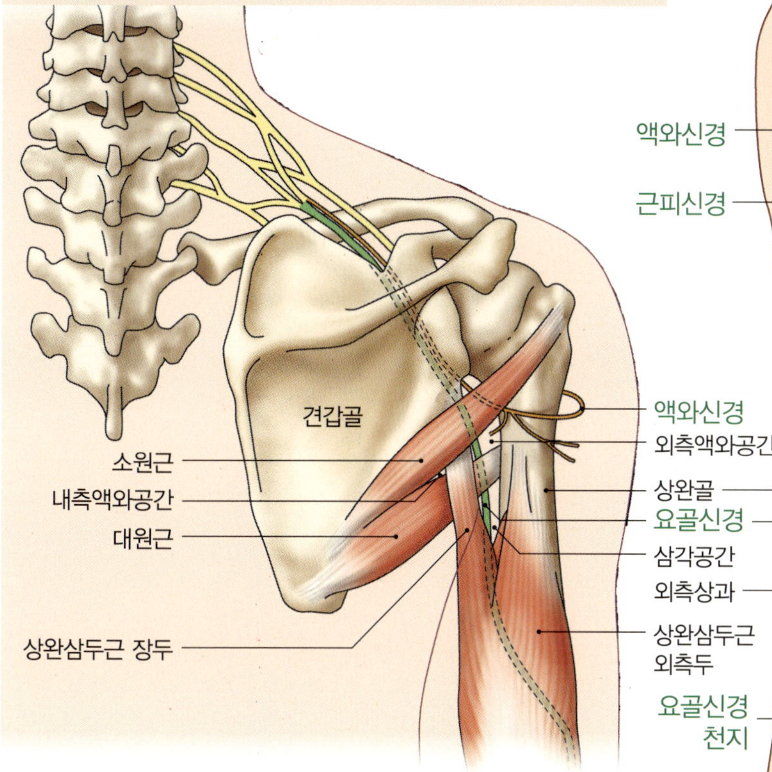

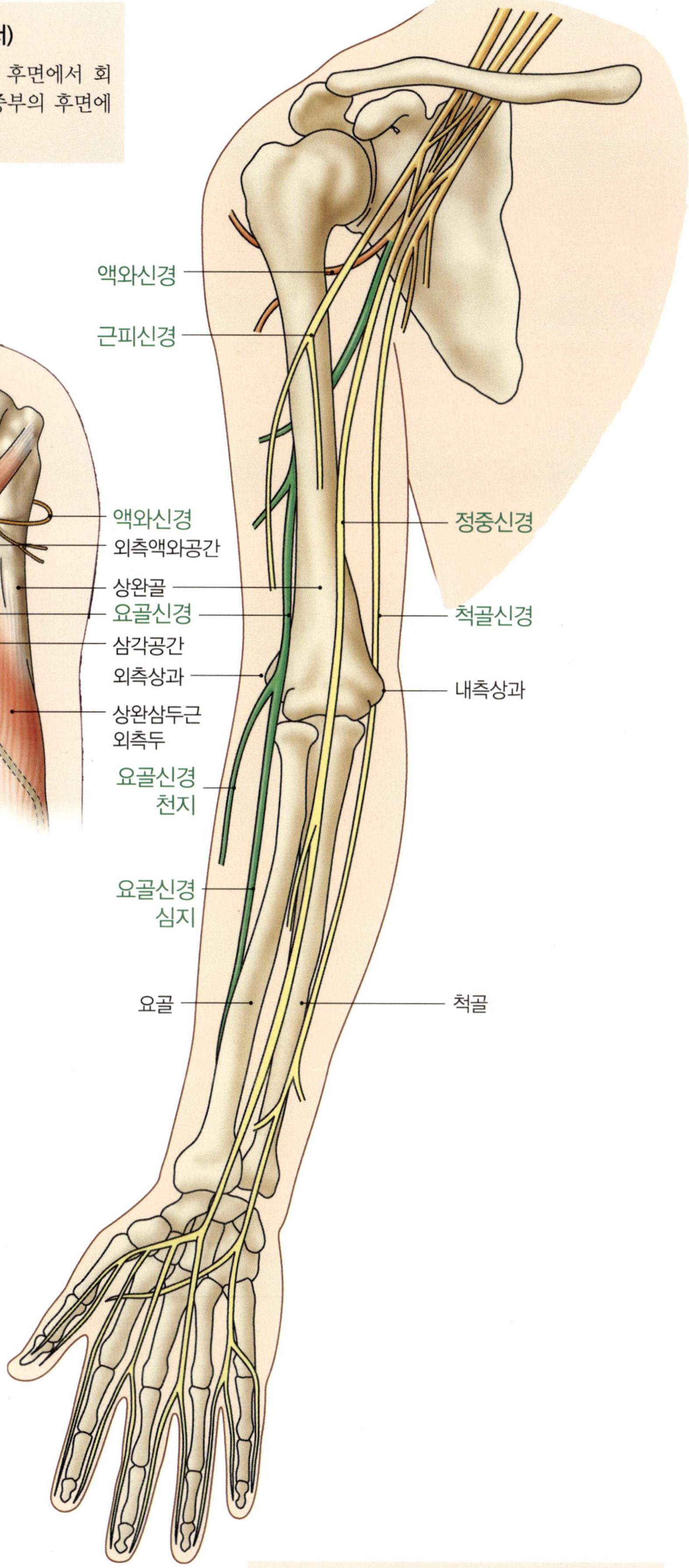

'회선'하는 액와신경에 비해 요골신경은 '나선' 형태

액와신경은 외측액와공간을 지나 **2-2**・**3**과 같이 상완골의 상부 후면을 수평으로 돌기 때문에 일명 '회선신경'이라고 하며, 삼각근에 근육주사 시 주의해야 한다(P. 97 참조).

이에 반해 요골신경은 '나선신경'(spiral nerve)이라고 불리기도 한다. 왜냐하면, **요골신경은 삼각공간을 통해 상완골 중부의 후면에 도달한 후 2-2・3과 같이 비스듬히 뼈를 가로질러 팔꿈치에서는 그 전방으로 돌아가기 때문**이다.

요골신경은 팔꿈치 높이에서 다시 두 갈래로 나뉜다(요골신경 천지・심지).

2-3 요골신경의 주행과 분지 패턴 (우측 전방에서)

요골신경은 팔꿈치 부위에서 전방으로 돌면서 요골신경 천지・심지로 나뉜다.

요골신경은 근간중격을 관통하여 뒤에서 앞으로 하행한다

이어서 상완골 후면에서 팔꿈치까지 돌아가는 요골신경의 주행과 주변 해부에 대해 자세히 설명한다. 상완골의 하단부는 상완골과(condyle of humerus)라고 한다. 이 상완골과는 척골 · 요골과 주관절을 이루는 곳이다. 상완골과의 약간 상방은 측방으로 약간 돌출되어 있는데, 이를 내측 및 외측상과라고 하며, 전완의 근육이 기시하는 곳을 제공한다. 상완골 하반부의 내 · 외측연에서는 두 개의 상과(epicondyle)를 향해 가늘고 긴 삼각형의 막이 뻗어 있다(**2-4**). 이 막은 굴근과 신근을 분리하여 내측 및 외측상완근간중격이라고 불리며, **2-5**와 같이 외측상완근간중격은 굴근의 상완근과 신근의 상완삼두근을 분리하고 있다. 또한, **2-3**에서 보았듯이 **요골신경은 상완골에 대해 뒤에서 앞으로 돌면서 하행하기 때문에 외측상완근간중격을 관통한다**(**2-6 · 7**).

근간중격의 관통부가 주사 시의 '위크 포인트'

요골신경이 관통하는 외측상완근간중격에서는 신경이 근간중격에 고정되어 있기 때문에 주사바늘에 눌려도 신경은 빠져나갈 수 없다. 이곳은 말하자면 피하주사 시 '요골신경의 위크 포인트'가 되는 곳이다.

그런 다음 **2-8**과 같이 요골신경은 팔꿈치 앞으로 나와 다시 전완의 후방으로 돌아간다.

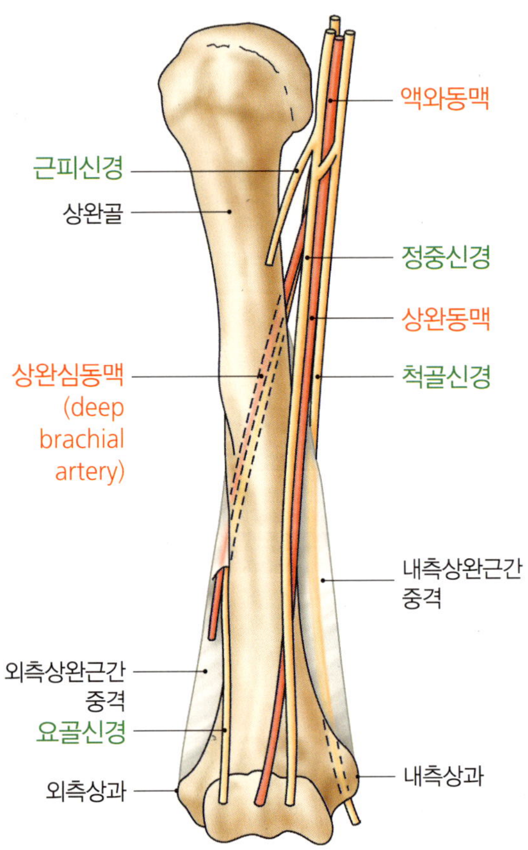

2-4 굴근과 신근을 분리하는 내 · 외측상완근간중격(우측 전방에서)

요골신경은 상완골에 대해 뒤에서 앞으로 하행하는 과정에서 외측상완근간중격을 관통한다.

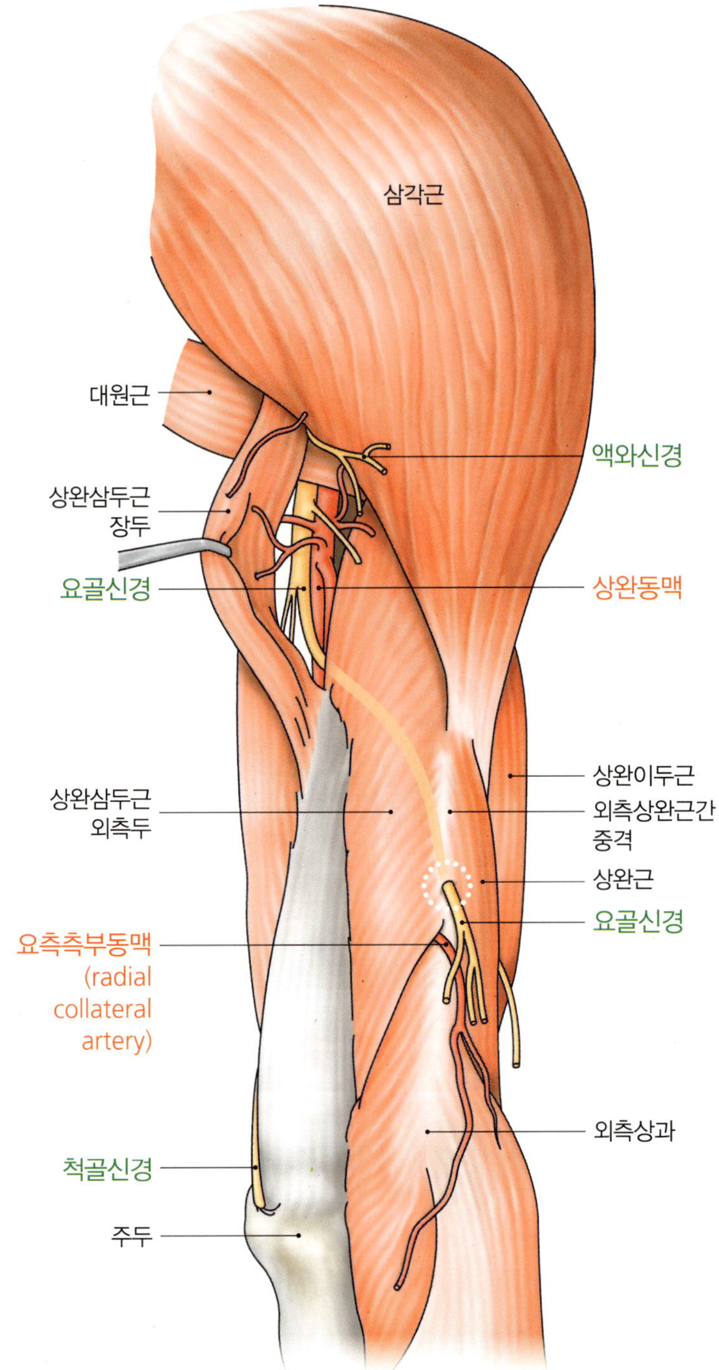

2-5 우측 상완부의 근육과 근간중격(우측 후방에서)

외측상완근간중격은 굴근과 신근을 분리하는 경계가 된다. 요골신경이 외측상완근간중격을 관통하는 부분을 흰색 점선으로 표시했다.

2-6 외측상완근간중격을 관통하는 요골신경 (우측 외측에서)

요골신경은 상완골에 대해 뒤에서 앞으로 돌면서 하행하는 과정에서 외측상완근간중격을 관통한다.

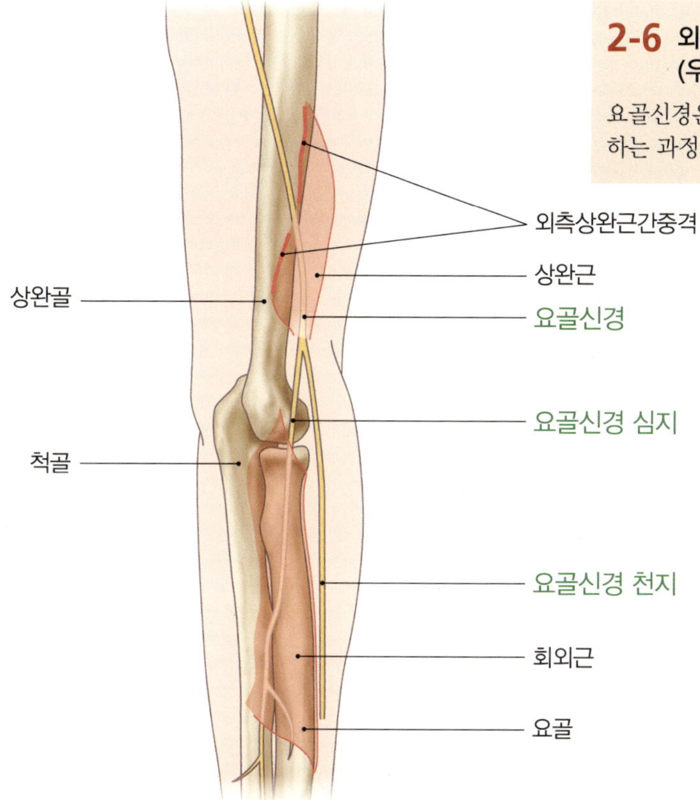

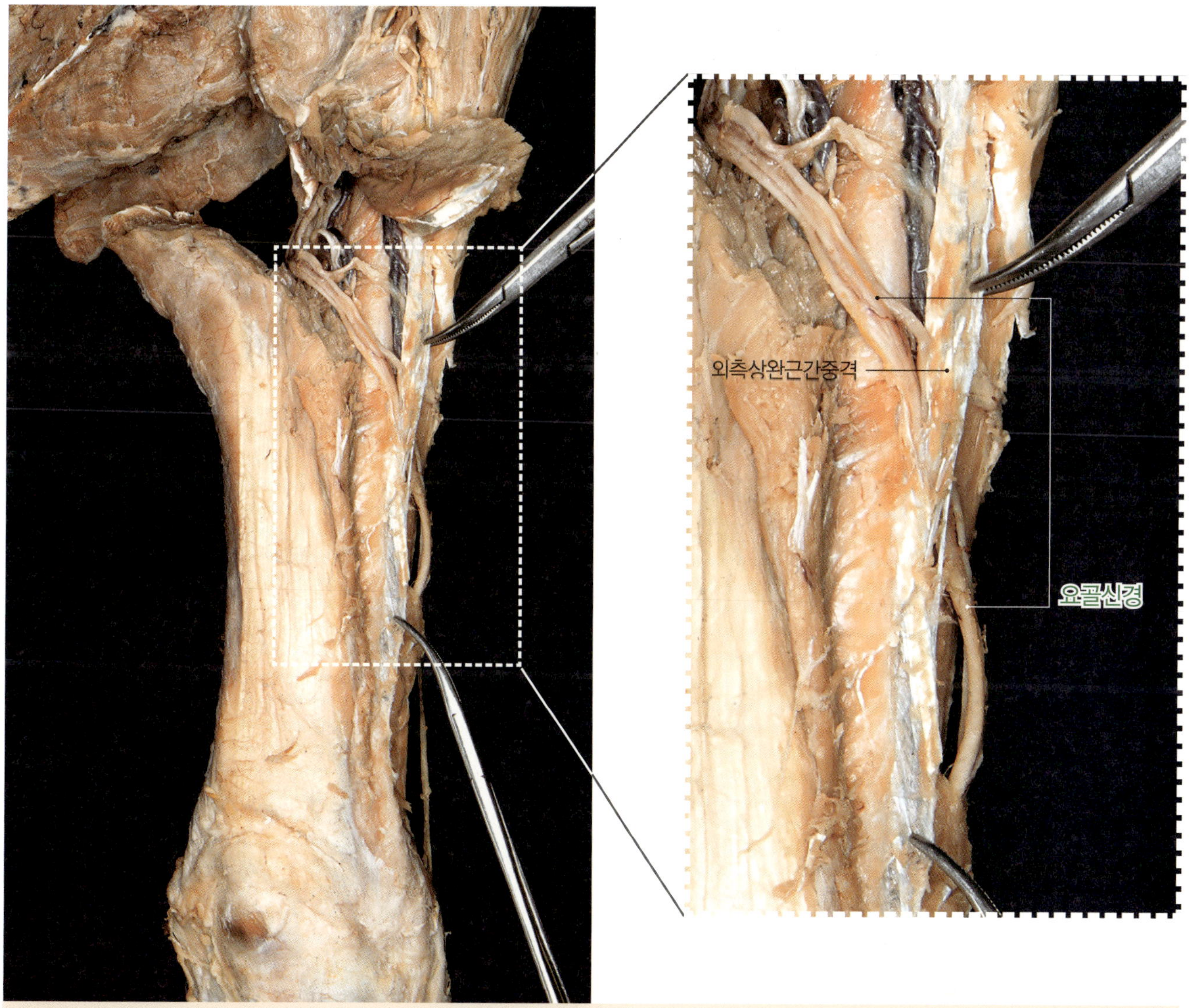

2-7 외측상완근간중격을 관통하는 요골신경(우측 후방에서)

외측상완근간중격을 부검하고 겸자로 잡으면 요골신경이 관통하고 있는 모습이 잘 관찰된다.

상완 신측의 안전한 주사 부위란?

요골신경의 주행이 확인되면 상완 신측의 안전한 주사 부위에 대해 검토해 보자.

일반적으로 **견봉 선단과 주두를 연결한 직선을 3등분하여 아래 1/3과 중간 1/3의 경계 부근을 주사 부위로 권장하고 있다**(**2-8 · 9, 10**).

이곳에 주사하면 **요골신경의 주행에서 벗어나기 때문에 안전하다**는 것을 알 수 있다.

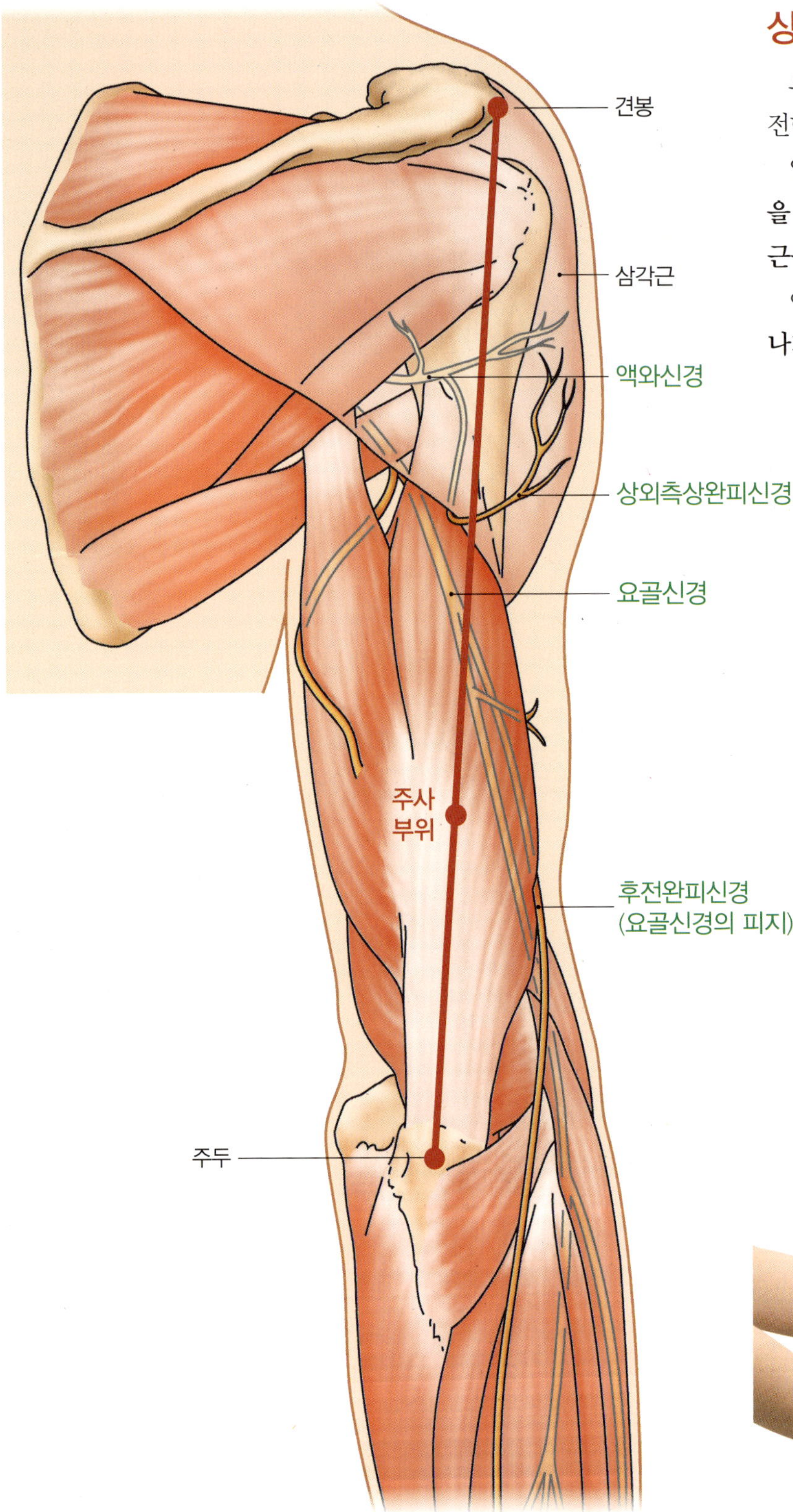

2-8 후방에서 본 근육, 혈관, 신경 및 권장되는 주사 부위

견봉 선단과 주두를 연결한 직선을 3등분하여 아래 1/3과 중간 1/3의 경계 부근을 주사 부위로 권장한다. 이곳에 주사하면 요골신경의 주행에서 벗어나기 때문에 안전하다는 것을 알 수 있다.

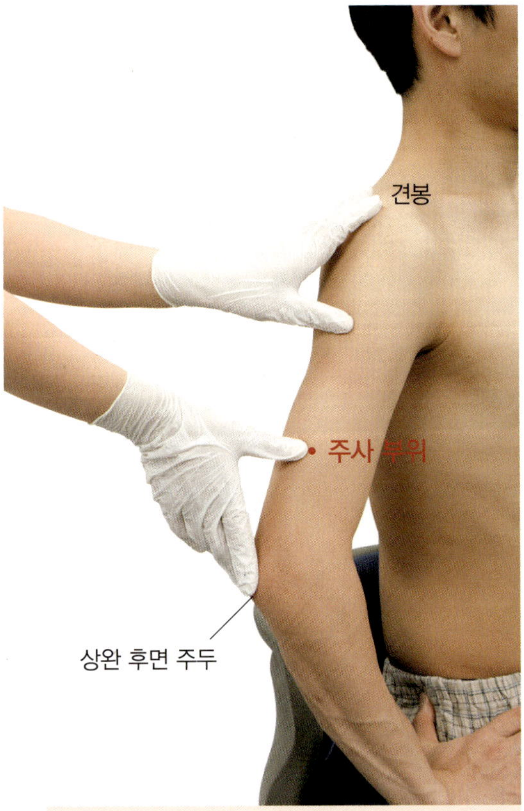

2-9 권장되는 주사 부위

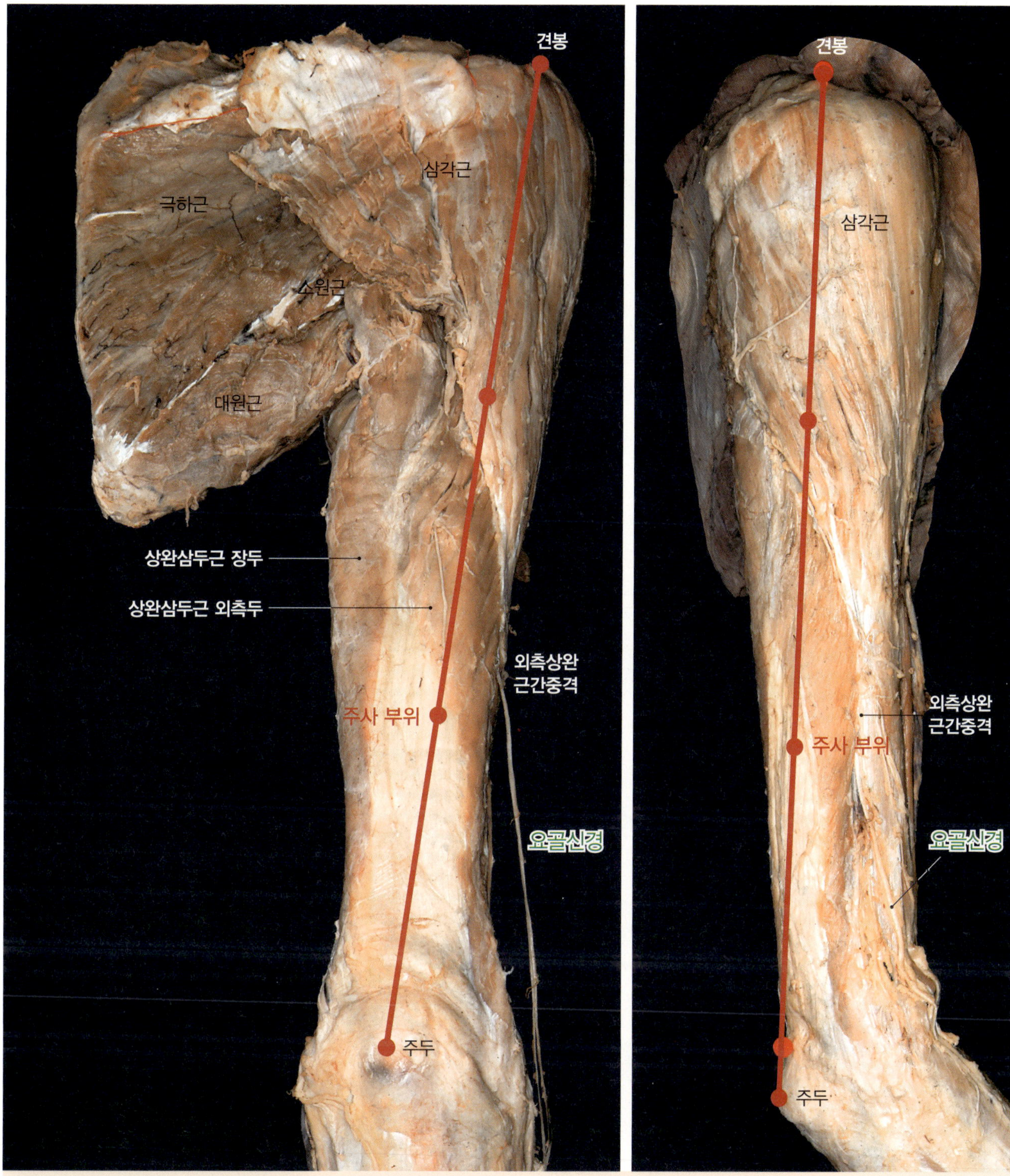

2-10 해부체로 볼 때 권장되는 주사 부위

2-8과 마찬가지로 견봉 선단과 주두를 연결하는 직선을 3등분하여 아래 1/3과 중간 1/3의 경계 부근에 표시했다. 주사 부위 주변에는 요골신경을 비롯한 굵은 신경이 주행하지 않는다는 것을 해부체에서 알 수 있다.

Check! ✓
외측상과보다 4횡지 상방에 주의!

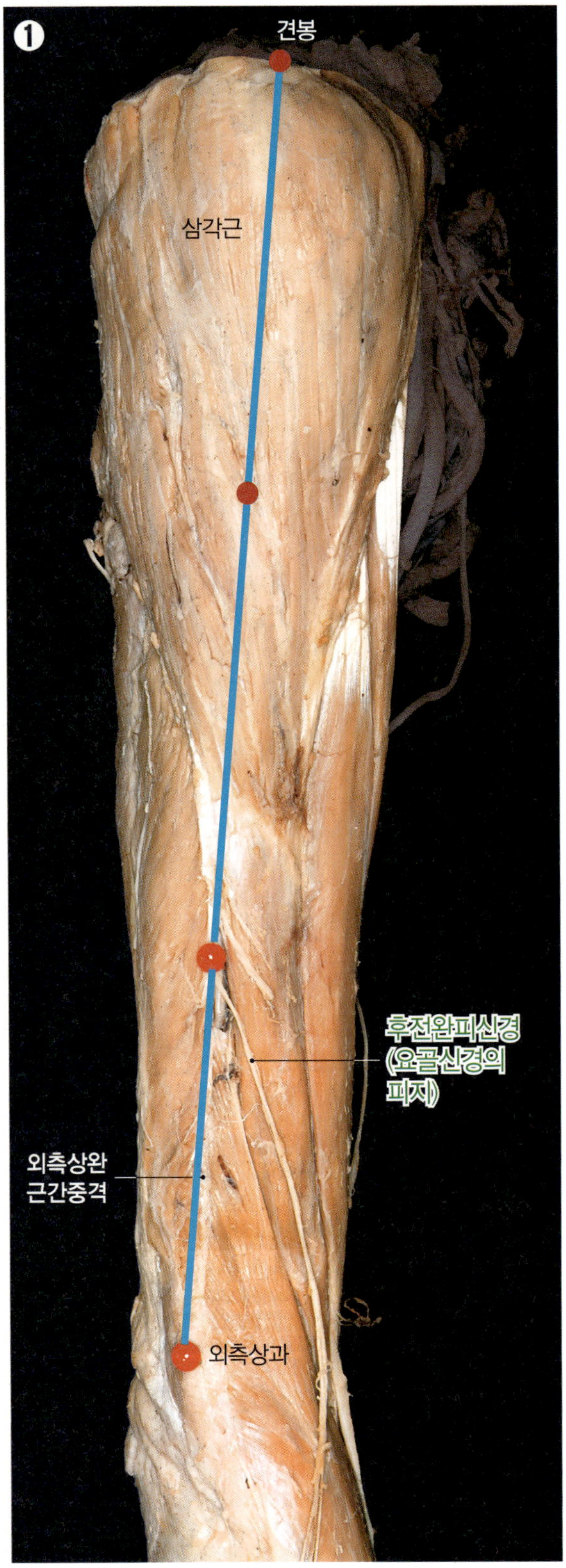

요골신경이 외측상완근간중격을 관통하는 위치의 기준을 검토한다.

해부체의 외측상과에 핀을 부착하고, 요골신경이 외측상완근간중격을 관통하는 부위에도 핀을 부착했다(❶). 그리고 ❷와 같이 손가락을 대어보면 외측상과보다 4횡지 상방 부위 주변에 요골신경 주줄기가 외측상완근간중격을 관통하는 곳에 인접해 있는 것을 알 수 있다. 이곳은 견봉과 외측상과를 연결한 선의 아래 1/3 부근에 해당한다.

외측상과보다 4횡지 상방을 기준으로 이곳에 주사하는 것은 특히 주의해야 한다.

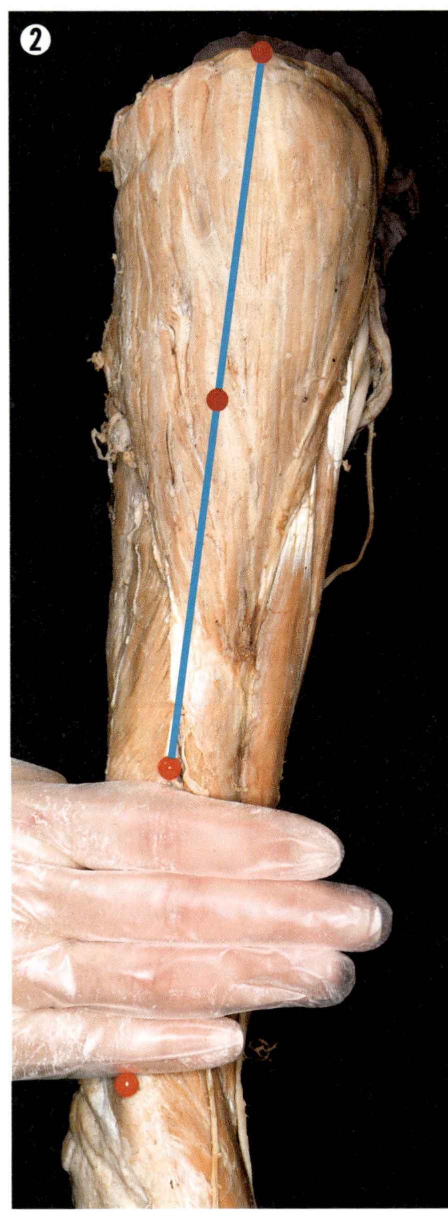

POINT

주두가 시술자를 향하면 요골신경을 손상시키지 않는다.

피하주사 시 환자의 '주두'가 시술자를 향하도록 하면 외측상완근간중격, 즉 요골신경의 주행을 피할 수 있으므로 권장된다 (2-9 · 10 · 11 참조).

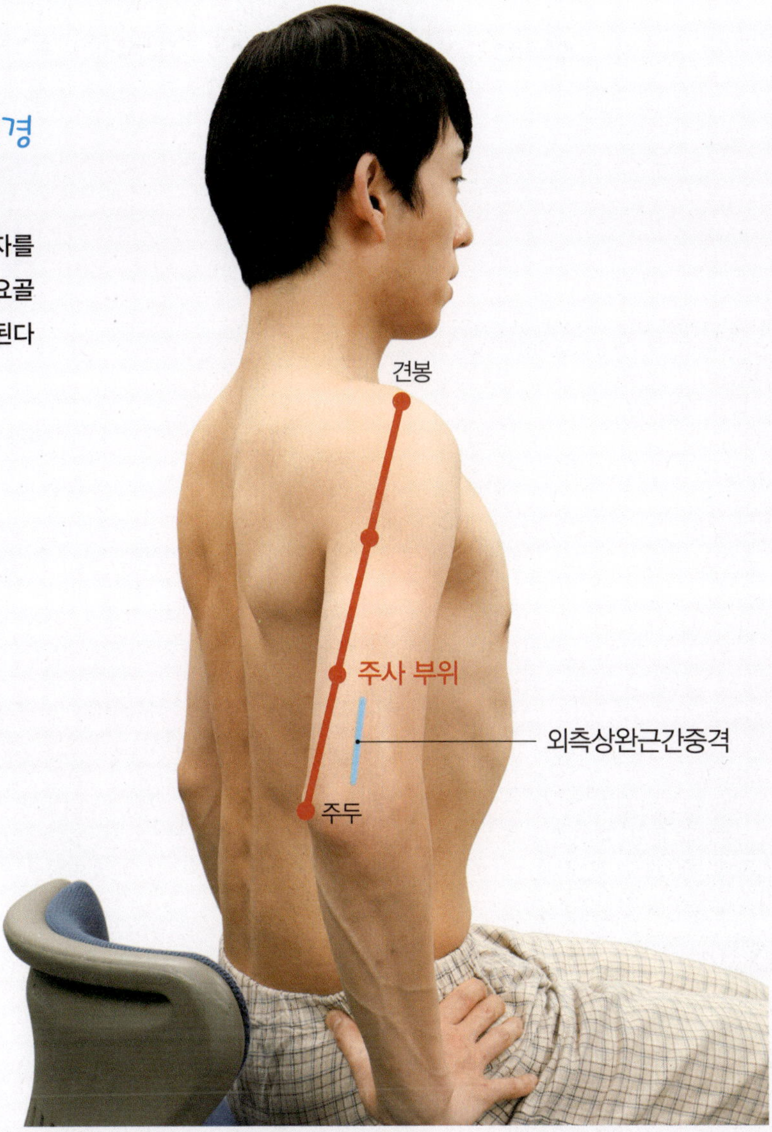

EVIDENCE

피하지방은 남성보다 여성이 더 두껍다.

피하지방 두께에서 나타나는 부위별 차이와 성별 차이

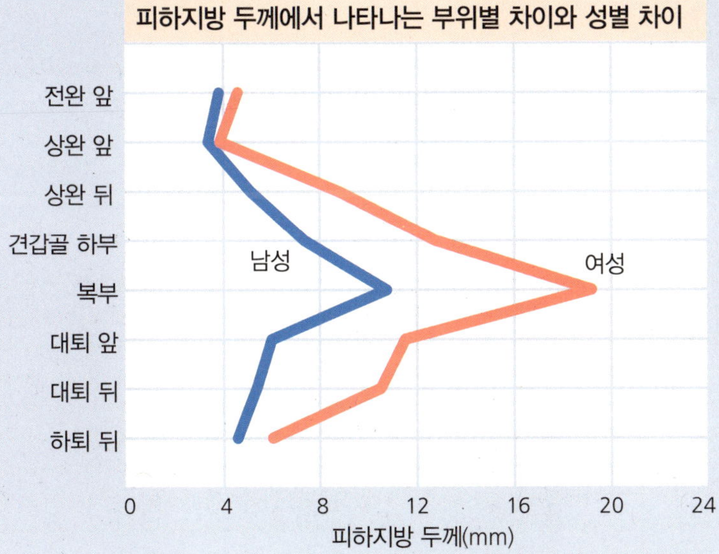

피하주사를 맞을 경우 피하지방의 두께가 문제가 된다.

그래프는 성인(남성 35명, 여성 39명) 피하지방의 측정 결과이다[6]. 어느 부위에서든 여성의 피하지방이 더 두꺼운 것을 알 수 있다. 상지 전면에서는 다른 부위보다 남녀 차이가 현저하지 않지만, 반면 상완 후면은 상완 전면에 비해 피하지방이 두꺼운 것으로 나타났으며, 이는 피하주사를 맞는 부위와 일치한다.

Advanced Lecture

요골신경의 나선형 주행

요골신경이 어떻게 나선형 구조를 취하고 있는지 해부체에서 확인해 보자.

해부체 : 성인 여성 고령자(우측)

1

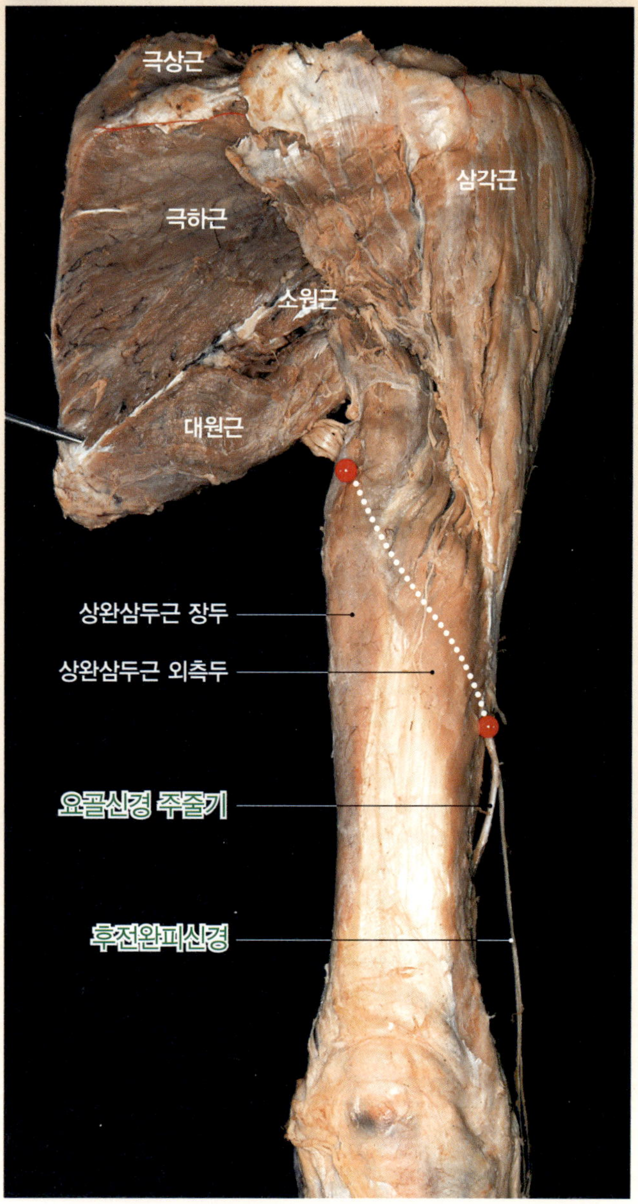

1

요골신경의 실제 주행을 확인하기 위해 어깨에서 팔꿈치까지 후방(신측)을 해부한다.

삼각근에 덮여 있는 극상근, 극하근, 소원근 및 대원근이 보인다. 상완에서는 상완삼두근의 장두와 외측두가 발달한 건막에 부착된 형태로 나타나며, 장두가 견갑골에서 내려오는 것을 볼 수 있다.

외측두의 측연에서 신경이 나오고, 수직으로 내려가는 얇은 가지는 후전완피신경이며, 굵은 가지가 요골신경의 주줄기이다. 요골신경 주줄기는 실제로는 근육 사이에 묻혀 있다.

두 개의 빨간색 핀을 연결한 점선은 대체로 요골신경의 주행 방향을 나타낸다.

2

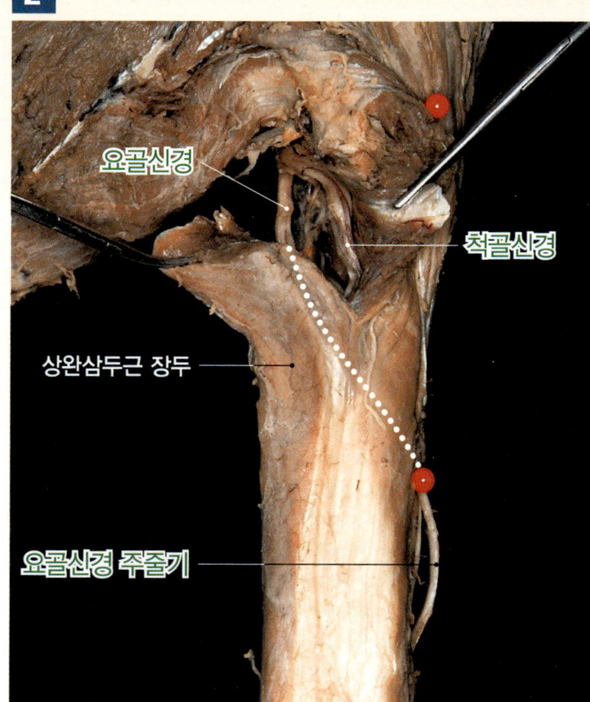

2

상완삼두근의 장두가 견갑골에서 기시하는 지점에서 절개하고, 마찬가지로 외측두도 절개하여 요골신경을 노출한다.

장두를 내측으로 끌어당기면 하행하는 두 개의 큰 신경인 척골신경과 요골신경이 드러난다.

비스듬히 내려가는 요골신경의 주행 방향을 연장하면 **1**에서 주줄기로 이어진다.

3

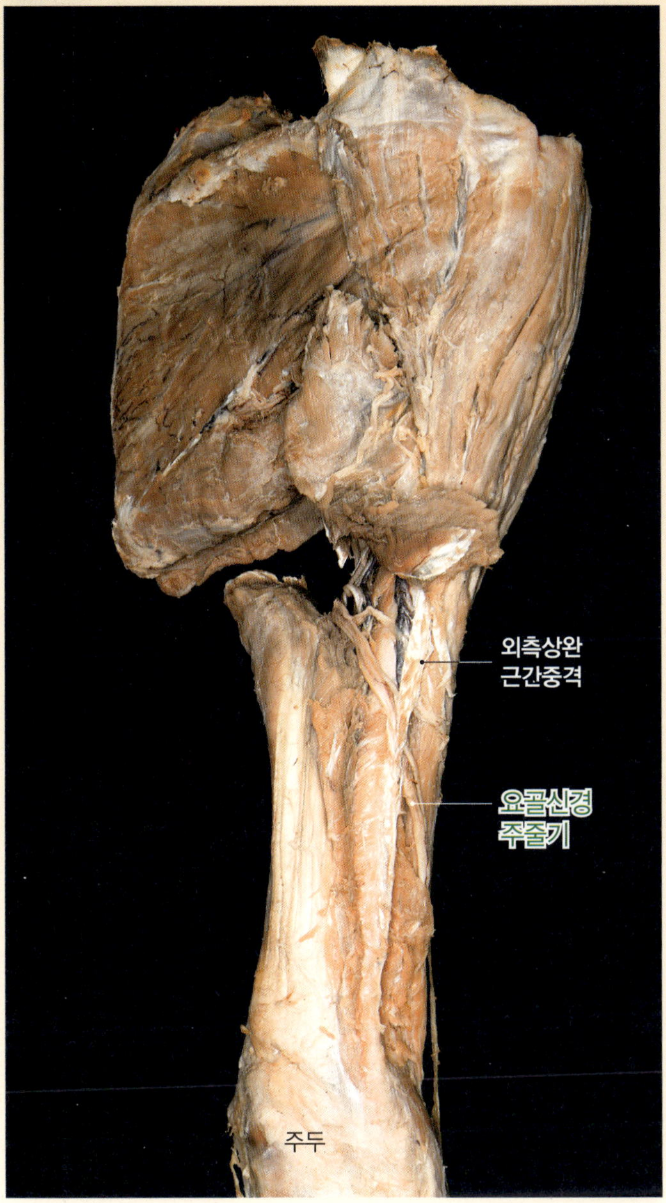

3

이어서 요골신경 주줄기의 주행을 따라 상완삼두근 외측두를 비스듬히 자르면 외측상완근간중격에 도달하게 된다. 요골신경은 이 중격을 비스듬히 관통한다(**2-7**・**8** 참조).

4

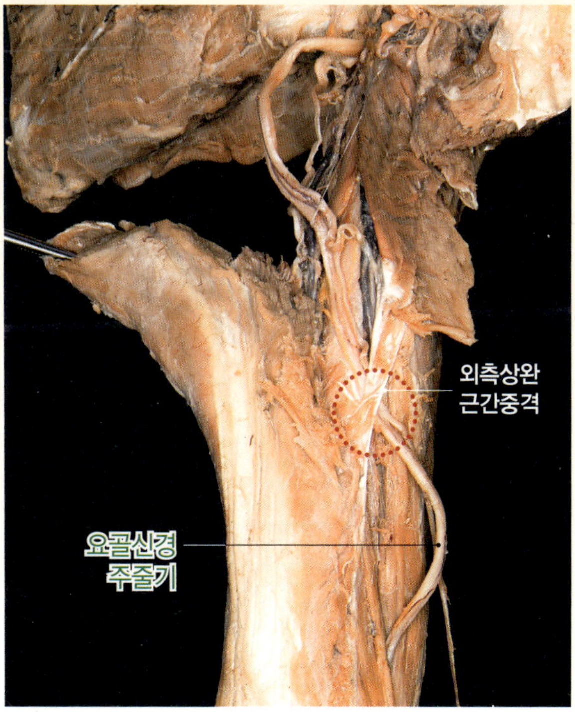

4

3을 확대하여 나타낸 것이다. 요골신경은 상방에서는 액와 방향으로 당기고, 하방에서 팔꿈치 방향으로 끌어내었기 때문에 외측상완근간중격 관통부의 모습이 강조되어 있다.

관통 전과 관통 후에는 신경을 움직일 수 있지만, 관통 지점에서는 요골신경의 위치가 고정된 상태가 된다.

다시 말해, 관통부에서는 요골신경이 바늘을 피하기 어렵다는 것이다.

Advanced Lecture

5

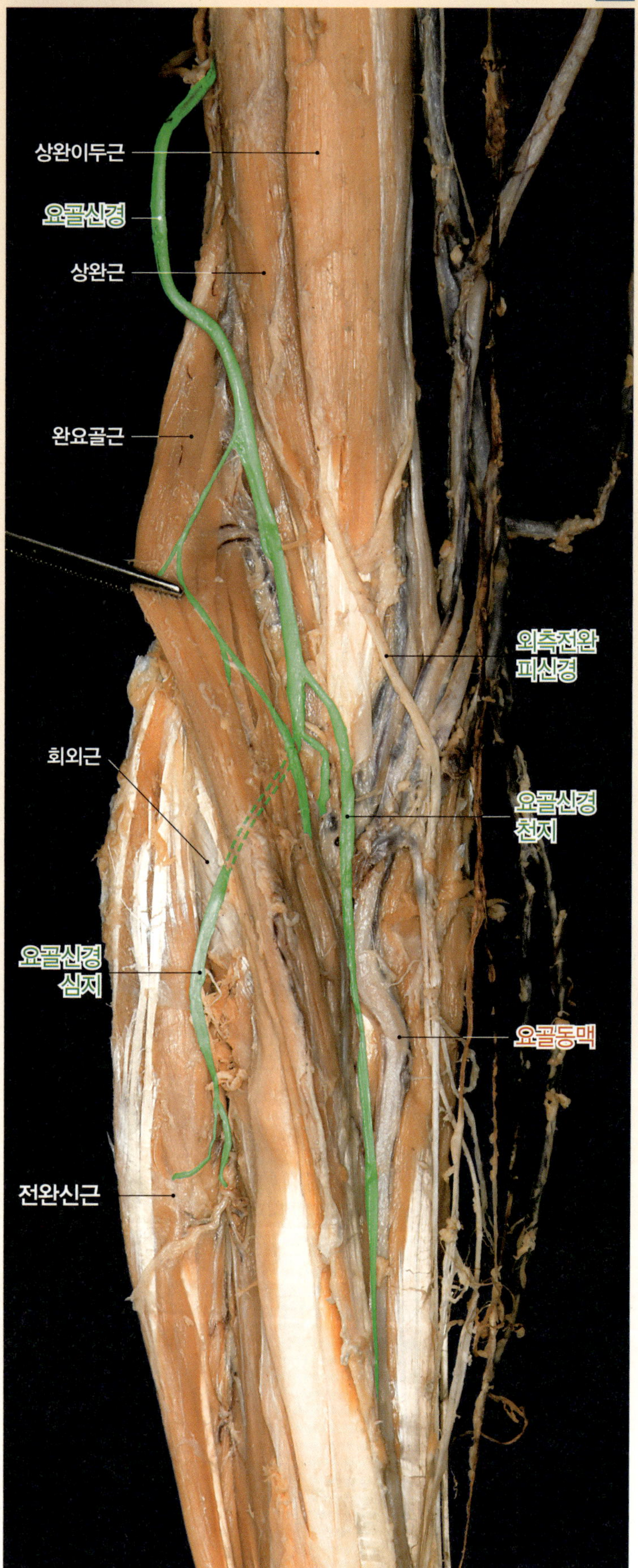

요골신경의 주행을 녹색으로 나타냈다. 요골신경은 상완 후방에서 팔꿈치 전방으로 돌아 천지와 심지로 나뉜다. 심지는 회외근 아래를 지나 전완의 후방을 하행한다. 회외근 통과 부위를 점선으로 표시했다.

5

다음으로 상완을 전방에서 바라보았는데, 주관절을 회내시키고 있기 때문에 전완은 후면(신측면)이 보인다. 비슷한 구도를 아래 그림에서도 제시하였다.

외측상완근간중격을 관통한 요골신경(녹색)은 상완근과 완요골근 사이로 들어가 팔꿈치 앞으로 내려온다. 요골신경은 주행 도중 완요골근에 분지를 낸다.

그 후, 요골신경은 완요골근 등 전완신근의 요측 그룹 하층으로 들어가 다시 신측으로 향한다.

도중에 회외근 안으로 들어가 터널을 통과하듯 관통하고(점선 부분), 다시 전완 신측을 하행하여 전완신근의 대부분에 분지를 낸다(**5**·**6**).

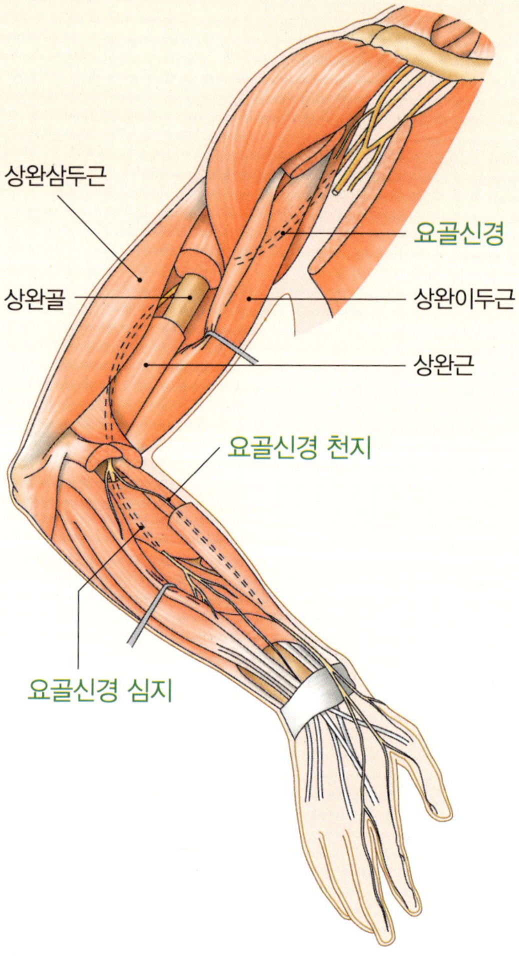

6

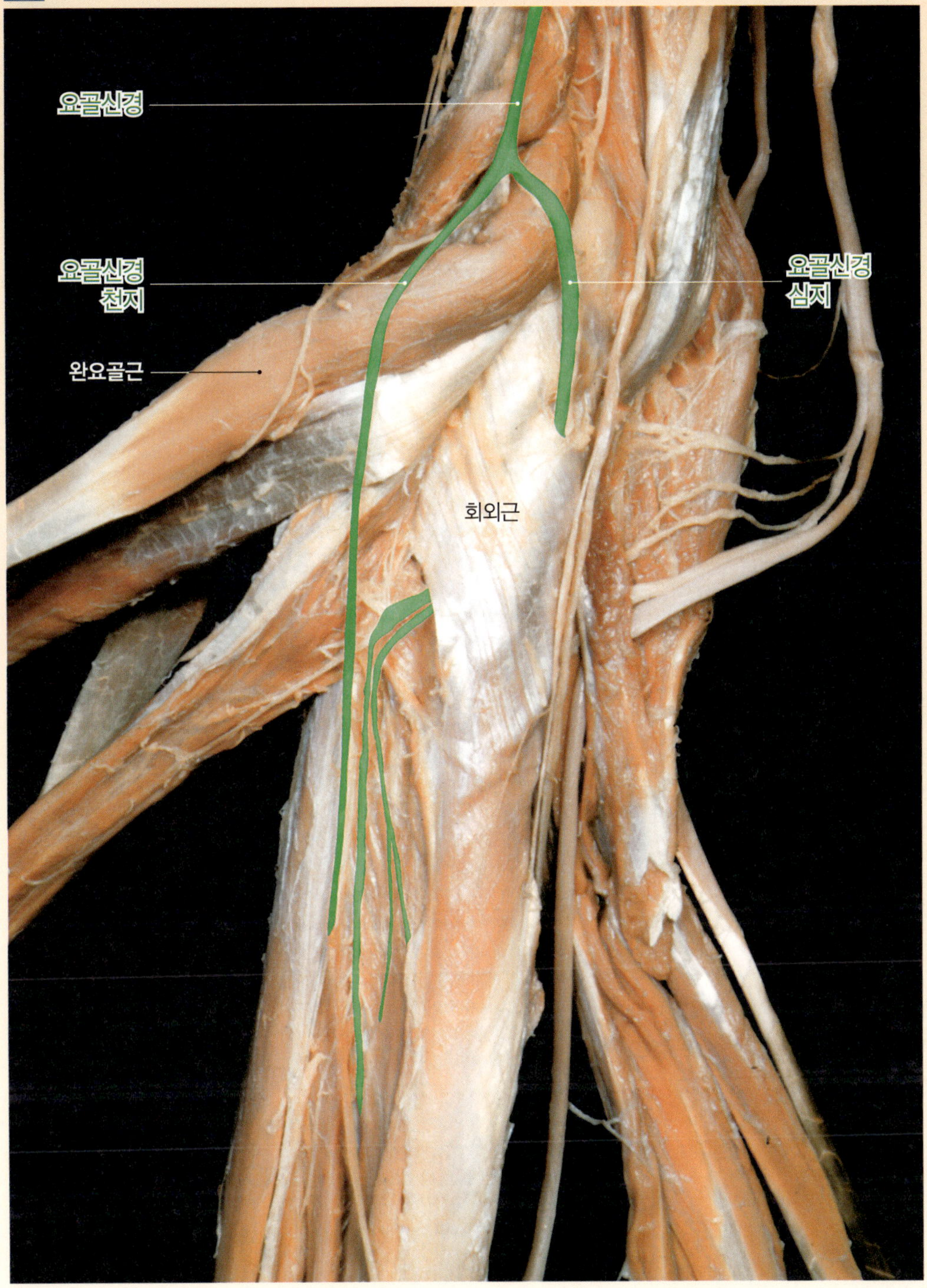

6

1~5를 요약하면, 상완신경총(brachial plexus)에서 출발한 요골신경은 처음에 대원근 아래를 지나 상완의 후방으로 들어가 비스듬히 내려가고 외측상완근간중격을 관통하여 팔꿈치의 전방으로 돌아온다. 그 후 다시 후방으로 돌아서 전완의 후방으로 들어가 회외근이라는 터널을 통과하여 전완의 후방을 하행한다. 이러한 주행은 나선신경(spiral nerve)이라는 애칭과 비슷하다고 할 수 있다.

Advanced Lecture

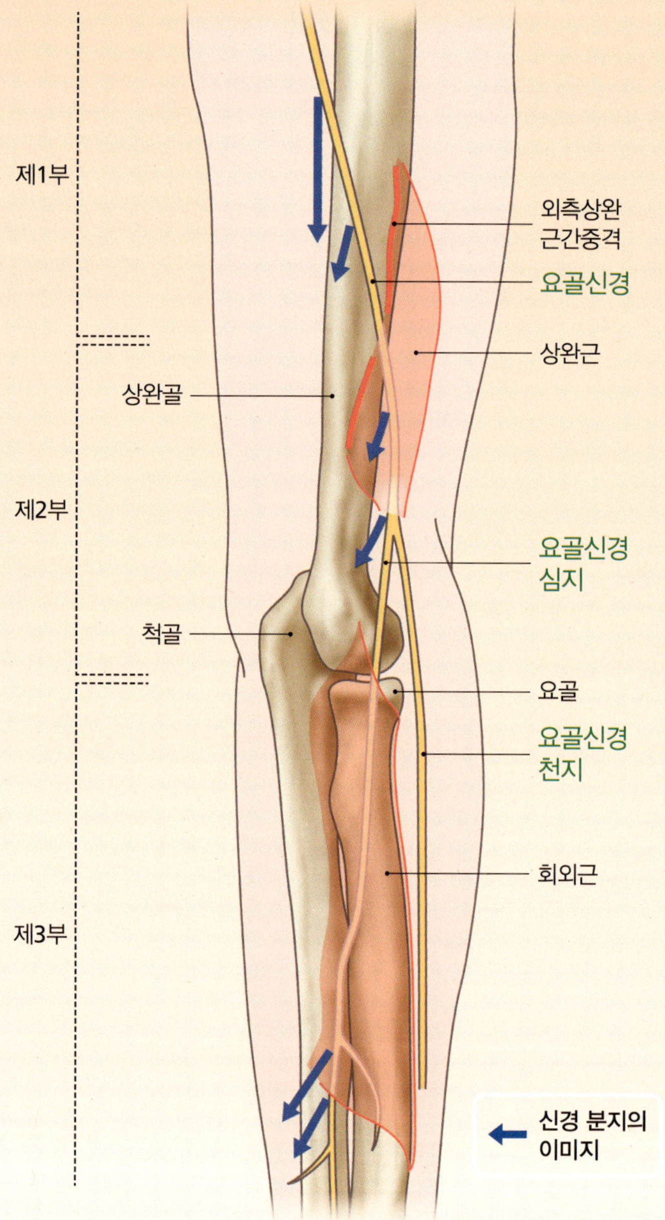

근육에서의 지배지가 분지하는 위치를 중시하여 이제까지 나타낸 외측상완근간중격과 회외근의 각 관통부에서 요골신경을 세 부분으로 구분하면 이해하기 쉬울 것이다.

제1부(외측상완근간중격까지)에서는 상완삼두근에 대한 지배지가 나오지만, 피하주사의 경우 문제가 되지 않을 것이다.

제2부(외측상완근간중격에서 회외근까지)에서는 전완신근 중 요측(외측) 그룹(완요골근, 장 · 단요측수근신근)에 대한 분지를 낸다.

제3부(회외근 관통 후)에서는 전완신근의 대부분에 분지를 보낸다. 제2부 · 3부 분지의 모양은 **5 · 6**의 사진에서도 알 수 있다.

이상과 같은 근육 지배 상황에서 외측상완근간중격 부근에 피하주사를 하여 요골신경을 손상시키면 전완신근의 운동에 지장이 생겨 손목과 손가락의 신전이 저하되어 손목 배굴이 되지 않는 손목 하수(wrist drop)가 될 가능성이 있다.

피하주사에 의한 장애로 감각신경도 고려해야 한다. 외측상완근간중격을 관통하여 피하에 나타나는 것은 하외측상완피신경(inferior laterall cutaneous nerve of arm)과 후전완피신경(posterior cutaneous nerve of forearm)이다. 또한, 요골신경의 천지는 손등의 외측(무지측 1/2)에 분포하고 있다. 피하주사로 인해 이러한 피신경 분포 영역에 감각 마비를 초래할 수 있다.

wrist drop

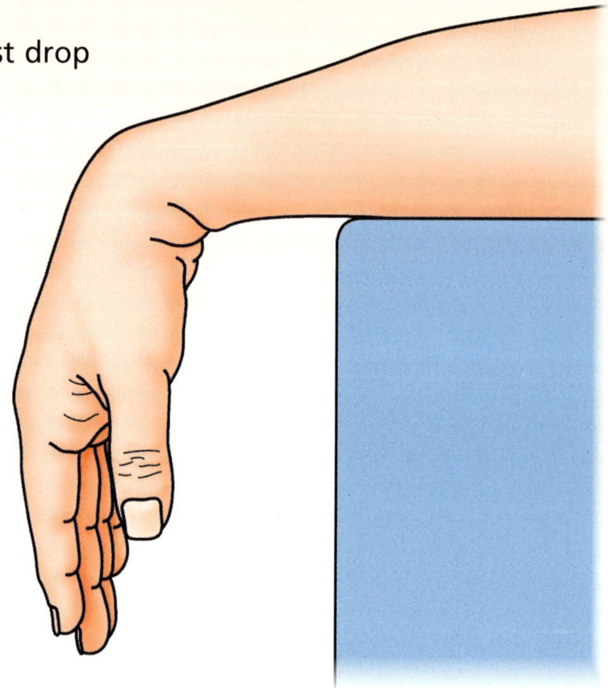

피하주사로 영향을 받는 요골신경의 지배지

피하주사의 심각한 부작용은 요골신경 손상으로 인한 근육 마비이다.

요골신경의 피지를 크게 상, 중, 하로 나누어 생각해 보자(**2-11**).

상부는 이미 액와 레벨에서 기시하는 피지로 상완 후면 내측에 분포한다(후상완피신경).

중부는 요골신경이 상완골 후면을 비스듬히 가로지르는 도중에 기시하는 피지이며, 외측상완근간중격을 관통하여 피하에 나타난다(하외측상완피신경, 후전완피신경). 이들은 당연히 피하주사로 손상을 입을 가능성이 있다.

하부는 외측상완근간중격을 관통한 후 분지된 요골신경 천지가 분포하는 지배지(무지에서 중지 요측 반)이다. 이 역시 피하주사로 인해 손상될 수 있다.

이상과 같이 상완 후방으로의 피하주사는 **2-8**에서 나타낸 바와 같이 후방으로 정확하게 시행해야 하며, 깊게 찔러서 근육 내로 침투하지 않도록 주의해야 한다.

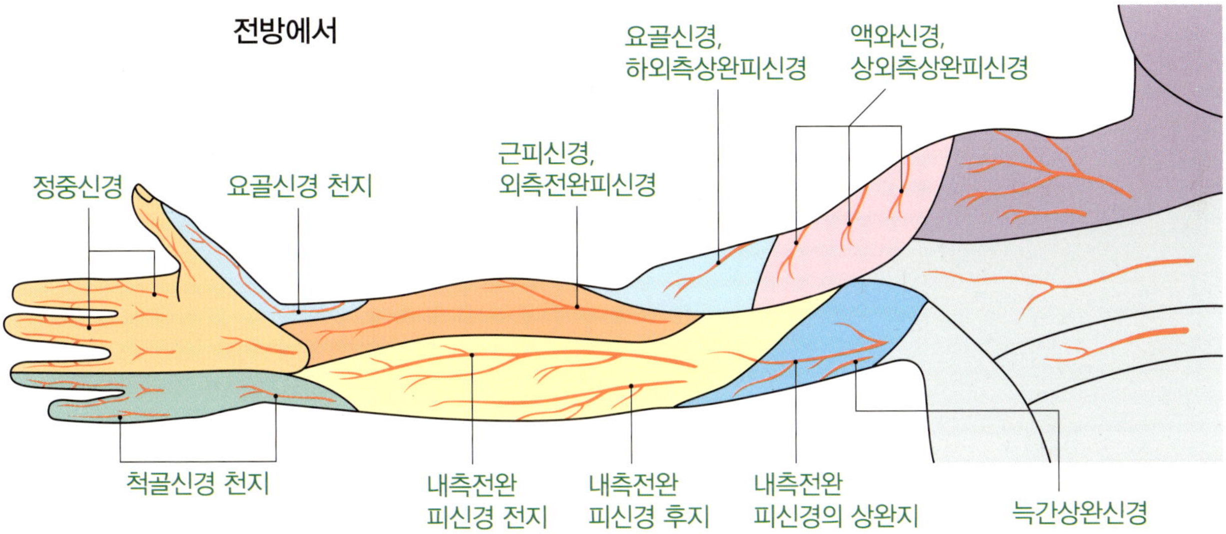

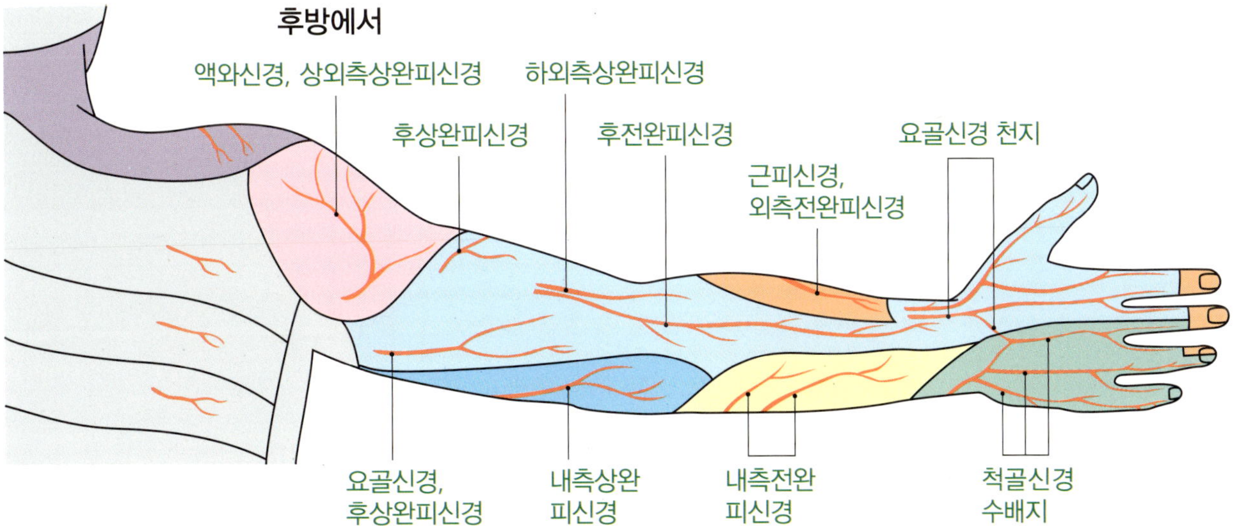

2-11 상지의 주요 피신경 분포

하늘색으로 표시한 범위가 요골신경의 지배를 받는 부위이다.
액와 레벨에서 손등 요측까지 요골신경의 피지는 광범위하게 분포되어 있다.

삼각근 표면부에 피하주사

삼각근 표면으로의 피하주사에 대해서도 검토해 두자.

삼각근을 덮고 있는 피부의 두께는 표피 · 진피와 피하조직을 합해 성인 남성의 경우 0.5~0.6cm, 여성의 경우 0.7~0.8cm 정도이며, 상완 신측이나 굴측에 비해 꼬집기 힘든, 즉 '다소 단단한' 것이 특징이다.

하지만 액와신경은 두꺼운 삼각근으로 덮여 있기 때문에 피하주사를 할 때 손상될 위험은 거의 없다.

삼각근의 표면에 분포하는 피신경은 액와신경 가지의 상외측상완피신경이다(2-12).

상외측상완피신경은 삼각근 후연(posterior margin)의 거의 중앙 높이에서 나타나며, 손가락을 벌린 것처럼 여러 갈래로 나뉘어져 분포한다. 따라서 주사 시 이를 피하는 것은 현실적으로 어려울 수 있다.

또한, 삼각근 뒤쪽으로 주사하면 **2-8**에서도 알 수 있듯이 상외측상완피신경의 비교적 굵은 뿌리 부분을 찌를 확률이 높기 때문에 피하는 것이 좋다.

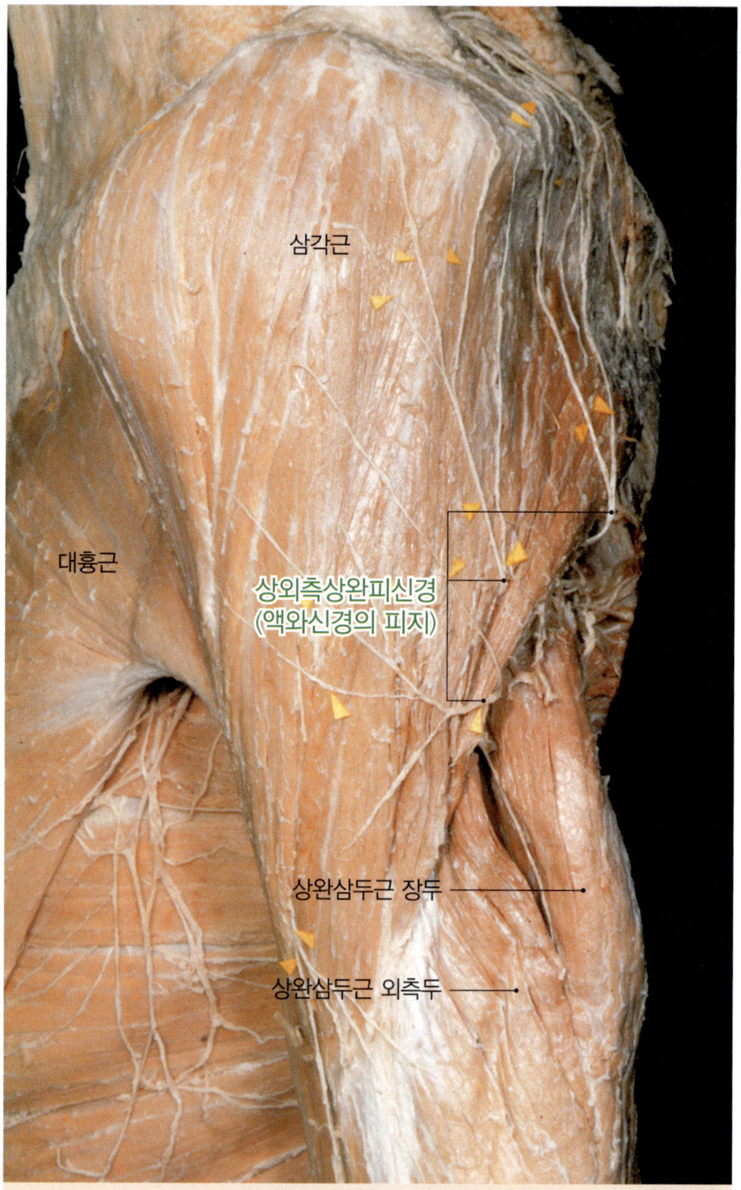

2-12 삼각근 표면에 분포하는 피신경(좌측에서)

NOTE

상완의 피신경은 크게 나누어 2가지 패턴

상지의 피신경에는 피부 분포신경(a)과 근육 분포를 겸하는 것(b)이 있다. (a)에 속하는 것은 내측상완피신경과 내측전완피신경이며, 이 두 신경은 근육으로 가지를 내지 않는다. (b)에 속하는 것은 액와신경, 근피신경, 정중신경, 척골신경 및 요골신경의 피지이며, 이들 신경은 먼저 근육으로 가지를 낸 후 피하에 나타난다. 근피신경의 경우 상완굴근을 지배하고 나머지가 피하에 나타나 외측전완피신경이 되어 비교적 쉽게 이해할 수 있다.

그러나 요골신경의 경우 상완을 회선하는 도중에 피지를 분지하고 있으며, 이들이 외측상완근간중격을 관통하여 피하에 나타난다. 상방의 분지는 짧고 상완의 외측부에만 분포하는 반면, 하방의 분지는 길고 전완의 후면으로 분포를 넓히고 있다(2-3 · 11). 또한, 요골신경 주줄기도 근간중격 관통 후 두 가지로 나뉘는데, 그 천지는 손등의 피지가 되고, 심지는 전완신근에 근지로 분포한다.

따라서 외측상완근간중격 부근의 주사로 요골신경에 손상을 입히면 전완신근의 운동 마비뿐만 아니라 상완, 전완 및 손등의 감각 마비를 유발할 수 있다.

STUDY

인슐린 주사의 적절한 부위

의료행위인 주사를 일반인이 하는 것은 법으로 금지되어 있지만, 하루에 몇 번씩 인슐린 주사를 맞아야 하는 당뇨병 환자에게는 스스로 주사하는 것이 허용되고 있다.

주사 부위로는 복부, 상완의 외측부, 대퇴의 전외측부가 꼽히고 있다(2-13).

상완에 대한 천자에 대해서는 이미 언급했으므로, 여기서는 복부에 인슐린을 주사하는 방법에 대해 설명한다.

먼저 인체의 피부 두께를 살펴보면, P. 51과 같이 복부는 상완의 외측부, 대퇴의 전외측부에 비해 피하지방이 두껍기 때문에 복부를 주사 부위로 권장하는 것은 당연하다고 할 수 있다.

일반적으로 표피의 두께는 0.07~0.12mm, 진피의 두께는 0.6~3mm로 알려져 있다. 시판되는 인슐린 주사의 바늘 길이는 4~6mm이므로 바늘을 수직으로 세워서 자입하면 문제없이 피하조직에 도달할 수 있다. 복부는 표층의 표피 · 진피가 부드럽고 피하지방이 두꺼운데, 피하지방 두께는 마른 사람과 비만인 사람에서 10mm 이상 차이가 난다.

인슐린 주사를 자주 맞을 경우, 주사 부위가 한정되면 그 부위의 피하조직이 섬유화되어 딱딱해져 주사해도 약제가 잘 흡수되지 않는 경향이 있기 때문에 복부 외에 대퇴부의 활용도 권장된다.

대퇴 전면은 피하지방이 비교적 두껍고, 특히 여성의 경우 남성보다 2배 정도 두껍다(P. 51 참조). 그러나 진피의 구조가 복부만큼 부드럽지 않기 때문에 주사바늘의 자입부에서 피부가 분리되어 아주 작은 상처가 남을 수 있다. 이는 피부의 강도와도 관련이 있을 수 있다. 피부 조각을 잡아당겨서 끊어지는 강도를 비교한 문헌에 따르면, 1mm^{2}당 인장 강도(kg)는 상복부 1.13, 하복부 1.16에 비해 대퇴 전방에서는 0.84로 대퇴 전방 쪽이 약하고 파손되기 쉬운 것으로 보인다.

또한 대퇴 전면의 피하에는 대퇴신경의 피지나 외측대퇴피신경 등의 피신경이 발달해 있다는 점도 고려해야 한다.

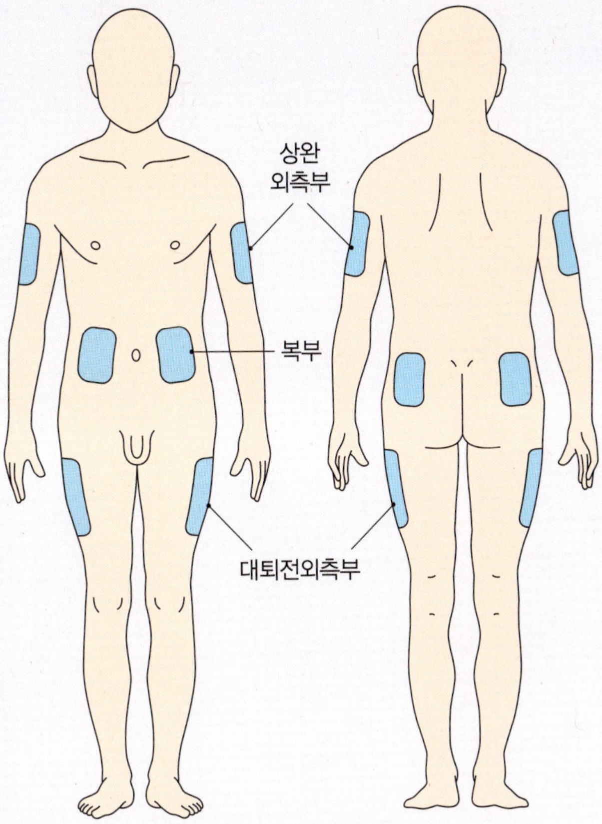

2-13 인슐린 주사 부위

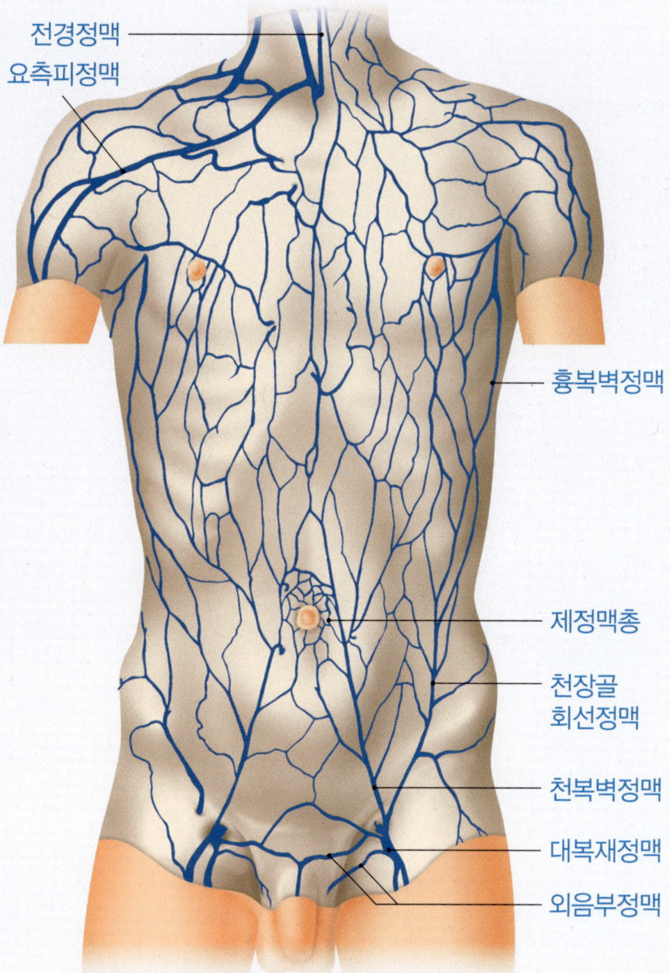

2-14 복부의 피하에 분포하는 정맥

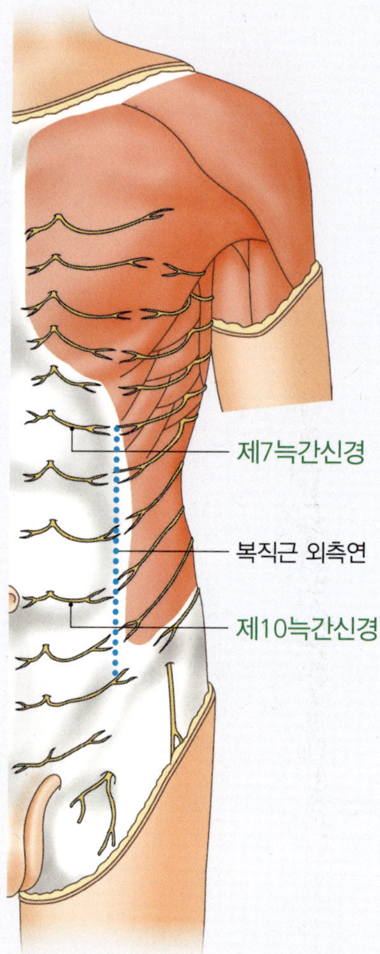

2-15 복부에 분포하는 하위 늑간신경의 피지

피하조직은 지방을 저장할 뿐만 아니라 진피와 피하조직 자체에 혈액을 공급하는 혈관의 통로이며, 피하에는 정맥의 네트워크가 발달되어 있다. 또한 2-14와 같이 배꼽 주변에서 정중선을 올라가는 정맥 외에 배꼽 주변과 액와, 서혜부를 연결하는 비교적 굵은 정맥이 보인다. 게다가 이 정맥에서 많은 지엽이 나오기 때문에 주사로 인해 정맥에 가벼운 손상을 입혀 내출혈을 일으킬 수 있다. 동맥도 정맥에 따라 군데군데 근막을 뚫고 피하에 나타나지만, 정맥만큼 길지 않기 때문에 크게 문제가 되지 않아 2-14에서는 그리지 않았다.

또한, 복부에는 하위 늑간신경의 피지도 분포한다(2-15). 대략적으로 말하자면, 검상돌기 높이에는 제7늑간신경, 배꼽 높이에는 제10늑간신경이 분포하고 있다고 파악해두면 좋을 것이다.

각 늑간신경은 측방에서 외측피지, 전정중선 부근에서 전피지를 내는데, 두 신경 분포영역의 경계는 복직근의 외측연을 투영한 세로 선(2-15에 파란색 점선으로 표시한 선)에 거의 일치한다.

이곳은 인슐린 주사를 자주 맞는 부위이기도 하며, 천자 시 가끔 통증을 느낄 수 있다.

참고문헌

1. 安部 孝, 福永哲夫: 日本人の体脂肪と筋肉分布. P.1-33, 杏林書院, 1995.
2. 赤石 英, 押田茂実: 注射による末梢神経損傷の実態と予防対策. 日本医事新報 2512: 25-32, 1972.
3. Fleming P, Lenehan B, Sankar R, et al: One-third, two-thirds: relationship of the radial nerve to the lateral intermuscular septum in the arm. Clin Anat 17(1): 26-29, 2004.
4. Frohse F, Fränkel M: Die muskeln des menschlichen Armes. von Bardeleben K ed, Handbuch der Anatomie des Menschen. Bd 2, Gelenke und Muskeln Part2-1, Gustav Fischer, Jena, 1908.
5. 藤田 浩: 注射・採血手技の最新エビデンス. 月刊ナーシング37(9): 26, 2017.
6. 福永哲夫, 金久博昭: 日本人の体肢組成. P.3-46, 朝倉書店, 1990.
7. 半田聖子, 大串靖子, 今 充: 確実な皮下注射・筋肉注射に関する一考察. 看護研究 14(4): 43-50, 1981.
8. 平沢興, 岡本道夫：分担 解剖学 第2巻. 金原出版, 1982.
9. 衣袋健司: 注射による筋肉拘縮と末梢神経障害について(第7版), 2008.(講義録)
10. Lazorthes G: Le systéme nerveux périphérique: déscription - systématisation exploration. P.300, Masson, Paris, 1971.
11. 小林哲郎: 臨床糖尿病マニュアル, 改訂第2版, P.381, 南江堂, 2004.
12. 菅野敬之編: 写真とイラストでよくわかる！ 注射・採血法: 適切な進め方と, 安全管理のポイント, 改訂版, P.112-113, 羊土社, 2012.
13. 山田博: 人体の強度と老化—生物強弱学による測定結果. P.131-138, 日本放送出版協会, 1979.

Lecture 3

근육주사 : 둔근

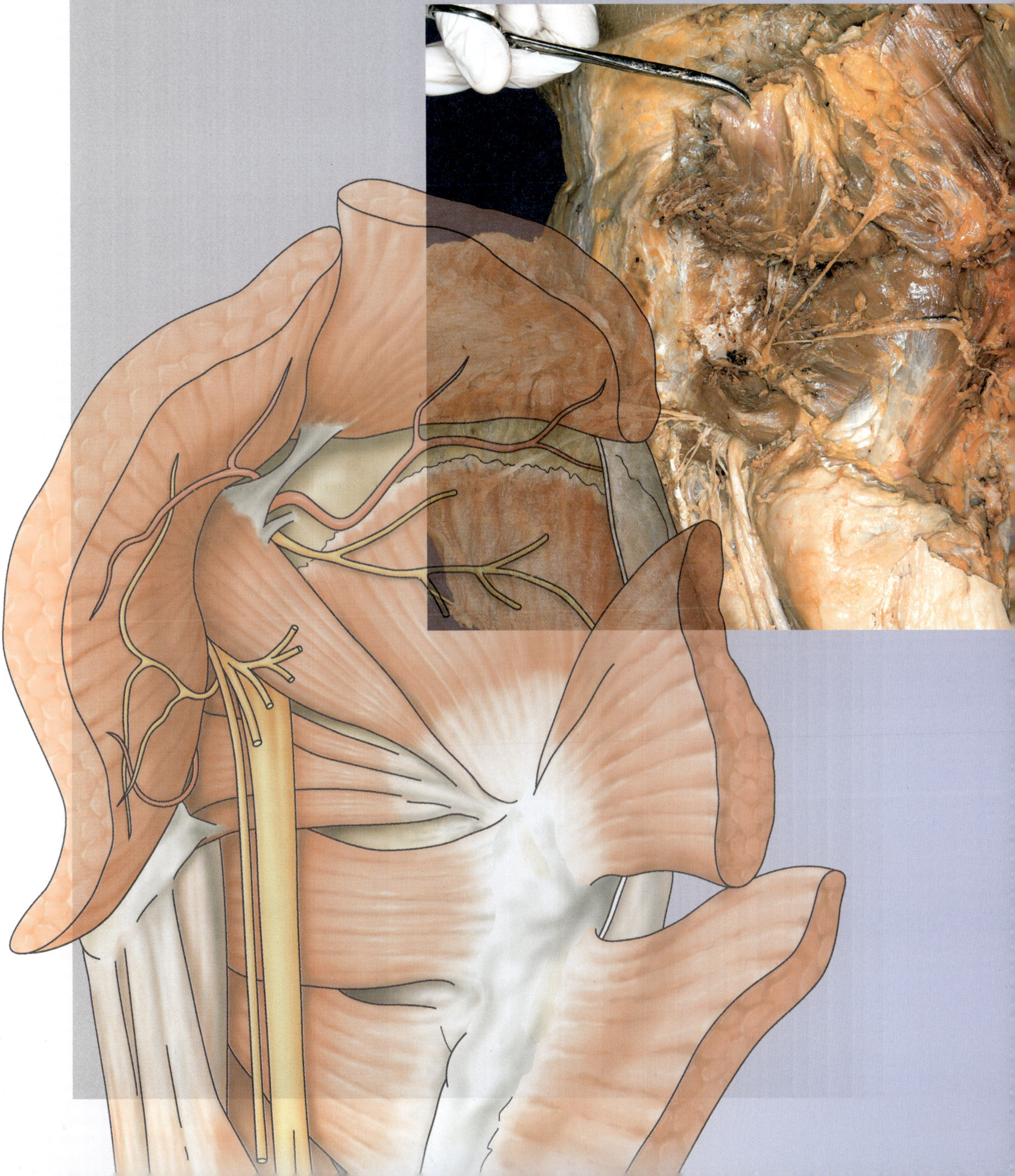

Lecture 3

둔부에 안전한 주사 부위는?

사람은 직립 자세를 취하기 때문에 둔부의 근육이 잘 발달되어 있고, 피부의 통증도 덜하기 때문에 둔부는 근육주사에 가장 적합한 부위라고 할 수 있다.

그러나 주사 시에는 하지에 넓게 분포되어 있는 좌골신경과 둔근을 지배하는 상둔신경 · 하둔신경의 주줄기를 손상시키지 않는 것이 중요하다.

이를 위해 둔부의 골격, 인대, 근육, 신경 배열의 윤곽을 순서대로 알아보자.

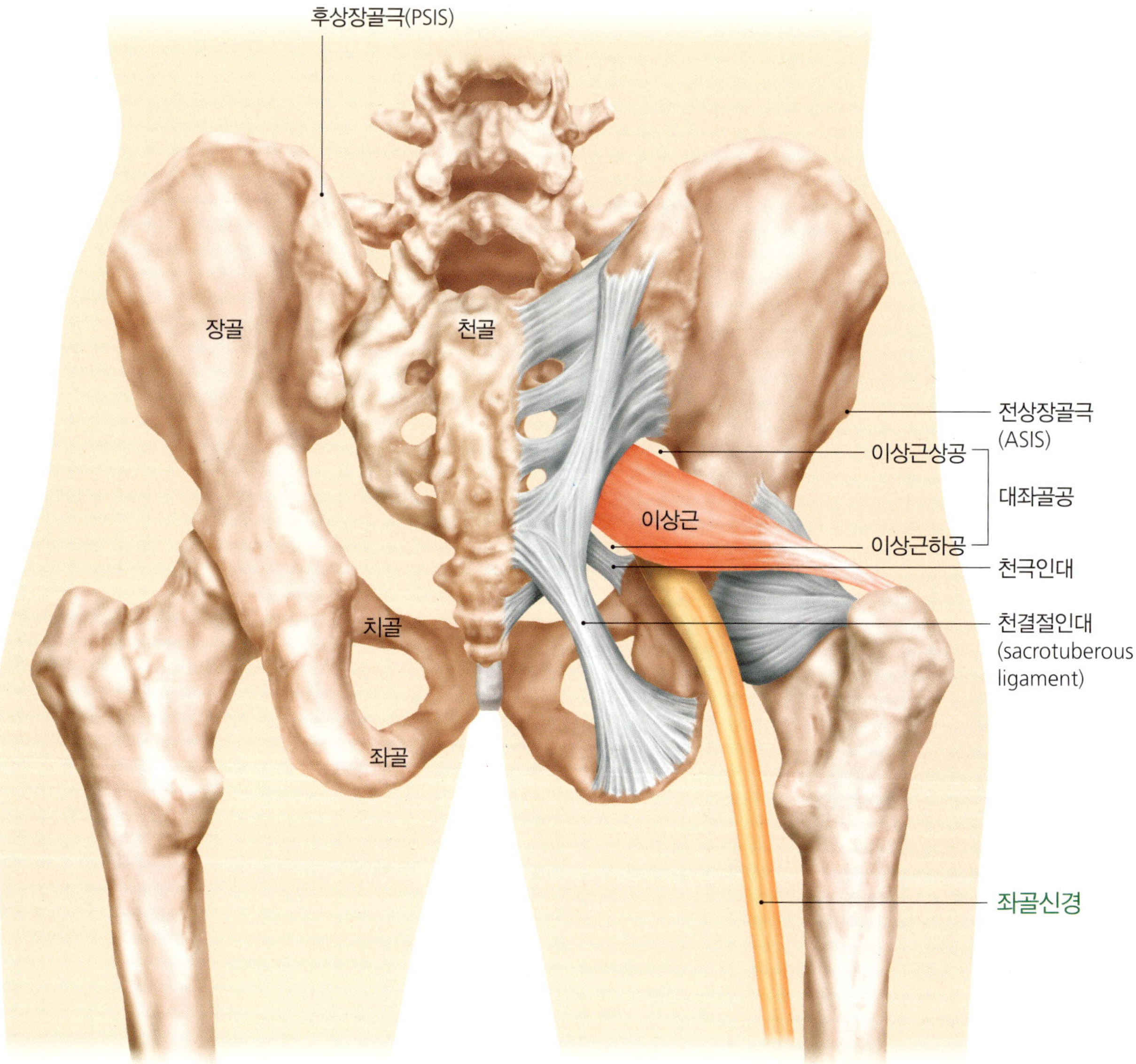

3-1 골반 후면에서 본 대좌골공과 좌골신경

좌측은 골반을 구성하는 뼈를, 우측은 주요 인대와 이상근을 남겨 좌골신경이 이상근하공에서 나타나는 것을 보여준다.

주요 신경이 지나가는 두 개의 구멍

둔부의 기초가 되는 골반의 구조를 살펴보자(**3-1·2**). 골반의 양측은 장골, 좌골, 치골이 결합된 관골로 이루어져 있는데, **3-2B·C**를 보면 척추의 하단에 해당하는 천골과 장골·좌골 사이가 크게 갈라져 있는 것을 볼 수 있다.

그곳에 **천결절인대**와 **천극인대** 두 개의 인대가 부착되면서 두 개의 구멍, **대좌골공**과 **소좌골공**이 생기게 된다.

대좌골공의 내부를 배 모양의 **이상근(piriformis)**이 지나가고, 이 구멍은 다시 이상근상공과 이상근하공으로 나뉜다(**3-1**).

이 두 개의 구멍은 작지만, 둔부와 하지에 분포하는 **좌골신경**, 이후에 자세히 설명할 **상둔신경**과 **하둔신경**의 통로가 된다.

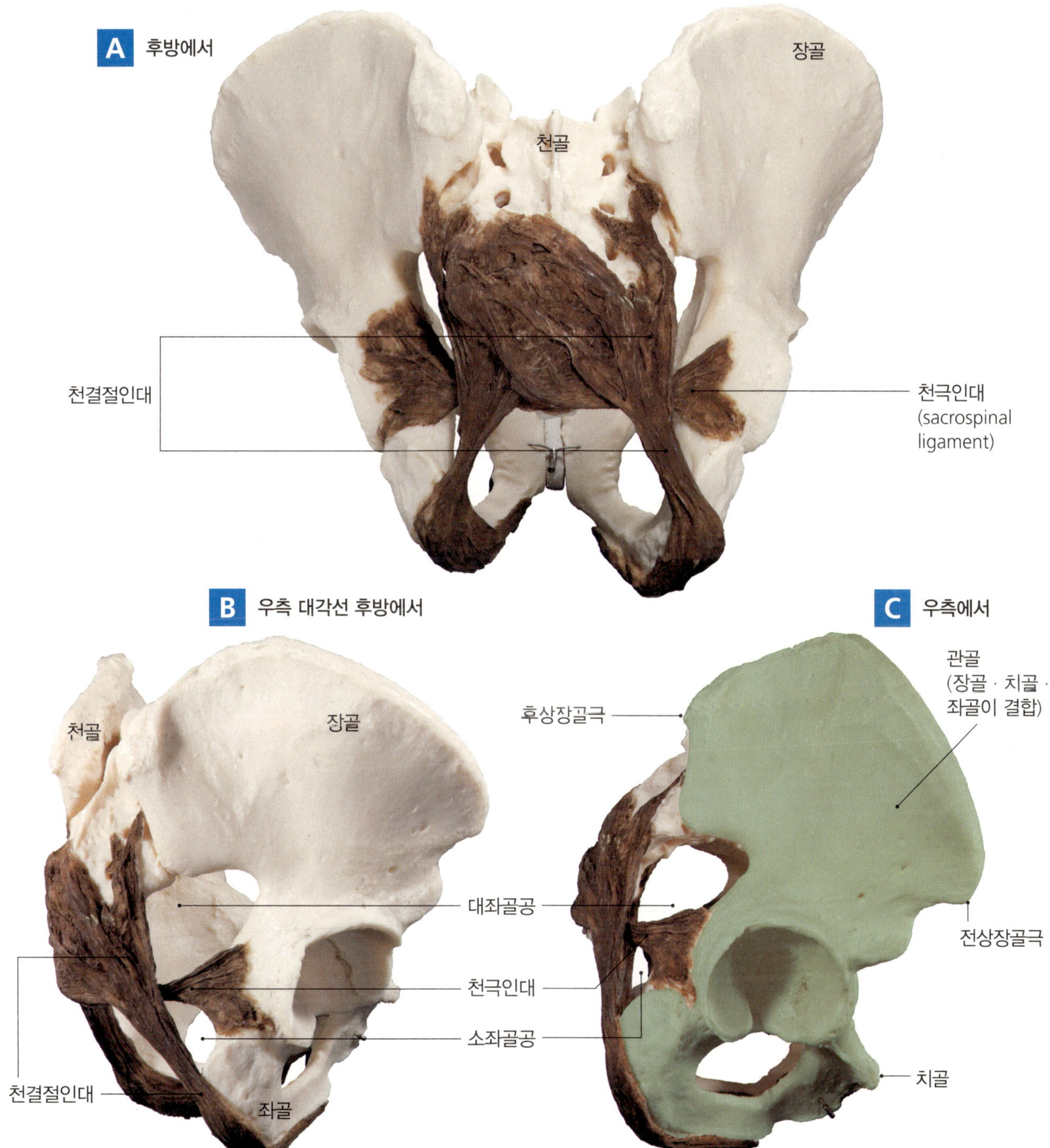

3-2 골반에 부착된 인대와 두 개의 구멍

인대가 부착된 골반을 본뜬 모형으로 인대를 갈색으로 염색했다. 관골을 녹색으로 나타냈다. 골반을 구성하는 뼈와 그곳에 부착된 인대에 의해 대좌골공과 소좌골공이 생긴다. 이상근과 좌골신경은 대좌골공을 통과한다.

둔근은 대 · 중 · 소의 3층 구조

다음으로, 둔근(gluteal muscles)에서의 주사해부에 있어서 핵심이 되는 둔부 주변 근육의 구조와 신경의 주행에 대해 대략적으로 알아보자.

둔근은 표층부터 대 · 중 · 소둔근의 3층 구조로 되어 있다(3-3).

대둔근은 둔부의 볼록한 두껍고 강력한 근육으로, 마름모꼴을 이루고 있으며, 둔근 중 가장 얕은 층에 있다. 대둔근은 **중둔근**의 상부를 제외한 다른 모든 둔근을 덮고 있어 그 아래에는 여러 근육이 숨어 있다.

대둔근은 골반 후면에서 기시하며, 대퇴골의 후면에 대해 대퇴를 후방으로 움직이거나 직립 자세를 취하기 위해 고관절을 펴는 기능을 한다. 한편, 중둔근은 하부가 대둔근에 덮여 있고, 중둔근의 심층에 **소둔근**이 위치한다.

중둔근, 소둔근 모두 부채꼴 모양으로 대퇴골 외측의 대전자에 대해 대퇴를 외측으로 움직여 외전시킨다.

대둔근은 근육층이 두꺼워 언뜻 보면 주사에 적합해 보이지만, 심층에 좌골신경이 주행하고 있어 천자에 적합하지 않다. 실제로는 근육이 발달해 있고, 두께가 두꺼우며 좌골신경을 손상시킬 위험이 적은 중둔근이 적합하다.

또한 3-3에서 알 수 있듯이 대둔근의 심층에 이상근이 있고, 이상근상공에서 상둔신경, 하공에서 좌골신경, 하둔신경이 나온다. **둔부로의 근육주사에는 우선 좌골신경, 그 다음으로 상둔신경, 하둔신경이 보호되어야 한다.**

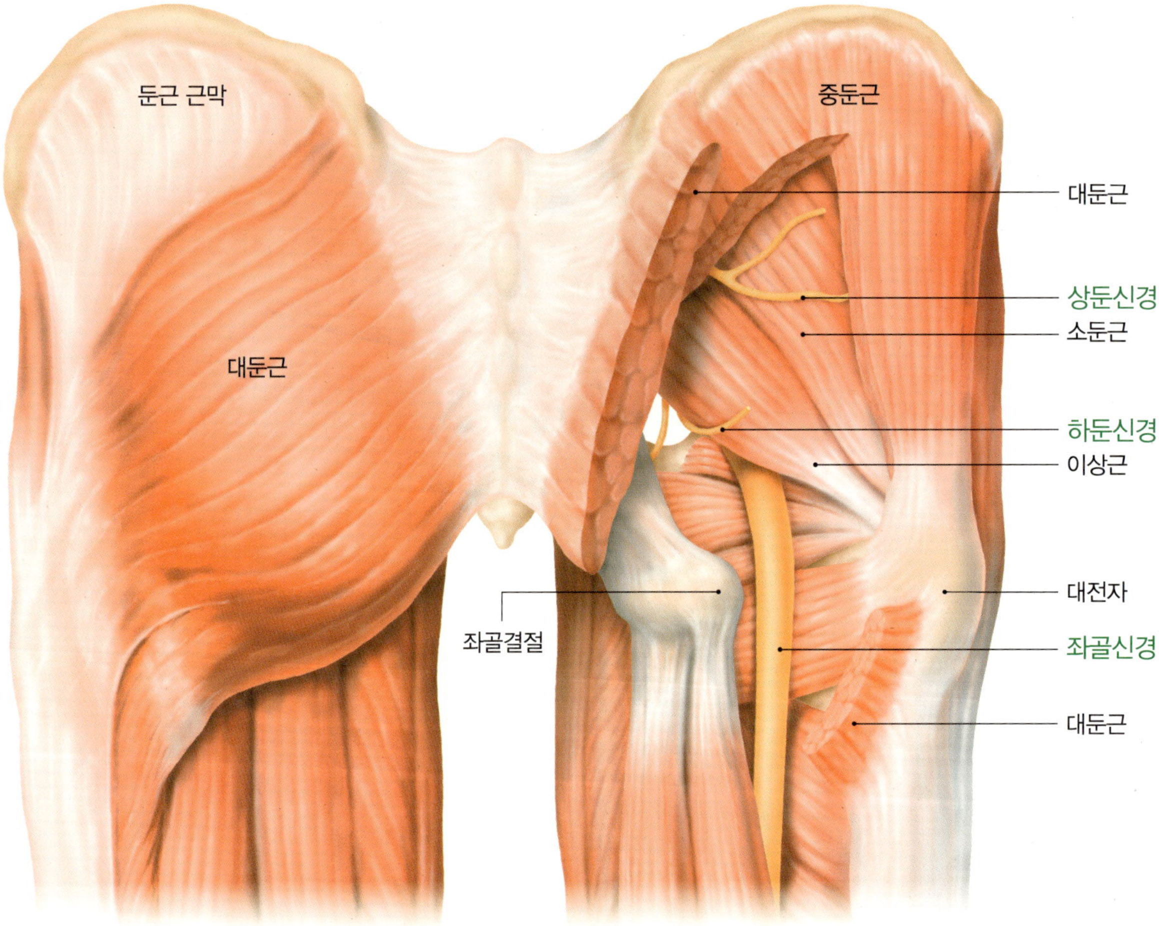

3-3 둔근의 구조와 주변 해부

(좌측) 얕은 층에 대둔근이 있고, 중둔근의 상부(둔근 근막으로 덮여 있는 부분)를 제외한 다른 둔근을 모두 덮고 있다.
(우측) 대둔근을 제거하면 그 심층에는 중둔근이 나타난다. 중둔근의 일부를 잘라내면 더 심층에 소둔근, 이상근이 보인다. 상둔신경은 중둔근과 소둔근 사이를 주행하고 있다.

중둔근 주사로부터 보호하고 싶은 상둔신경

이상근을 중심으로 상둔신경과 하둔신경의 위치 관계를 살펴보자.

3-4는 대둔근과 중둔근을 제거하여 이상근과 소둔근이 보인다. **이상근상공을 상둔신경이 지나고, 이상근하공을 좌골신경과 하둔신경이 지나간다.** 상둔신경은 중둔근과 소둔근 사이를 주행하며, 양쪽 근육에 분포하고 지배하고 있다.

한편, 하둔신경은 대둔근을 지배하고 있다.

둔부로의 근육주사 시에는 중둔근에 자입하게 되는데, 상둔신경을 손상시키지 않도록 주의하는 것이 매우 중요하다.

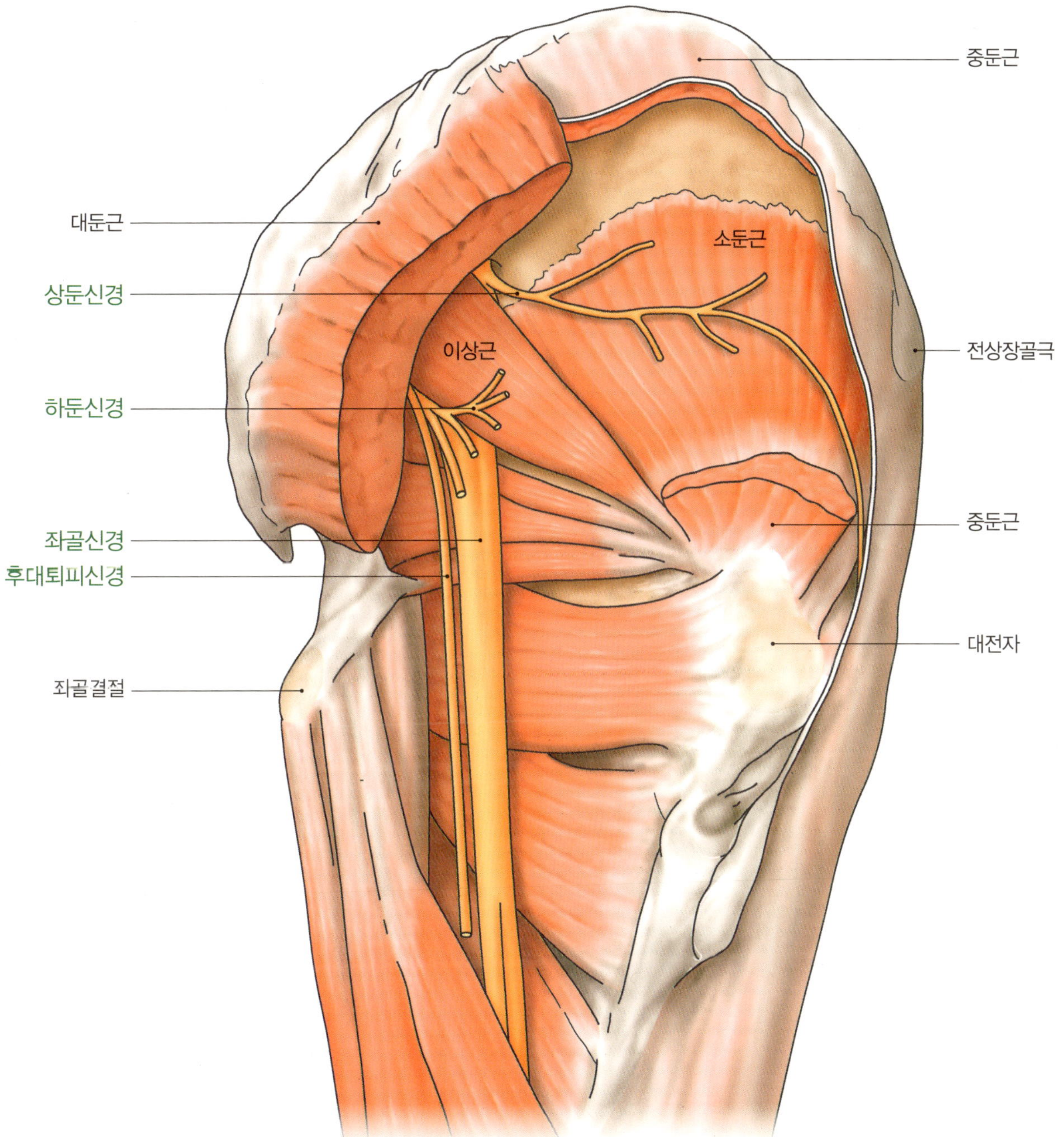

3-4 상둔신경, 하둔신경의 주행(우측)

이상근상공을 상둔신경이 지나고, 이상근하공을 좌골신경과 하둔신경이 지나간다. 중둔근에 주사 시 상둔신경을 손상시키지 않도록 주의해야 한다.

인체에서 가장 길고, 굵은 좌골신경의 주행

이상근하공은 둔부, 하지 및 음부로 가는 신경의 통로인데, 그 중에 월등히 굵은 것이 좌골신경이다. 좌골신경은 **3-5**처럼 다리까지 뻗은 인체에서 가장 길고, 굵은 신경이다.

좌골신경은 대퇴의 후방을 내려가기 시작하는 부분에서는 하나의 신경처럼 보이지만, 무릎 근처에서 두 갈래로 나뉜다. 그 중 하나(**경골신경**)는 그대로 하퇴 후방과 족저로 곧장 내려가지만, 다른 하나(**총비골신경**)는 여기서 벗어나 외측으로 비스듬히 내려가 비골의 상단부(비골두) 약간 아래를 뒤에서 앞으로 돌아서 하퇴 전방으로 이동하여 발등까지 내려간다.

이처럼 **하퇴의 전후 두 개의 신경이 처음에는 함께 좌골신경을 만들기 때문에 좌골신경은 굵고, 길다.**

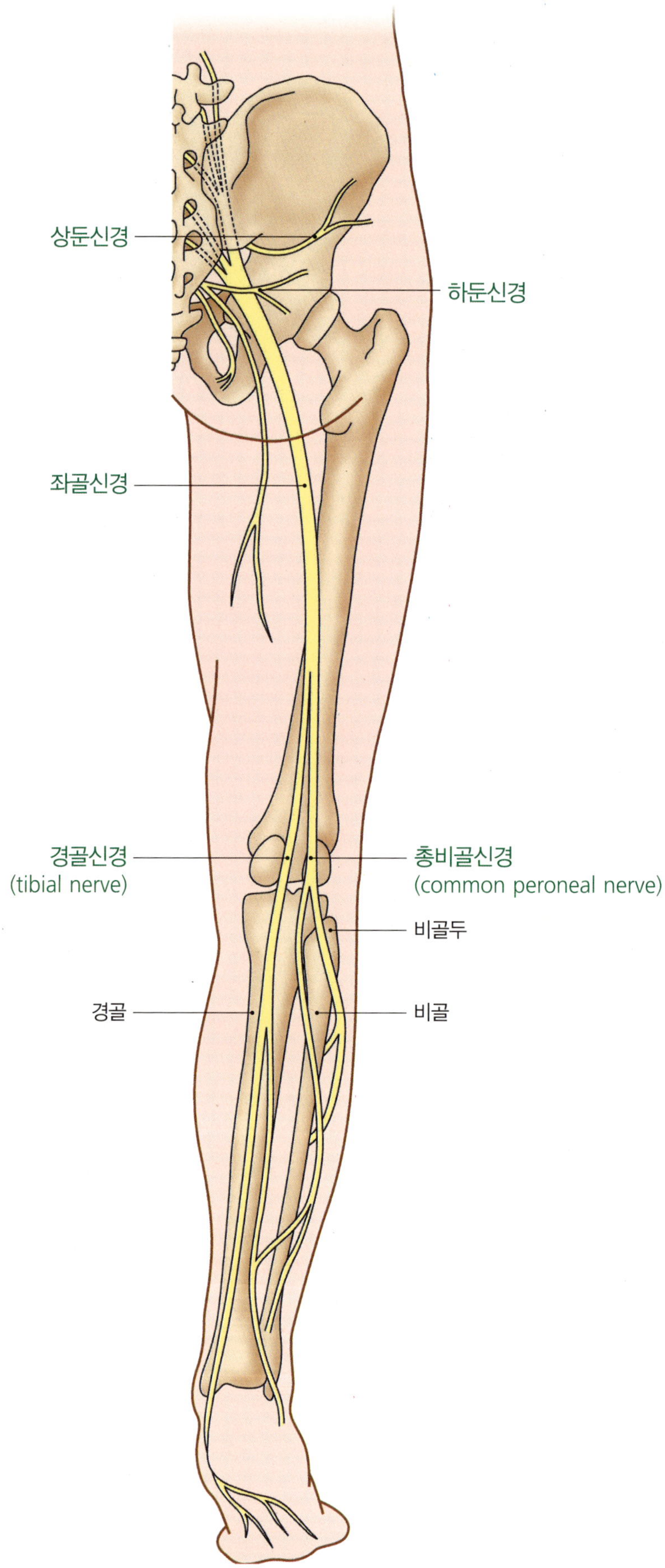

3-5 좌골신경의 주행(우측)

하퇴의 전후 두 개의 신경(경골신경, 총비골신경)이 처음에는 함께 좌골신경을 만들기 때문에 좌골신경은 굵고, 길다.
따라서 손상되면 하지에 미치는 영향이 크다(P. 77-78 참조).

Column

사람의 둔근이 발달한 이유는 무엇일까?

사람의 관골은 크고 장골의 발달이 매우 좋아 전체적으로 8자 모양인 반면, 사족동물에서는 직사각형으로 길쭉한 것이 특징이다. 이는 정지 상태에서의 중심선이 사족동물의 경우 흉복부에서 사지를 거치지 않고 직접 지면으로 내려가는 반면, 직립한 사람의 경우 중심선이 장골을 거쳐 하지로 전달되기 때문이다(3-6A).

또한, 직립 자세를 유지하기 위해서는 척추 주변과 골반 · 하지의 근육(항중력근)이 필연적으로 발달하게 되는데, 그 중에서도 둔근과 대퇴신근 및 하퇴굴근의 발달이 현저하다. 이는 보행 시 고관절과 슬관절을 곧게 펴지 못하는 원숭이와 비교하면 쉽게 이해할 수 있다(3-6B).

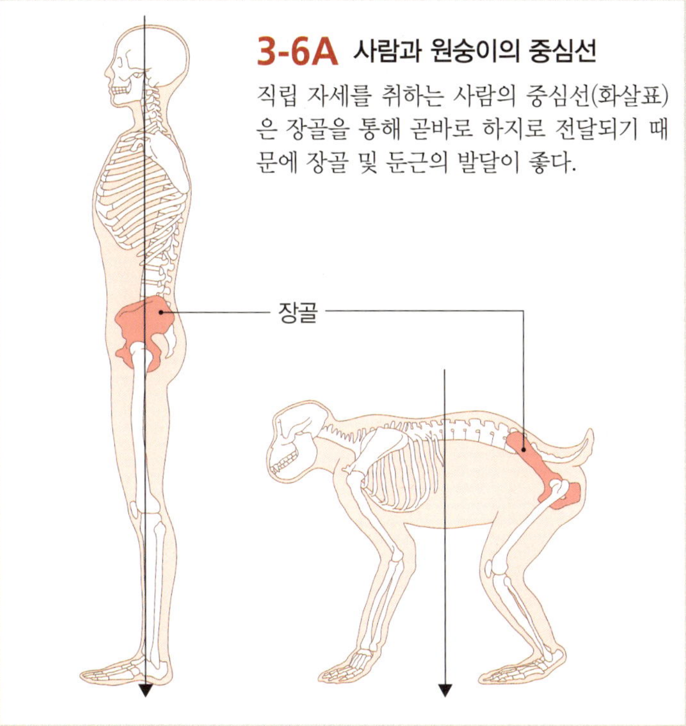

3-6A 사람과 원숭이의 중심선

직립 자세를 취하는 사람의 중심선(화살표)은 장골을 통해 곧바로 하지로 전달되기 때문에 장골 및 둔근의 발달이 좋다.

木村 賛：ヒトはいかに進化したか. P. 105・112, サイエンス社, 1980 より改変
参考：鈴木裕視, 足立和隆：Apparatus for taking radiograph of the wole human body with the projected line of gravity. 人類学雑誌 96(3): 379-387, 1988 の資料による

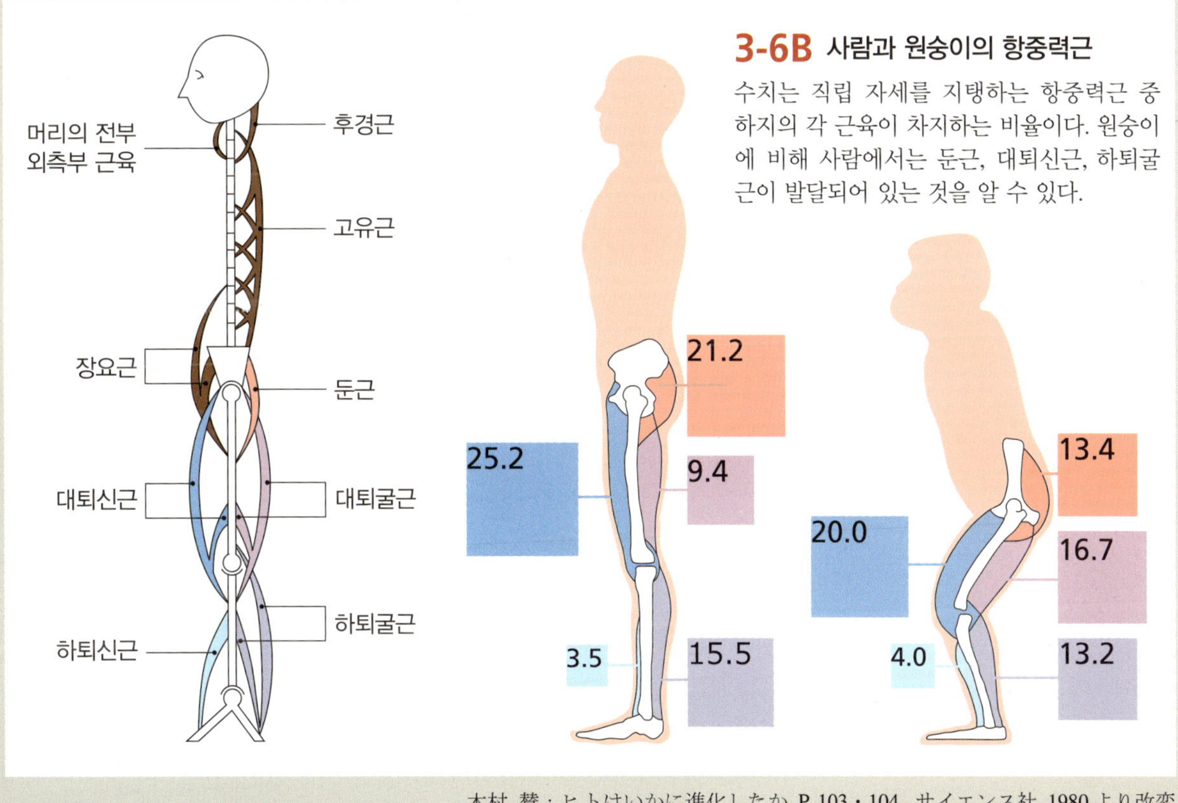

3-6B 사람과 원숭이의 항중력근

수치는 직립 자세를 지탱하는 항중력근 중 하지의 각 근육이 차지하는 비율이다. 원숭이에 비해 사람에서는 둔근, 대퇴신근, 하퇴굴근이 발달되어 있는 것을 알 수 있다.

木村 賛：ヒトはいかに進化したか. P. 103・104, サイエンス社, 1980 より改変
木村 賛：ヒトの二足歩行の力学–ニホンザルと比較して, 日本機械学会誌 78(676)：217-221, 1975 より改変

단 3체이지만, 독일인 해부체의 문헌[5](1913)에 따르면 3둔근(대 · 중 · 소둔근)의 무게는 1례(여성) 850g, 2례(남성) 1,018g, 3례(남성) 967g으로 둔근의 무게는 약 1kg에 달하는 것을 알 수 있다. 참고로 대퇴사두근은 1례 1,200g, 2례 1,870g, 3례 1,870g으로 둔근과 대퇴사두근(대퇴신근)의 무게 비율은 거의 3-6B의 수치를 반영한다.

신경을 손상시키지 않는 안전한 자입 위치는 어디일까?

좌골신경이나 상둔·하둔신경을 손상시키지 않으려면 둔부의 어느 부위를 천자하면 좋을지 구체적으로 알아보자. 여기서는 세 가지 측면에서 접근해 본다.

❶ 전상장골극과 후상장골극을 잇는 선의 상방

먼저 3-7과 같이 **전상장골극**과 **후상장골극**을 잇는 선을 가정해 보자.

이 결합선은 상둔신경과 좌골신경이 나오는 대좌골공 상단부의 약 2~2.5cm 상방을 주행한다.

또한, **3-8·9**를 보면 상둔신경은 결합선 하방을 지날 뿐만 아니라 전방에서는 하방으로 멀어지도록 주행하고 있음을 알 수 있다. 따라서 결합선보다 상방(**3-7** 사선 부위)에 주사하면 **좌골신경은 물론 상둔신경을 손상시킬 위험이 없다.**

❷ Clark's point

두 번째로는 잘 알려진 'Clark's point'에 대해 알아보자.

일반적으로 **전상장골극과 후상장골극의 결합선 앞 1/3과 중간 1/3의 경계를 Clark's**(Le Gros Clark, WE, 1949) **point라고 부르는데, 이곳에 주사하면 대좌골공에서 떨어져 있고, 상둔신경보다 상방이기 때문에 안전하다** (**3-7·8·9**).

그러나 바늘의 방향을 비스듬히 아래로 향하게 되면 상둔신경 주줄기에 접근할 위험이 있으므로 주의가 필요하다.

전후의 상장골극 중 전상장골극은 쉽게 만져볼 수 있지만, 후상장골극은 체표에서 명확하게 촉지하기 어렵기 때문에 결합선이나 Clark's point를 정확하게 결정하지 못할 수도 있다는 점에 유의해야 한다.

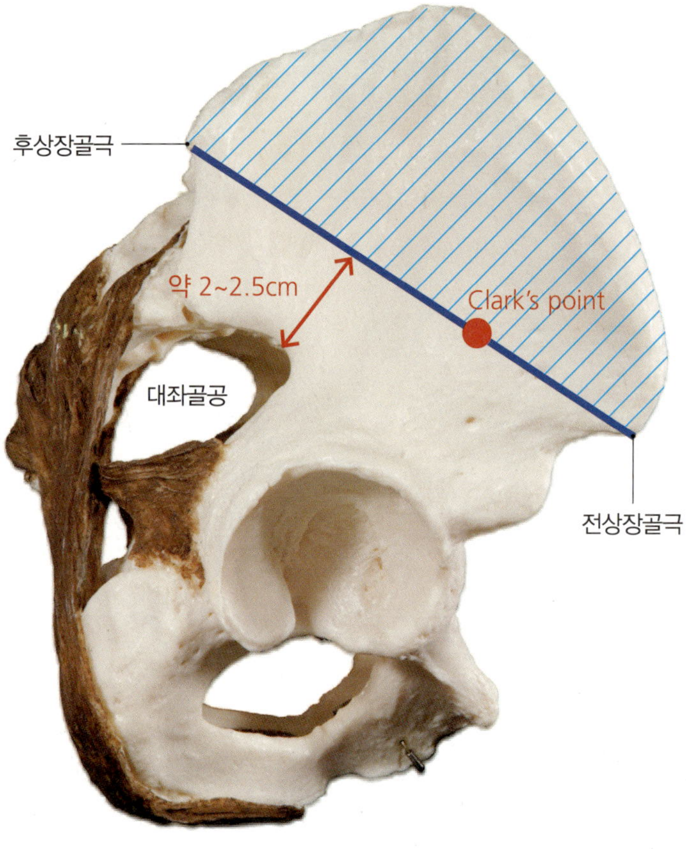

3-7 전후 상장골극 결합선 위의 안전 영역 ❶

사선 부위는 상전신경이나 좌골신경이 지나가는 대좌골공에서 떨어져 있는 것을 알 수 있다.

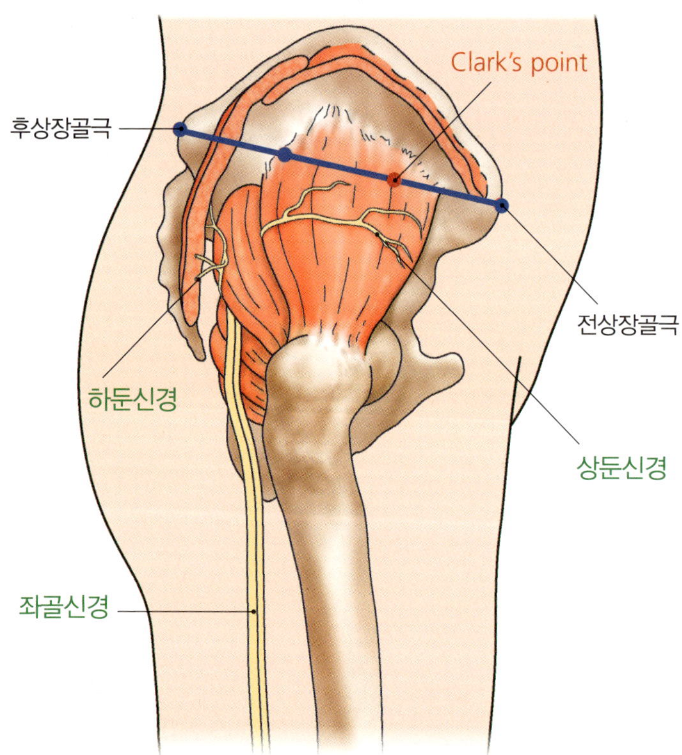

3-8 Clark's point(우측)

Clark's point에 주사하면 대좌골공에서 떨어져 있어 안전하다.

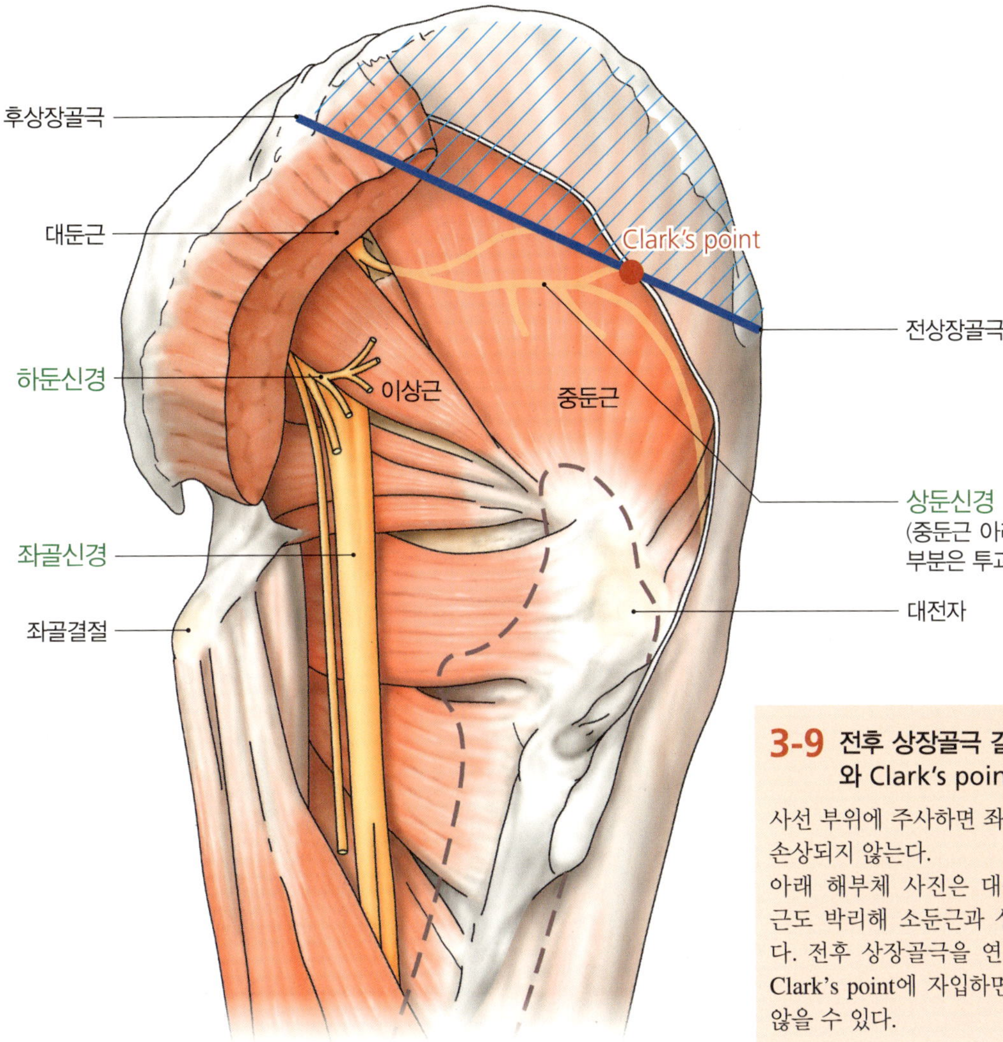

3-9 전후 상장골극 결합선 위의 안전 영역 ❷ 와 Clark's point(우측)

사선 부위에 주사하면 좌골신경은 물론 상둔신경도 손상되지 않는다.
아래 해부체 사진은 대둔근을 반전시키고, 중둔근도 박리해 소둔근과 상둔신경을 노출시킨 것이다. 전후 상장골극을 연결한 선 위쪽의 영역이나 Clark's point에 자입하면 상둔신경에 손상을 주지 않을 수 있다.

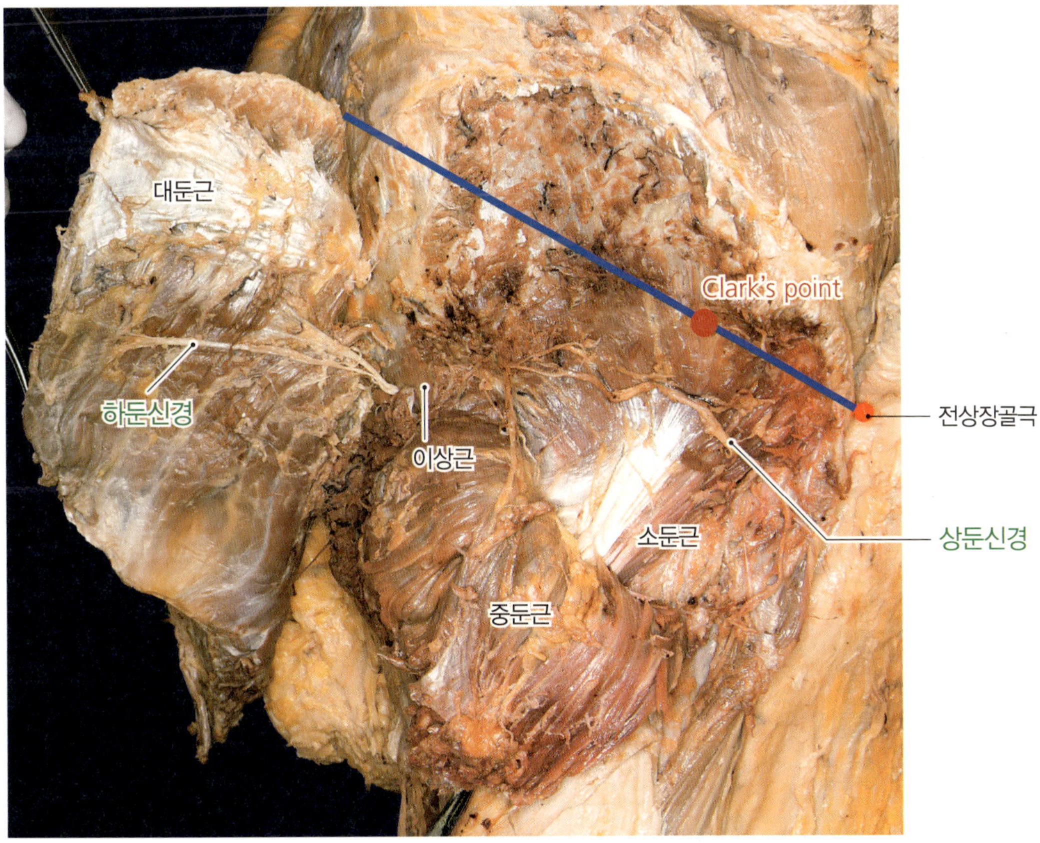

❸ Hochstetter's method

세 번째로 소개할 Hochstetter's method는 후상장골극의 촉지가 어렵다는 점을 해결한 방법이다(3-10 · 11).

우측 둔부에 주사하는 경우를 상정한다. 3-10과 같이 **검지를 쉽게 만질 수 있는 전상장골극에 대고, 중지를 장골능을 따라 미끄러지듯 움직여 완전히 벌리면 검지와 중지 사이에 삼각 영역이 생긴다.** Clark's point도 이 영역에 포함된다.

이 삼각 영역의 중간쯤에 주사바늘을 수직으로 자입하면 중둔근에 정확하게 주사할 수 있고, 상둔신경을 피할 수 있다.

3-11은 실제 해부체로 Hochstetter's method를 실험한 것이다.

중둔근 아래에 숨어있는 상둔신경 주줄기의 주행은 녹색 점선으로 표시되어 있다.

검지와 중지 사이에 생기는 삼각 영역의 중앙부에 주사를 놓으면 상둔신경에 손상을 입힐 위험이 없다는 것을 알 수 있다. 이곳은 Clark's point와 거의 일치한다.

또한, 앞서 설명한 것처럼 전상장골극은 쉽게 만질 수 있기 때문에 Hochstetter's method에서는 자입 위치도 쉽게 결정할 수 있는 것이 특징이다. 덧붙이자면, 시술자가 검지와 중지를 충분히 벌리지 못하면 실수로 자신의 손가락에 주사바늘을 찔러 넣을 위험이 있으므로 주의가 필요하다.

더불어 좌측 둔부에 주사 시에는 중지를 전상장골극에 대고 장골능을 따라 검지를 미끄러뜨리게 되는데, 손가락의 사용법이 달라서 당황할 수도 있다.

여기서 소개한 세 가지 방법을 종합하여 둔부 근육주사의 안전 부위를 3-12에 나타냈다.

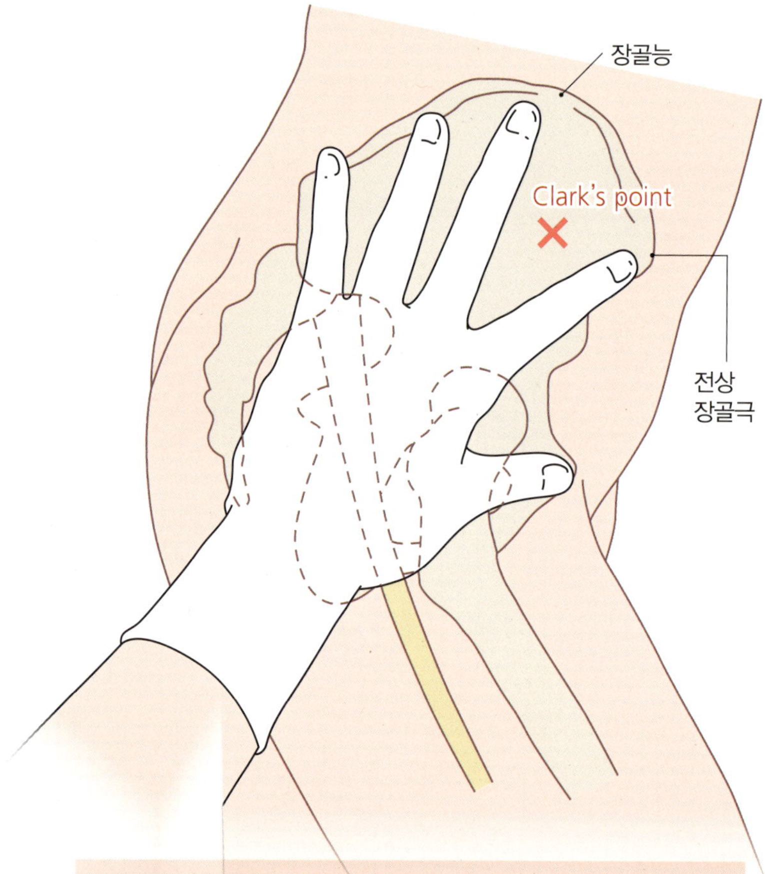

3-10 Hochstetter's method ❶

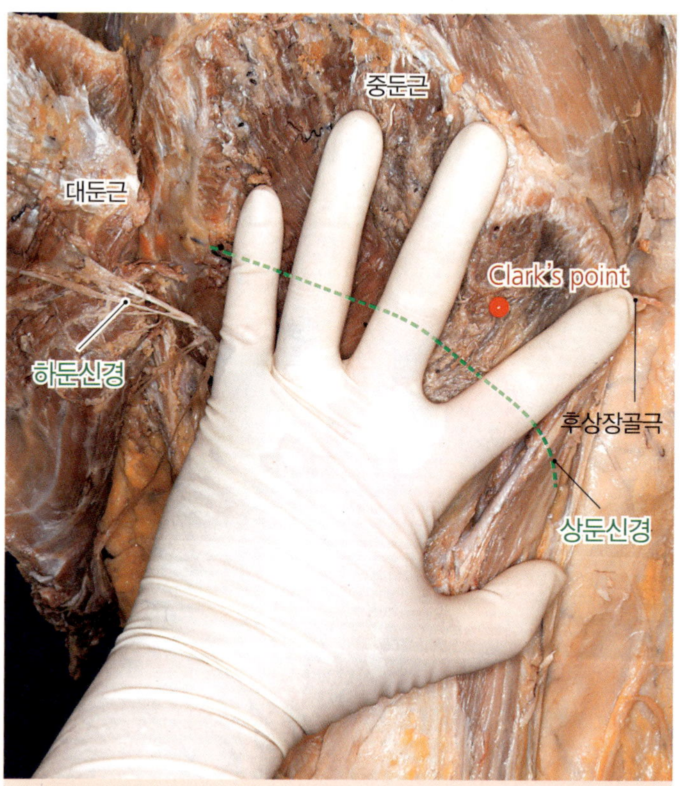

3-11 Hochstetter's method ❷

대둔근을 벗겨내고 중둔근을 노출시킨 해부체에서 Hochstetter's method를 시도했다. 검지를 전상장골극에 대고 중지를 장골능을 따라 미끄러지듯 움직여 완전히 벌리면 검지와 중지 사이에 삼각 영역이 생긴다. 상둔신경은 녹색 점선 부분을 주행하기 때문에 이 삼각 영역의 중앙부에 주사바늘을 수직으로 자입하면 중둔근에 정확하게 주사할 수 있다.

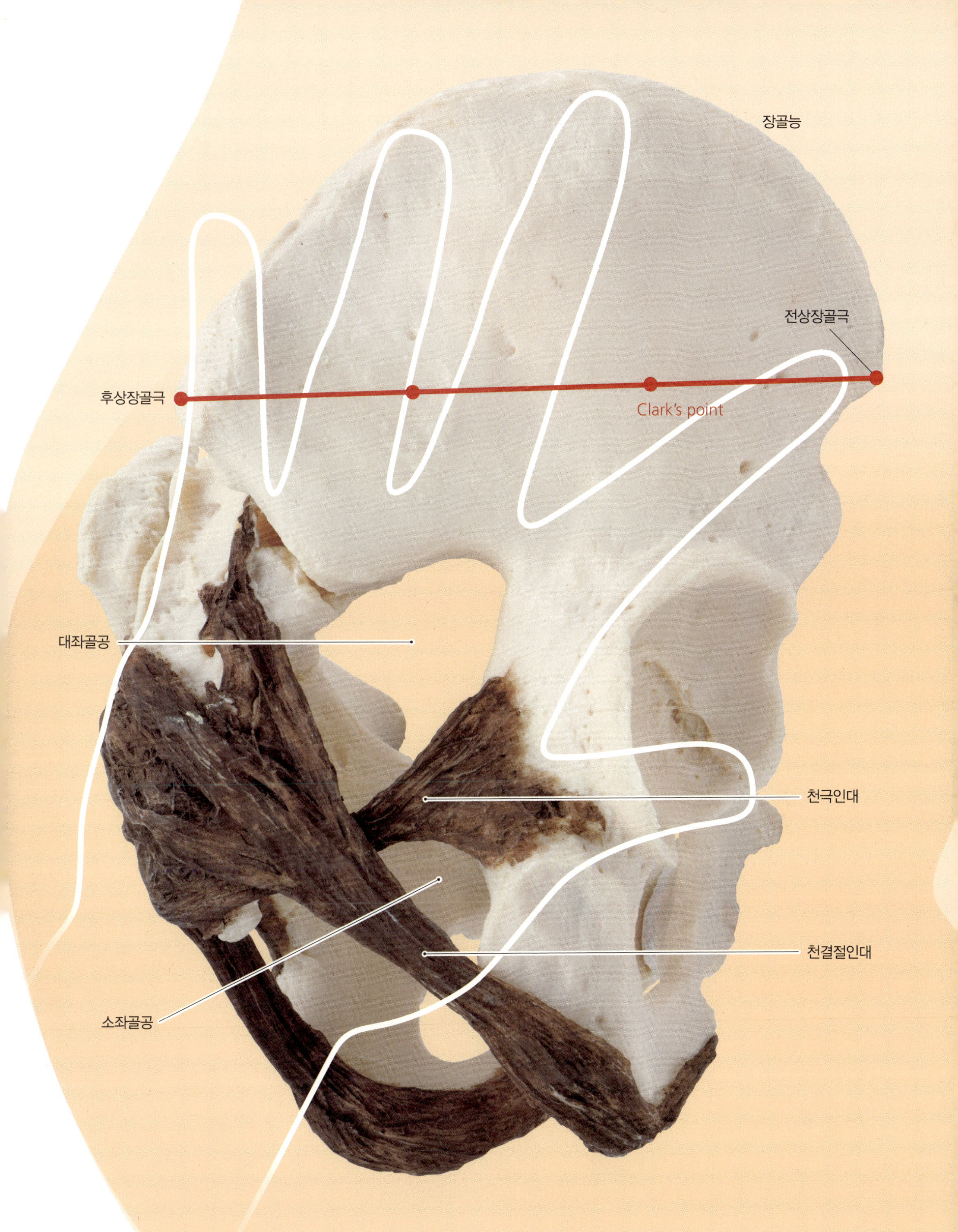

3-12 둔근(우측)으로의 안전한 주사 부위

인대가 붙은 골반 표본 모형의 우측에 왼손을 놓고, 손가락을 펴서 전후의 상장골극을 잇는 직선과 Clark's point를 나타냈다.

'Clark's point'의 클라크란?

클라크의 본명은 Wilfrid Edward Le Gros Clark(1895-1971)이며, Le Gros Clark가 성이기 때문에 원래는 '르그로 클라크의 포인트'라고 하는 것이 더 좋을지도 모른다.

클라크는 20세기 초중반에 해부학, 신경과학 및 인류학 분야에서 활동했으며, 1934년 옥스퍼드 대학교의 해부학 교수로 부임해 1962년 은퇴할 때까지 30년 가까이 재직했다. 또한 1951~53년에는 영국 해부학회 회장을 역임했다.

전문 분야인 뇌의 형태학에서 많은 뛰어난 업적을 남겼을 뿐만 아니라, 충실한 조직학 입문서 "The Tissues of the Body"(초판 1939)도 저술했는데, 필자가 젊은 시절 구입한 1965년 판은 5판으로, 오랜 기간 동안 베스트셀러였다.

또한 인류학에도 조예가 깊어 "The Fossil Evidence for Human Evolution(화석으로 추적하는 인체의 진화)"(1955)이 유명하며, "History of the Primates(영장류의 역사)"(1965)는 일본어로 번역되었다(영장류의 진화). 이러한 수많은 공적을 인정받아 Sir라는 칭호를 받았고, 말년에는 Sir Wilfrid로 불렸다.

제2차 세계대전 직후 출간된 해부학 실습 교과서(Le Gros Clark, W.E. : Practical Anatomy, Edward Arnold & Co., London, 1949)의 '둔근' 항목에 다음과 같은 주석이 적혀 있다. 바로 Clark's point에 대한 해설이다.

"주사 부위로 종종 둔부가 선택되는 경우가 많다. 주의해야 할 점은 대좌골공 근처에 주사를 놓는 것은 바람직하지 않다. 이곳에서 신경과 혈관이 집단으로 나타나기 때문이다. 근육주사에 가장 적합한 부위, 즉 혈관과 신경이 적고 근육의 두께가 충분한 부위는 전후상장골극을 잇는 직선을 3등분한 앞쪽 1/3과 중간 1/3의 경계이다."

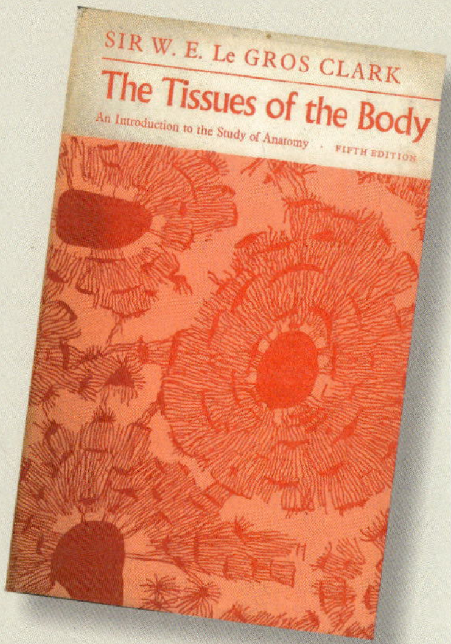

"The Tissues of the Body"
전자현미경 이전의 책으로 초미세 조직구조가 빠진 것이 아쉽다. 하지만 광학현미경 수준의 조직학 해설서로는 역시 거장의 명저라는 평가가 높다.

"Practical Anatomy"
초판은 제2차 세계대전 직후인 1946년에 출간되었다. 전시 경제로 인한 물자 부족으로 A5판 470페이지의 작은 크기였다. 하지만 군더더기를 뺀, 간결하고 핵심을 찌르는 임상해부서가 되었다.

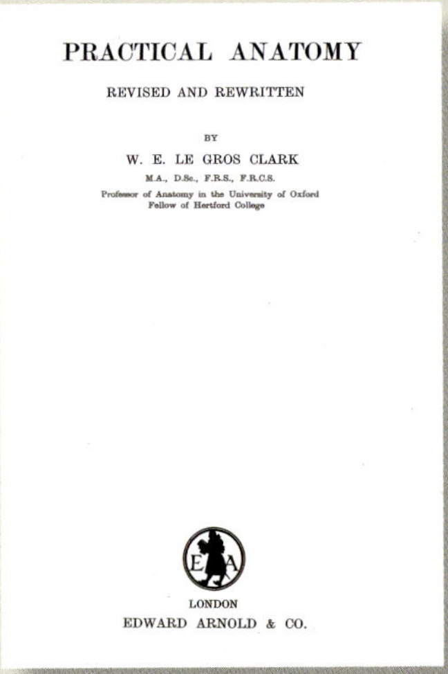

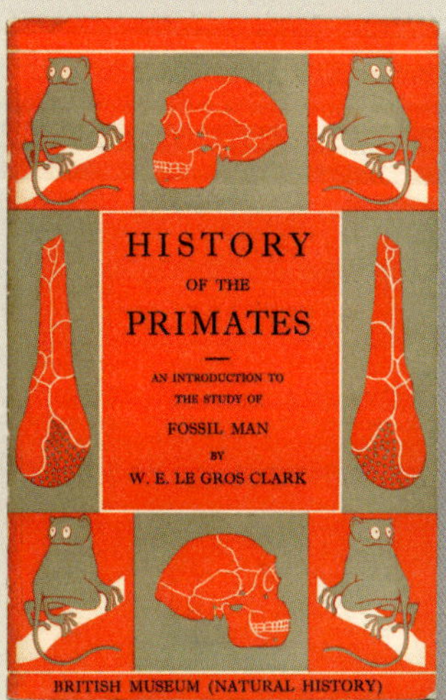

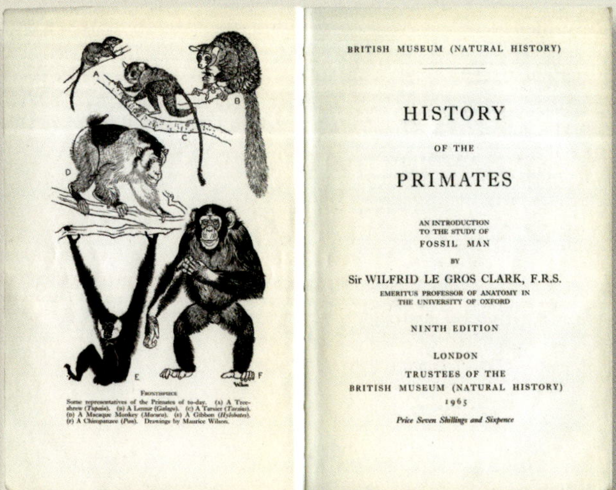

"History of the Primates"
명저로 명성이 높지만, 화석에 의존한 책인만큼 낡은 것은 어쩔 수 없다. 일본어 번역본은 20세기 후반의 진보에 대한 해설을 곁들여 보완하고 있다.

Column

현재는 주사 금기! 그로스 삼각부

근육주사는 1882년 유럽과 미국에서 시작되었다. 19세기 말부터 20세기 초까지 매독의 치료법으로 수은제의 근육주사가 널리 행해졌는데, 이때 근육량이 많은 둔근이 선택된 것은 당연한 수순이었다. 하지만 1885년에는 이미 주사로 인한 좌골신경 마비가 보고된 바 있다.

일본에서는 1970년경까지만 해도 둔근으로의 근육주사는 '그로스 삼각부'에 하는 것이 권장되었다. 그로스 삼각부에 대해 들어본 적이 있는가?

비엔나 대학 해부학교실의 그로스(Grosz, S)는 1904년 둔근 내 주사에 대한 해부학적 연구를 발표하였다[8]. 그는 해부체에서 3-13과 같이 Ⅰ~XII의 12점을 찾아 각 점에 1cc의 청색 젤라틴을 주사하여 주사액이 근육 내에 있는지, 아니면 신경 · 혈관에 근접해 있는지를 검토하였다. 그 결과를 바탕으로 주사 부위에 적합한 곳으로 VI, IX, X를 잇는 삼각형이 권장된 것이다.

이 방법은 이듬해인 1905년 일본에 소개되었고, 이후 의학, 간호학 서적 및 의학 사전 등에 기재되어 '둔근 내 주사는 그로스 삼각부'로 알려지게 되었다.

그러나 소위 그로스 삼각부는 좌골신경이 이상근하공에서 나타나는 곳에 근접해 있기 때문에 적절한 근육 내 주사 부위라고 할 수 없다. 언제, 어디서부터 오해가 생겼는지는 알 수 없지만, 반세기 이상의 있어 의료 기술에 있어 명백히 부적절한 설명이 지속된 것은 유감스러운 일이다. 올바른 해부학적 기반이 중요하다는 것을 시사하는 나쁜 선례로 여기에 명기하고 싶다.

한편, Clark's point나 상방 둔부로의 주사법이 널리 보급되면서 그로스 삼각부라는 말은 더 이상 쓰이지 않게 되었다.

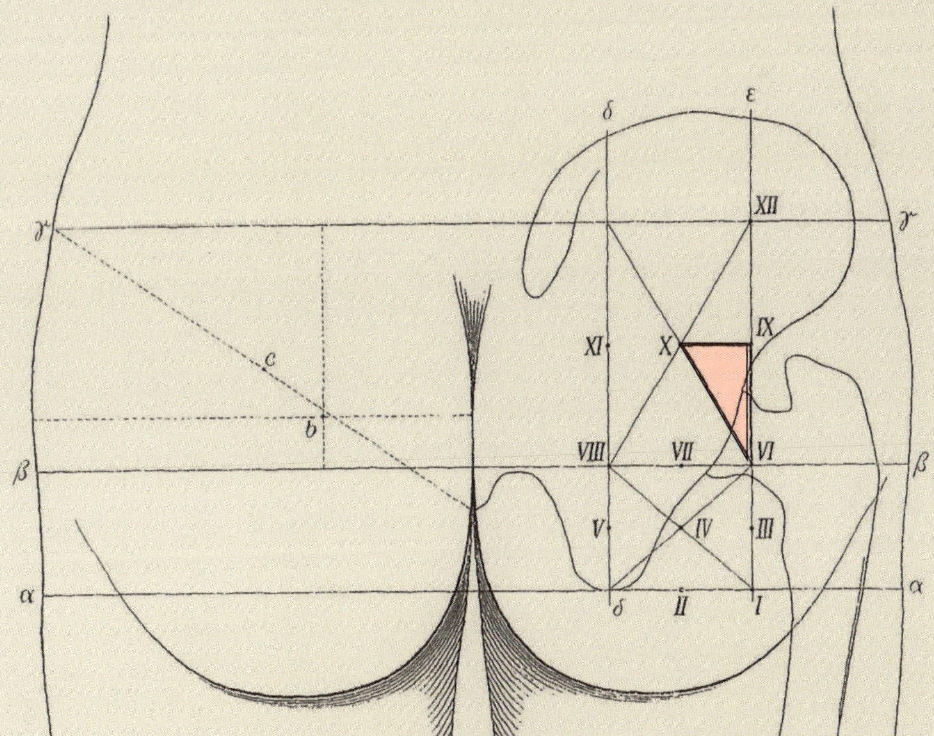

3-13 그로스 삼각부(Gross' triangle)의 원본 그림[8]

Advanced Lecture

둔근의 3층 구조와 신경 주행

해부체 : 성인 남성(우측)

주사 부위인 둔근에 대해 해부체에서 그 구조를 다시 한번 확인해 보자. 둔근은 3-3에서 보았듯이 표층부터 대·중·소둔근의 3층 구조를 이루고 있다. 여기서는 가장 아래층에 있는 소둔근을 노출하기까지의 해부 과정을 통해 그 구조를 설명한다.

특히 손상되어서는 안되는 좌골신경의 주행과 특징도 보일 것이다.

1

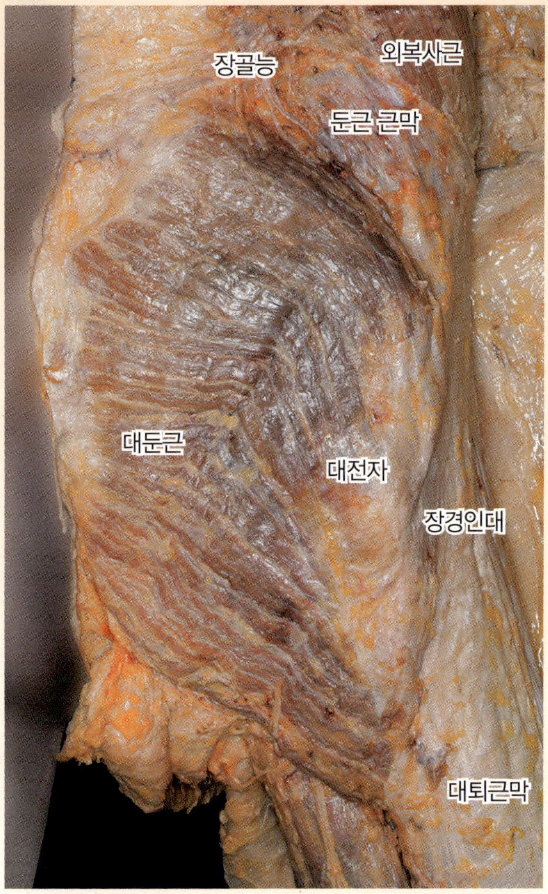

2

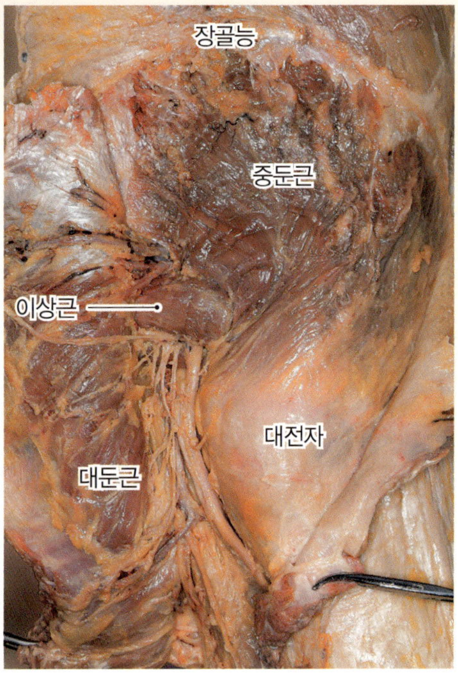

1

둔부의 피부 및 대둔근 표면의 근막(대둔근막)을 박리하여 대둔근을 노출시켰다. 대둔근은 전체적으로 마름모꼴이기 때문에 둔부의 상외측부는 대둔근으로 덮여있지 않으며, 이 부위에서는 중둔근과 그 근막(둔근 근막)이 노출되어 있다. 이 간단한 해부 사진에는 필요한 정보가 많이 포함되어 있으니, 다음을 읽어보면서 확인해 보자. 대둔근은 중둔근의 약 2배에 달하는 큰 근육이며, coarse-fibered muscle이라고 표현되는 것처럼 근섬유속이 거친 근육으로 언뜻 보면 근육주사에 가장 적합한 근육으로 보인다. 하지만 좌골신경을 손상시킬 위험이 높다는 것을 **2** 이하의 해부에서 확인할 수 있을 것이다. 대둔근의 사선으로 내려가는 근속은 물론 일부는 대퇴골에 붙어 있지만, 이는 전체의 1/4에 불과하며, 대부분의 근속은 대퇴골을 뛰어 넘어 대퇴근막에 부착되어 있다. 이 부위의 근막은 사진에서도 하얗게 보일 정도로 강인하며, 특히 장경인대라고 불린다. 장경인대의 '경'은 경골의 상단부에 이르는 것을 의미하며, '장'은 장골에서 기시한다는 뜻이다. 즉, 대퇴근막은 상방에서는 둔근을 덮고 있는 근막으로 이어져 있으며, 그 최상단이 중둔근의 근막이다. 이 사진에서는 근막이 아직 박리되지 않고 중둔근의 표층에 남아 있으며, 중둔근의 근질은 아직 보이지 않는다.

2

대둔근을 박리하고 내측 방향으로 반전시켜 중둔근이 노출되어 있다. 중둔근은 장골능 부근의 넓은 범위에서 기시하여 대전자 쪽으로 수렴한다. 중둔근의 하부에 인접하여 이상근이 횡주하며, 이 근육의 하연에서 몇 개의 신경이 나온다.

3

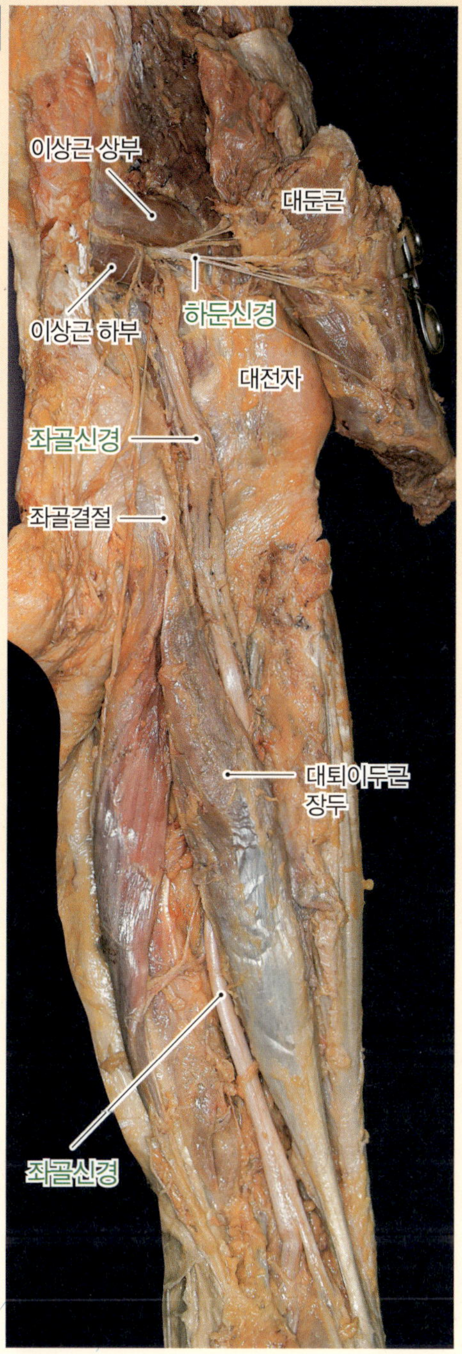

4

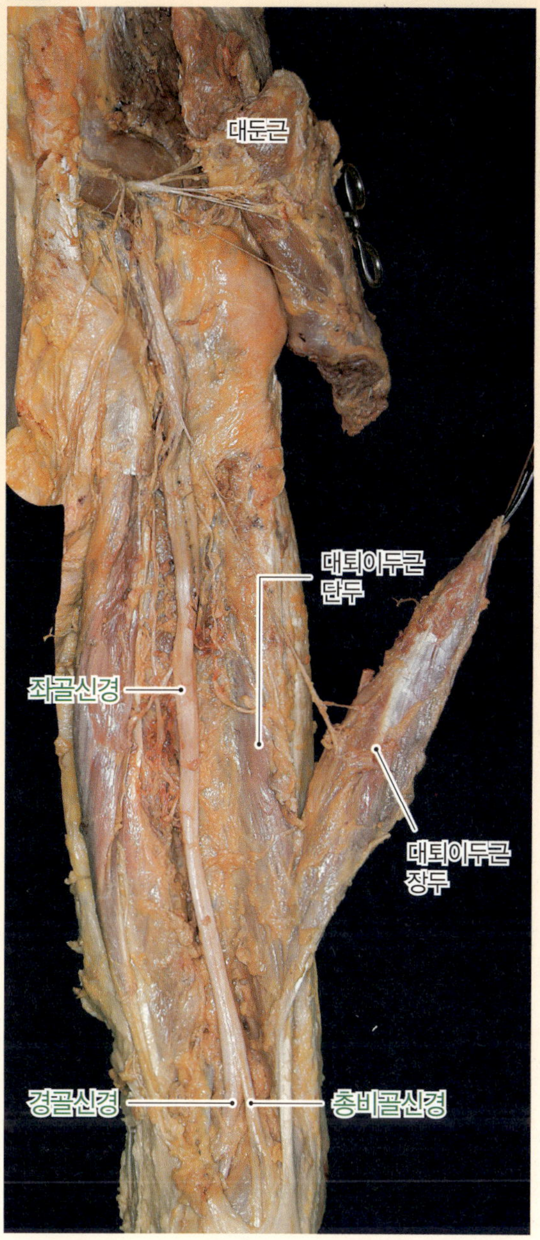

3

이번에는 대둔근을 외측 방향으로 당겼다. 이 근육을 지배하는 하둔신경이 선명하게 보인다. 마찬가지로 이상근하공에서 좌골신경도 나타난다.

대퇴 후방에서는 좌골신경의 전방이 보이지 않는다. 좌골결절에서 기시하여 비스듬히 약간 외측 방향으로 주행하는 대퇴이두근 장두가 좌골신경을 덮고 있기 때문이다.

4

대퇴이두근 장두의 상단부를 절개해 좌골신경이 무릎 높이까지 노출되었다. 무릎 부근에서는 좌골신경이 두 갈래로 나뉜다. 여기서 두 가지 문제점이 드러난다. 하나는 이 해부 예에서는 하둔신경과 좌골신경이 이상근하공이 아니라 이상근을 관통하여 나타나 이상근 하부의 표면에 겹쳐져 있다는 것이다. 주사 시 신경을 손상시키지 않도록 주의해야 할 것이다. 이에 대해서는 나중에 자세히 살펴보도록 하자. 또 하나는 좌골신경이 무릎 근처에서 두 갈래로 갈라진다는 것이다. 이것은 어떤 의미가 있을까? 다음에서 알아보자.

Advanced Lecture

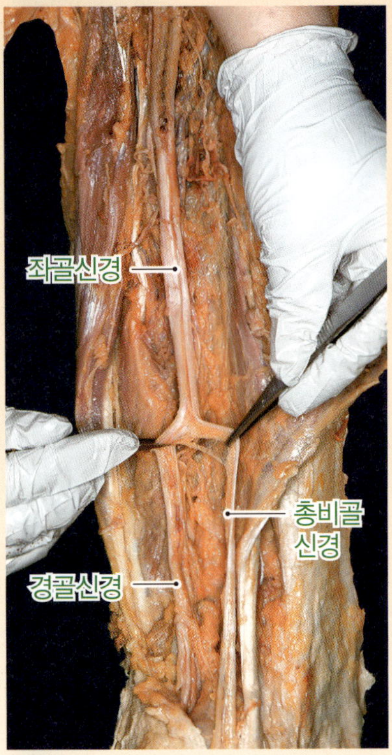

5

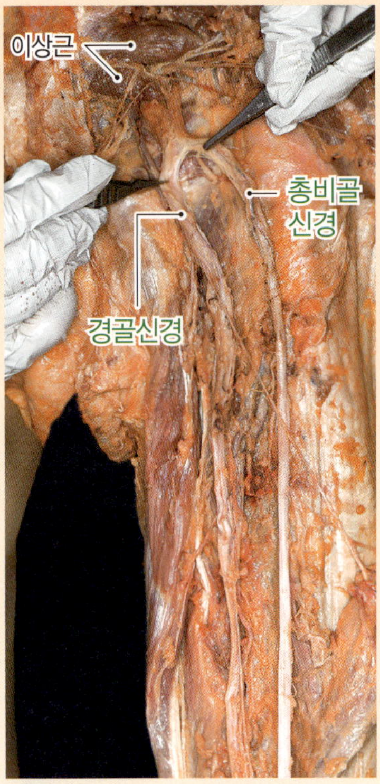

6

5 · 6

4와 같이 슬와에서 두 갈래로 갈라진 좌골신경의 분기점에 핀셋을 넣어 결합조직을 제거하면서 상방으로 분리를 진행한다. **5**에서는 대퇴 중앙의 높이까지 두 갈래(경골신경과 총비골신경)로 분지되었다.

더 세심하게 해부하면 대부분의 경우 **6**과 같이 이상근하공의 레벨까지 신경을 나눌 수 있다.

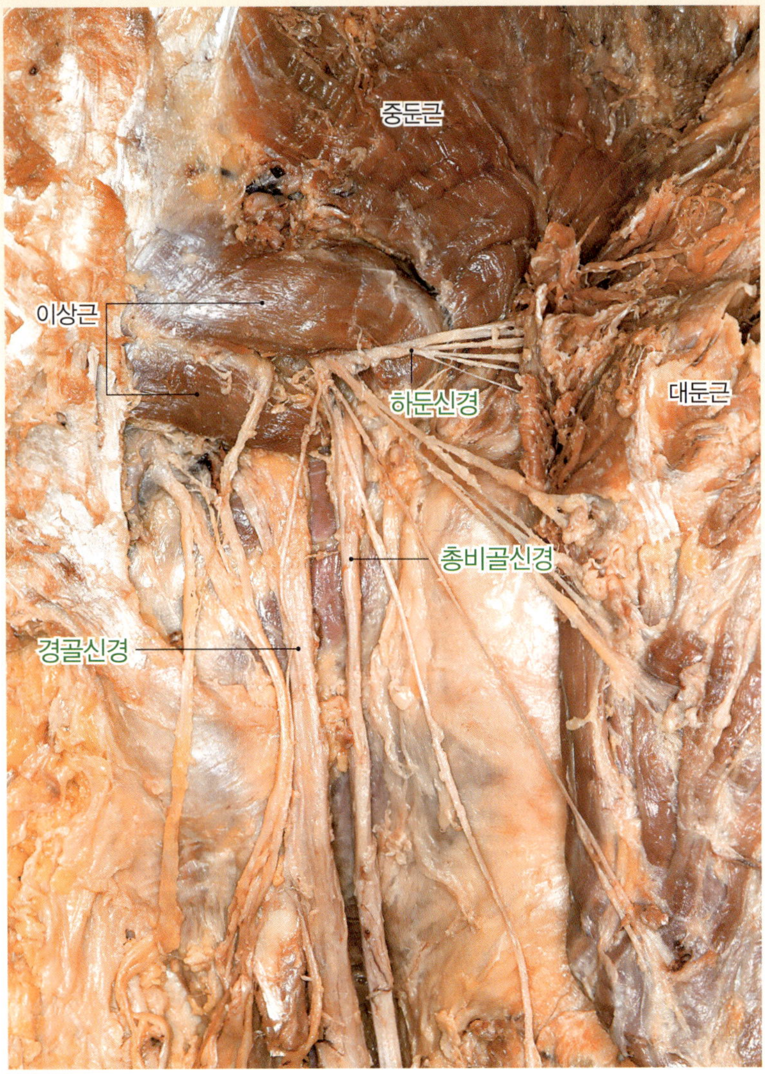

7

7

이상근 주변을 확대하면 **5 · 6**에 나타낸 좌골신경의 분지와 **4**에 나타낸 이상근의 상하 분지 사이에 연관성이 있음을 알 수 있다.

좌골신경 중 내측의 굵은 경골신경이 이상근 전체보다 하방에서 나오는 반면, 외측의 다소 얇은 총비골신경은 하둔신경과 함께 이상근을 관통하여 나타난다.

좌골신경의 2성분은 이상근의 하방에서 나타나는 경우가 약 90%를 차지하며, 본 예와 같은 경우는 약 10%에 불과하다(P. 81 참조). 그러나 이 10%는 적다고도 할 수 있고, 많다고도 할 수 있다. 환자에게 실제로 근육주사를 하는 입장에서는 10%가 빈도로서 결코 작은 수치가 아니기 때문이다.

8

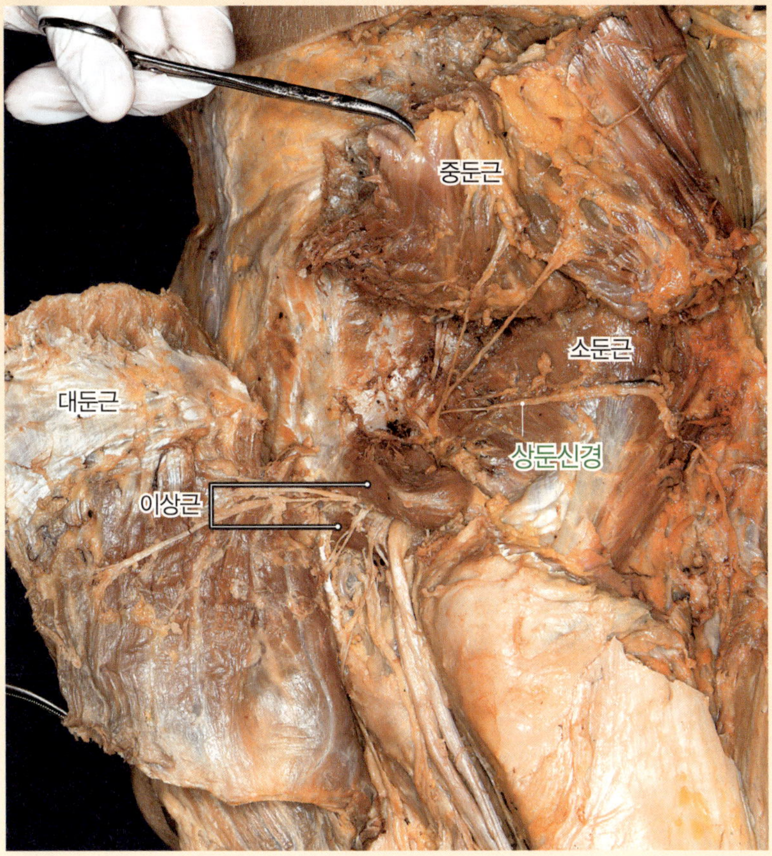

9

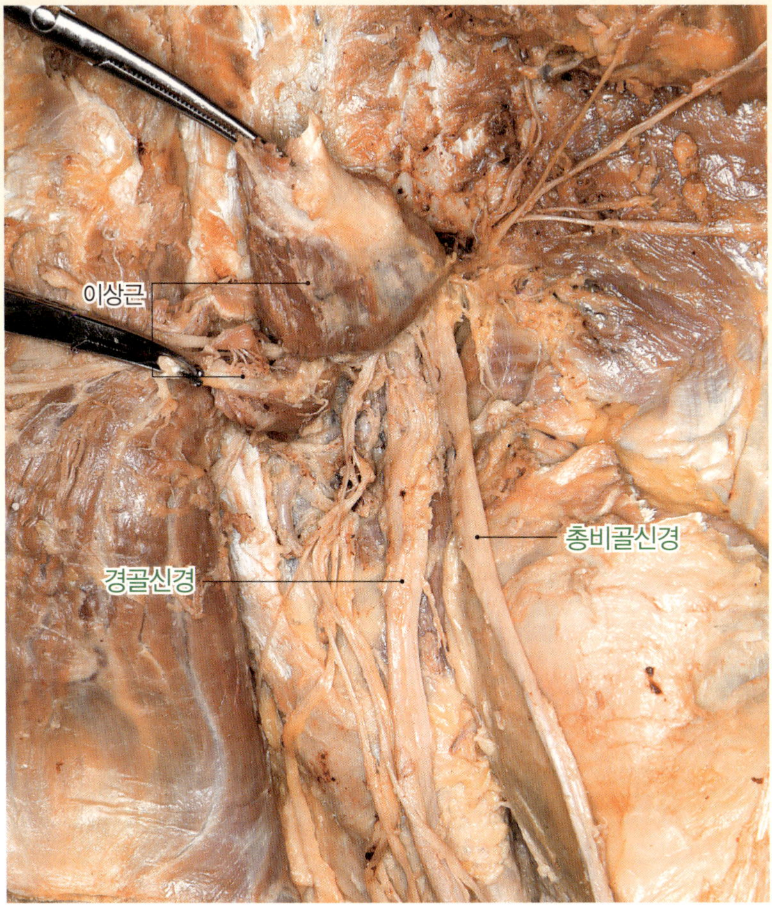

8

중둔근이 대전자에 부착하는 지점에서 절개하여 근육을 상방으로 반전시켰다. 하층의 소둔근이 보이면서 대·중·소 3층의 둔근이 모두 나타난 상태이다.

이상근의 상연, 즉 이상근상공에서 나온 상둔신경의 주행과 중·소둔근으로의 분지 상황을 알 수 있다. 이 상태는 아래 그림에서도 알 수 있으며, 참고로 그림에 그려진 것처럼 신경을 따라 동맥도 주행하고 있다. 동맥이 있으면 정맥도 있는 것이므로, 둔근 내 주사로 내출혈도 있을 수 있음을 시사한다.

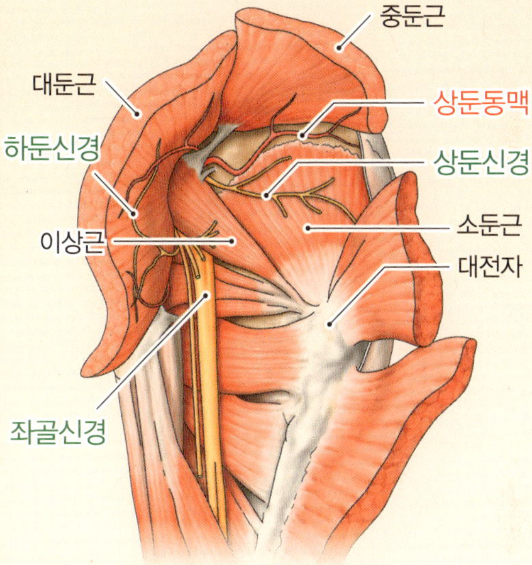

9

지금까지 살펴본 바와 같이 본 예의 이상근은 큰 상부와 작은 하부로 구성되어 있는데, 이 두 부분을 모두 대전자에 접하게 절개해 근육을 내측 방향으로 반전시켰다. 좌골신경의 두 부분 , 즉 경골신경과 총비골신경이 모두 이상근 상부의 반대쪽, 즉 심부를 지나는 것을 알 수 있다.

이로써 좌골신경의 두 가지 구성 성분을 무릎에서 대좌골공까지 추적한 셈이다.

본 예에서 보는 좌골신경의 일부 이상근 관통의 의미에 대해서는 P. 81에서 재검토할 것이다.

Check!

신경이 손상되면 어떤 영향을 미칠까?

신경 손상이 둔부의 근육주사에서 가장 주의해야 할 문제라는 것은 이미 설명한 바 있다. 만약 실수로 신경을 손상시키면 어떤 영향을 미치는지 좌골신경과 상둔신경의 구조와 주행에서 포인트를 정리해 두자.

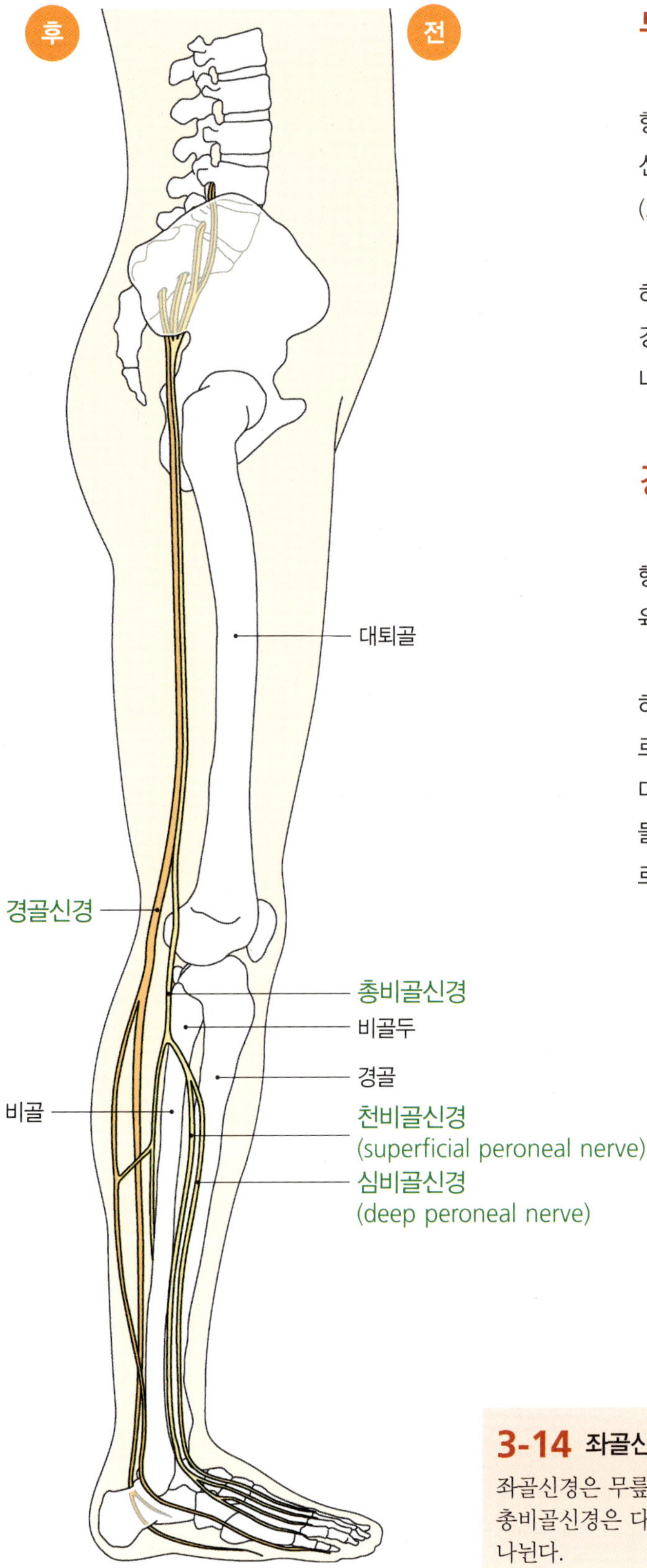

두 개의 신경으로 구성된 좌골신경

좌골신경은 제4요신경(L4)에서 제3천골신경(S3)이 모여 형성되어 있다. 또한 좌골신경은 단일 신경이 아니라 경골신경과 총비골신경이라는 두 개의 신경으로 구성되어 있다(3-5 · 14).

경골신경과 총비골신경은 서로 맞닿아 대퇴 후방을 하행하고, 하나의 굵은 신경으로 보이기 때문에 합쳐서 좌골신경이라고 불린다. 하지만 핀셋을 사용하면 대부분 두 개로 나눌 수 있다(P. 78 참조).

경골신경, 총비골신경의 특징

경골신경은 3-14와 같이 대퇴, 슬와, 하퇴의 중앙을 하행해 족저까지 도달하고, 대퇴 · 하퇴의 굴근과 족저의 근육에 지배지를 낸다.

한편, 총비골신경은 경골신경의 외측연을 따라 대퇴를 하행하는데 슬와에 이르면 경골신경에서 벗어나 하외측으로 비스듬히 주행하며 비골두 바로 아래(비골경)에 도달한다. 여기서 총비골신경은 비골을 돌아서 하퇴의 전방으로 들어가 얕고, 깊은 2개의 종말지(천비골신경, 심비골신경)로 나뉘어 각각 비골근과 하퇴신근을 지배한다.

3-14 좌골신경의 주행(우측)

좌골신경은 무릎 부근에서 경골신경과 총비골신경으로 나뉜다. 총비골신경은 다시 얕고, 깊은 2개의 종말지(천비골신경, 심비골신경)로 나뉜다.

이상근과의 교차 형태는 3가지 패턴

여기서 이상근에 대한 좌골신경의 위치 관계를 다시 한 번 확인해 보자(3-15).

경골신경과 총비골신경은 둔부에 나타나기 직전에 이상근하공을 통과하거나 이 근육을 관통한다. 요컨대, 이상근과 교차하지만 그 교차 형태가 다르며, 대체로 다음 세 가지 유형으로 분류된다.

경골신경은 항상 이상근의 하방을 통과한다(A~C). 이에 비해 총비골신경도 대부분 근육 아래를 지나가지만(A), 때로는 근육을 관통하고(B), 드물게는 이상근 위를 넘는다(C).

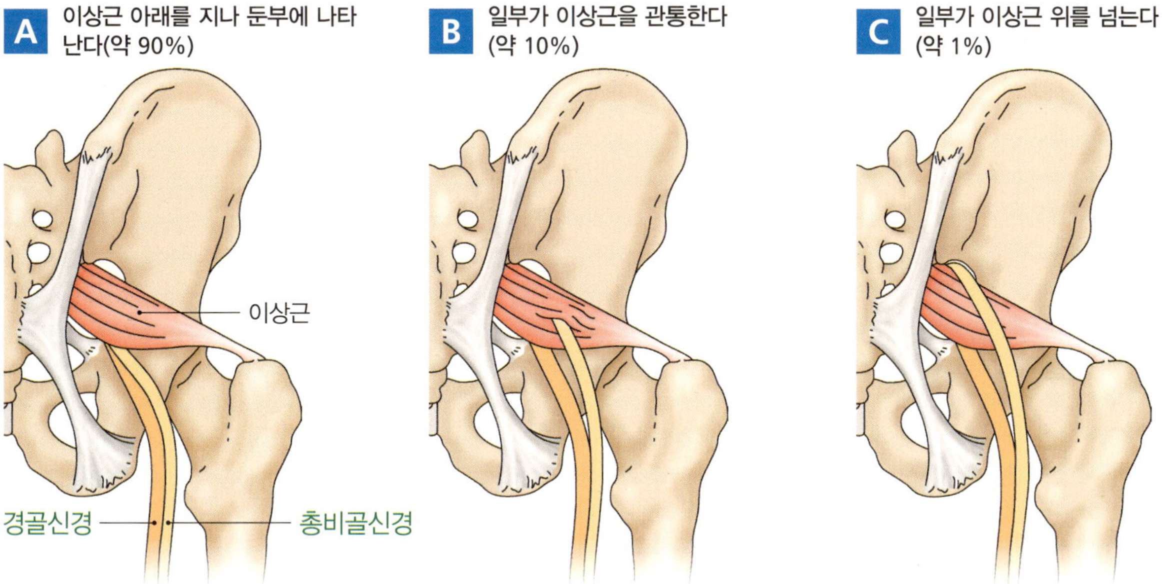

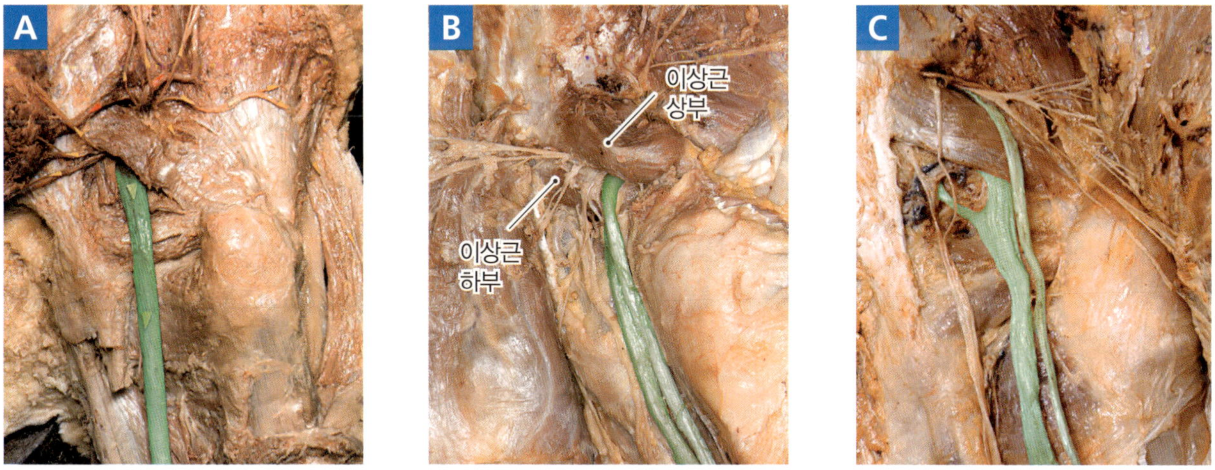

3-15 좌골신경과 이상근의 관계(우측)

좌골신경을 녹색으로 표시했다. 어느 유형이든 경골신경은 이상근 아래에서 나타나며, 근육을 관통하거나(B) 넘어가는(C) 것은 총비골신경이다.
따라서 실수로 둔부의 하부에서 둔근에 주사할 경우, B · C 유형에서는 체표에서 얕은 총비골신경이 더 손상되기 쉽다.

Check! 신경이 손상되면 어떤 영향을 미칠까?

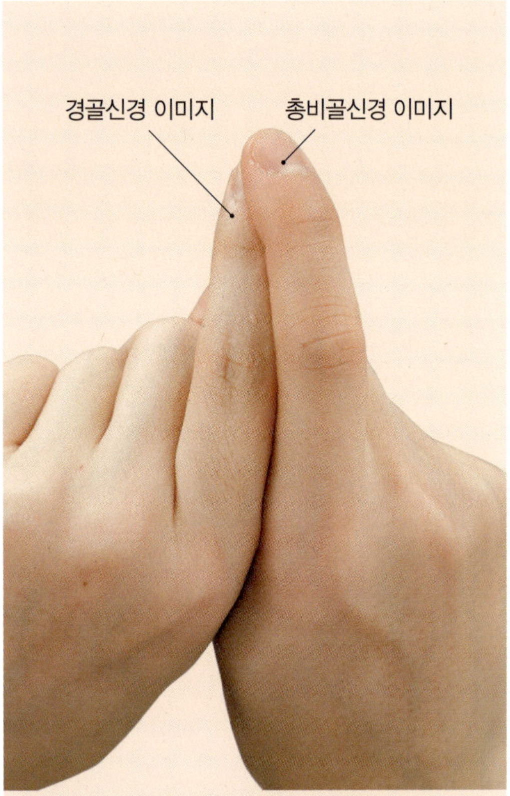

3-16 경골신경과 총비골신경의 관계성

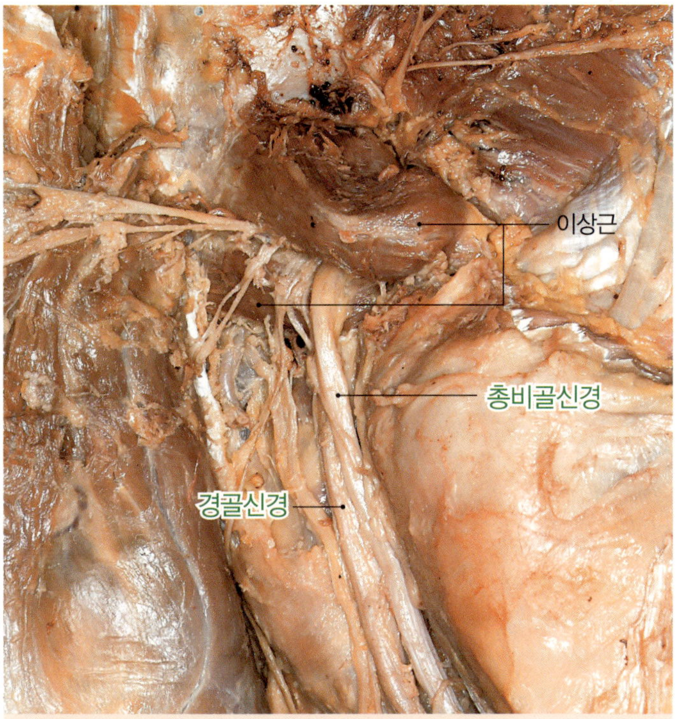

3-17 겹치는 총비골신경과 경골신경(우측)

경골신경과 총비골신경이 겹치는 양상

경골신경과 총비골신경이 모두 3-15A의 주행을 취하는 경우에도 이상근의 바로 아래에서 총비골신경은 경골신경의 뒤(즉, 천층)에 겹쳐져 있다. 이 상태는 3-16의 사진과 같이 경골신경을 좌측 검지에, 총비골신경을 우측 검지에 비유하여 겹쳐진 상태를 상상해 보면 이해가 쉬울 것이다.

요컨대, 두 신경은 대퇴 레벨에서는 내측(경골신경)과 외측(총비골신경)으로 나란히 주행하고 있지만, 이상근 레벨에서는 앞(경골신경) · 뒤(총비골신경)와 겹쳐져 있다(3-17). 따라서 **총비골신경은 이상근 레벨에서 경골신경의 뒤(체표에서 얕게)에 위치하기 때문에 부적절한 근육주사로 인해 손상을 받기 쉽다는 것을 알 수 있다.**

총비골신경이 손상된 경우 가장 중요한 불편함은 발목을 배굴시키는 하퇴신근의 마비로, '**족하수**'가 되어 발끔치가 접지되지 않아 정상적인 보행이 불가해지는 것이다(장시간 정좌 후 일어설 수 없는 상태와 유사하다).

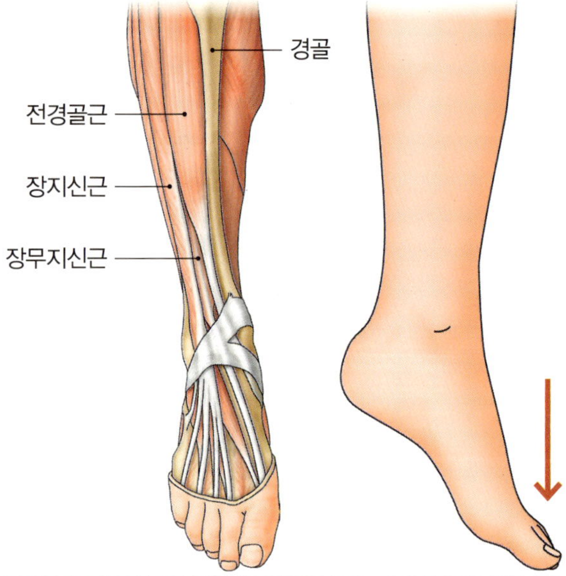

3-18 족하수(foot drop)의 증상

총비골신경의 종지 중 하나인 심비골신경은 족관절 전방을 내려가는 근육(전경골근, 장무지신근, 장지신근)에 분포한다.

심비골신경이 마비되면 족관절이 배굴할 수 없기 때문에 '처진 발' 상태가 된다.

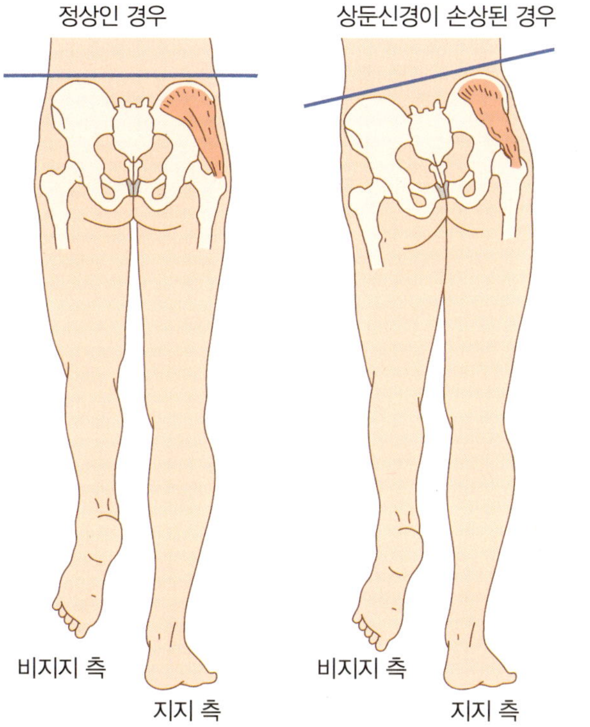

3-19 Trendelenburg 징후

정상일 때는 발(비지지 측)이 지면으로부터 멀어지면 중둔근·소둔근이 수축하여 비지지 측의 골반이 기울어지는 것을 막지만, 상둔신경이 손상되면 지지 측의 중둔근·소둔근이 수축하지 않고 골반이 비지지 측으로 내려가게 된다.

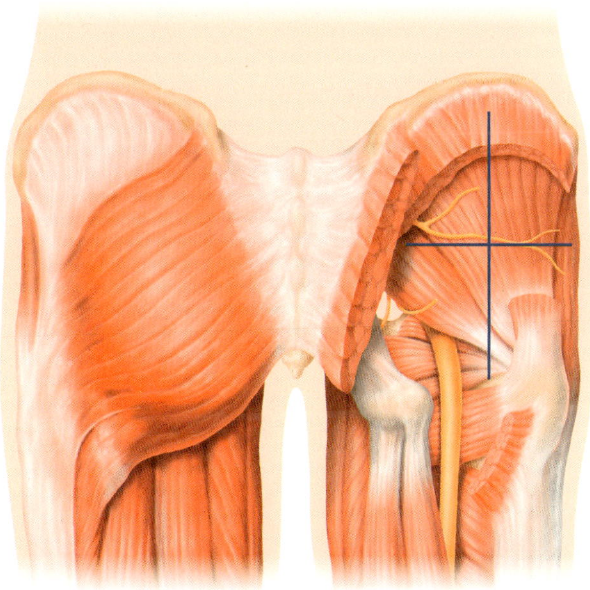

3-20 둔부의 사분면 상외측부

상둔신경 손상의 영향

또한, 상둔신경은 이상근상공에서 나타나는 신경이기 때문에 근육주사 시 좌골신경보다 손상을 입을 확률이 높다고 볼 수 있다.

중둔근, 소둔근은 상둔신경의 지배를 받기 때문에 3-19와 같이 상둔신경이 손상된 경우 한발로 서 있으면 서 있는 쪽(지지 측)의 중둔근과 소둔근이 수축하지 않게 된다. 따라서 골반이 수평을 유지하지 못하고 손상된 쪽과 반대쪽(비지지 측)의 골반이 기울어진다(**Trendelenburg 징후 양성**). 비지지 측은 둔부의 높이에 비해 하지가 길어지기 때문에 보상으로 발을 앞으로 내면 땅에 닿아 발을 끌며 걷게 되고, 좌우로 번갈아 가며 한발로 서기를 반복하는 보행은 불안정해진다.

또한, 과거에는 둔부의 중앙부에 세로와 가로로 선을 그어 4분할하고, 그 중 상외측 부위에 주사하는 것이 권장되었다(3-20).

좌골신경에는 문제가 없지만, 이 부위의 심부를 횡주하는 상둔신경이 손상될 위험이 있다. 따라서 Clark's point나 Hochstetter's method를 선택하는 것이 더 안전하다고 할 수 있다.

상방으로의 주사는 역사적으로 서양에서 Clark's point나 Hochstetter's method로 대표되는 전방둔근(**ventrogluteal**) 주사뿐만 아니라 후방둔근(**dorsogluteal**) 주사도 시행되던 시대가 있었다.

그러나 후방으로의 주사는 바늘의 자입 방향이 부적절하면 좌골신경을 손상시킬 위험도 있다.

또 상둔신경은 물론이고 이 신경을 따라 주행하는 상둔동맥에 자입할 위험도 발생한다. P. 79와 같이 상둔동맥의 주줄기는 중둔근과 소둔근 사이의 층을 주행하며, 이상근상공 옆에서 천지가 나와 대둔근 뒷면을 주행하여 이 근육의 상방 1/3에 넓게 분포하고 있기 때문에 대둔근의 출혈을 초래할 수 있다.

Column

주의해야 할 주사바늘의 '자입 깊이' ❶

주사 시 약제가 확실히 주입되었는지 여부를 판단하기 위해서는 둔근보다 천층에 있는 구조의 두께, 즉 피부의 두께를 알아야 한다. 그런데 여기에 세 가지 문제가 숨어 있다.

(1) 성인에 대한 조사 연구가 적다.

이상하게도 신기할 정도로 적다.

(2) 조사 대상은 대부분 피하조직 또는 피하지방의 두께이다.

전통적인 측정 방식으로는 두 손가락으로 피부를 집어서 캘리퍼로 두께를 측정하고 (P. 110 참조), 그 값을 2로 나누어 피하지방의 두께로 한다. 하지만 엄밀히 말하면 이것은 피하조직의 두께가 아니라 표피+진피+피하조직, 즉 피부 전체의 두께에 불과하다. 피하지방의 두께에 관한 논문을 읽을 때는 미리 연구 방법의 부분을 잘 읽어보고 측정 대상이 피하지방의 두께뿐인지, 피부 전체의 두께인지를 판단해야 한다.

(3) 최근에는 캘리퍼 방식 외에 초음파 방식, CT 스캔 방식이 측정에 사용된다.

초음파 방식, CT 스캔 방식에서는 피하지방의 두께만을 측정할 수 있다. 하지만 과거 캘리퍼 방식 시절의 측정치와 비교해야 하는 경우가 많아서인지 아직도 표피 · 진피를 포함한 피부 전체의 두께를 피하지방의 두께라고 하는 경우가 많은 것 같다.

다수의 생체 예(남성 174명, 여성 156명)를 대상으로 좌측 와위(따라서 우측에서 측정)에서 둔근 표면의 피하조직 두께(피부 전체 두께)를 초음파 방식으로 검사한 연구[20]가 있다.

그 결과에 따르면 Hochstetter 부위에서 남성은 2.6~19.6mm(최대치 6~8mm, 평균치 18~ 64세 7.9mm, 65세 이상 5.8mm), 여성은 2.4~28.4mm(최대치 8~10mm, 평균치 18~64세 10.5mm, 65세 이상 7.6mm)였다.

또한, Clark's point에서 남성은 3.2~28.4 mm(최대치 6~8mm, 평균치 8.5mm, 65세 이상 6.3mm), 여성은 2.2~26.6mm(최대치 8~10mm, 평균치 11.6mm, 65세 이상 9.2mm)였다.

참고로 근육주사에 사용되는 주사바늘은 일반적으로 22G(길이 25mm, 32mm, 38mm), 23G(길이 25mm, 32mm) 및 25G(길이 16mm, 25mm)이며, 짧은 주사바늘을 사용할 경우 둔근에 도달하지 못할 수 있으므로 주의해야 한다. 특히 지방량이 많은 환자의 경우 적절한 길이의 주사바늘을 선택할 필요가 있다.

Column

주사바늘이 장골을 관통하면 위험하다!

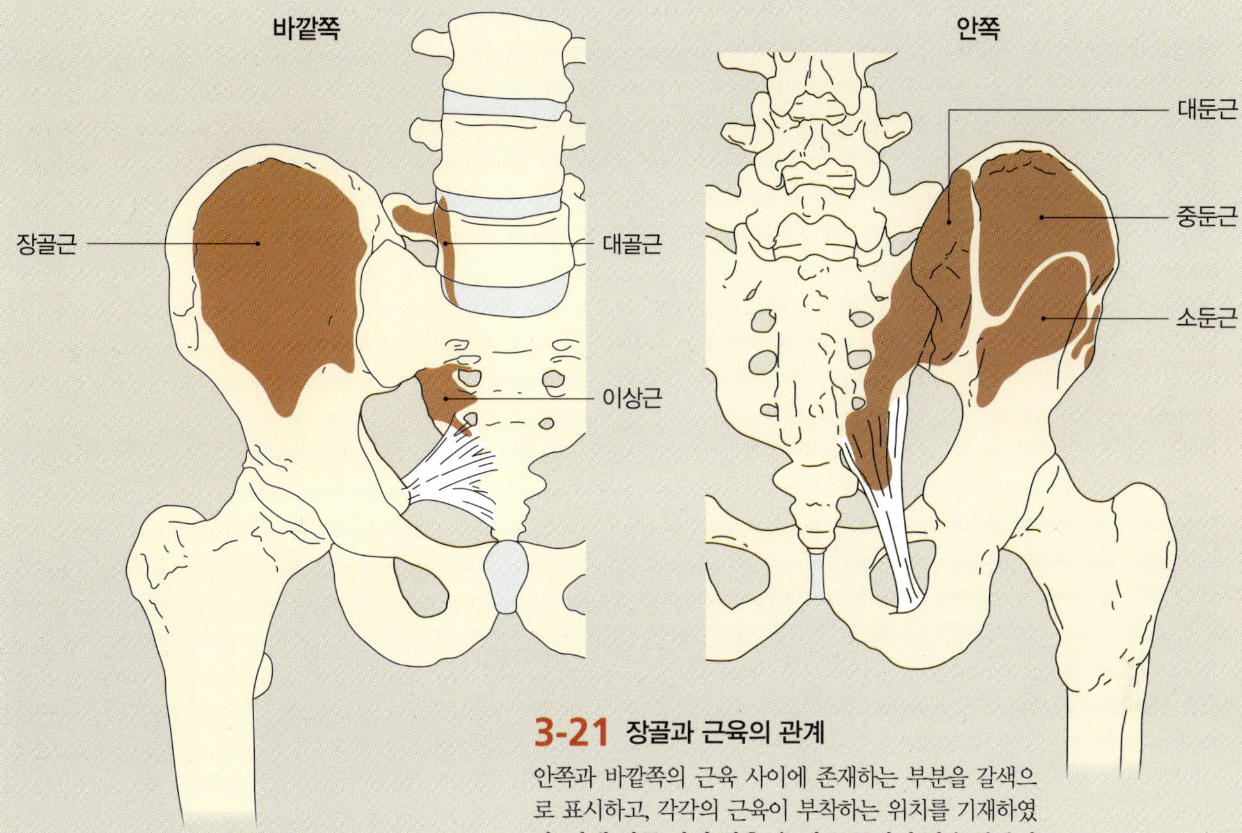

3-21 장골과 근육의 관계

안쪽과 바깥쪽의 근육 사이에 존재하는 부분을 갈색으로 표시하고, 각각의 근육이 부착하는 위치를 기재하였다. 아래 관골 사진(좌측)을 봐도 골질이 얇은 부분이 잘 나타난다.

장골와(Iliac fossa)는 내면의 장골근과 외면의 둔근 사이에 존재한다(갈색 부분).

두 근육 모두 자세 유지, 보행 등에 많이 사용되며 두께의 증감이 현저한 것이 특징이다. 따라서 장골와 중앙부는 안쪽과 바깥쪽 근육의 압박을 받아 골질이 얇아지고, 경우에 따라서는 구멍이 뚫린 상태일 수 있다.

따라서 이곳에 긴 바늘을 무리하게 꽂으면 장골보다 더 심부로 들어가 근육주사가 아닌 복강 내 주사가 될 수 있으므로 주의해야 한다.

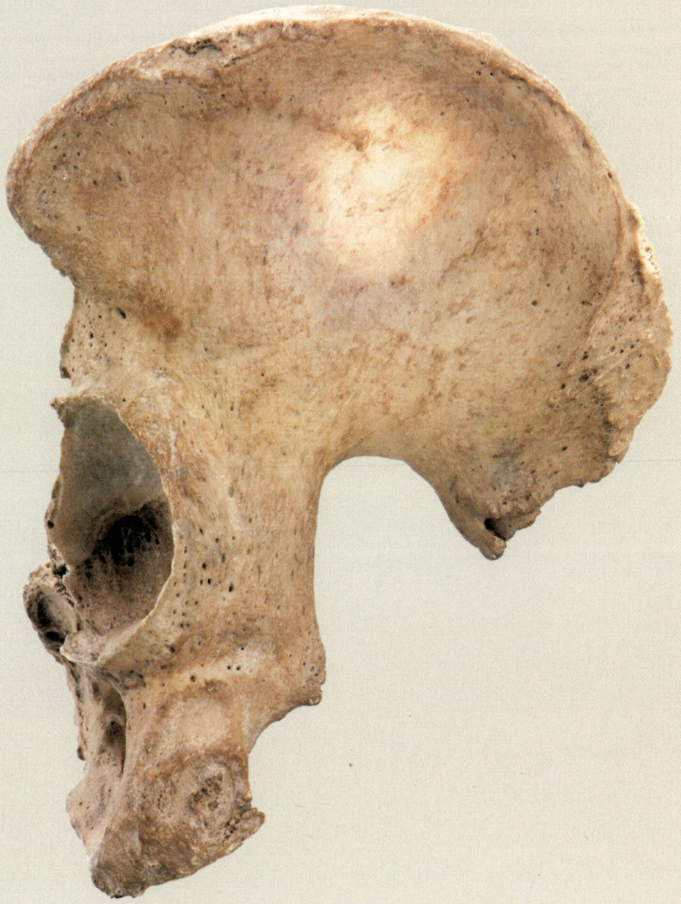

Check!

소아의 근육주사에 적합한 부위는?

지금까지 둔근의 근육주사에 대해 안전한 주사 부위를 중심으로 포인트를 설명했지만, 이는 어디까지나 성인을 대상으로 한 것이었다.

여기서는 영유아 · 소아에 대한 근육주사에 대해서도 알아보자.

둔근 · 삼각근은 적합하지 않다

일본에서는 1970년대에 소아의 감기 증후군에 해열제나 항균제의 근육주사가 시행되어 약 3,600명의 대퇴사두근 구축증 환자가 발생했다는 보고가 있었다.

최근 해외에서 많은 백신 접종은 피하 접종에 비해 국소 반응이 적은 근육 내 접종이 표준 접종법으로 자리 잡았다. 일본의 백신 접종은 피하 접종이 원칙이지만, 조만간 근육 내 접종을 표준 접종법으로 하는 백신이 도입될 것으로 예상된다.

표준 접종 부위로는 다음과 같은 부위가 꼽히고 있습니다(일본소아과학회 예방 접종 · 감염증 대책위원회).

- 1세 미만 : 대퇴 전외측부(외측광근의 중앙 1/3)
- 1세 이상 · 2세 미만 : 대퇴 전외측부 또는 삼각근 중앙부
- 2세 이상 : 삼각근 중앙부

성인의 경우 둔부가 표준 근육주사 부위이지만, 영유아의 경우 근육량이 적고 지방조직이 많아 좌골신경 손상 가능성이 있어 적합한 접종 부위가 아니라는 지적이 있다.

사람의 둔근은 성인의 경우 원숭이 등에 비해 매우 발달되어 있는데, 이는 직립이족보행에 의해 발육되었기 때문이고(P. 69 참조), 유아의 경우 둔근이 아직 잘 발달되어 있지 않다는 점에서 적절한 지적이라고 할 수 있다.

또한, 영유아의 상지는 하지에 비해 발달되어 있지만 삼각근의 절대량은 그다지 크지 않을 것이며, 근육의 중앙부가 액와신경(axillary nerve)의 주행경로에 근접한 부위라는 점도 신경 쓰이는 부분이다(P. 98~99 참조).

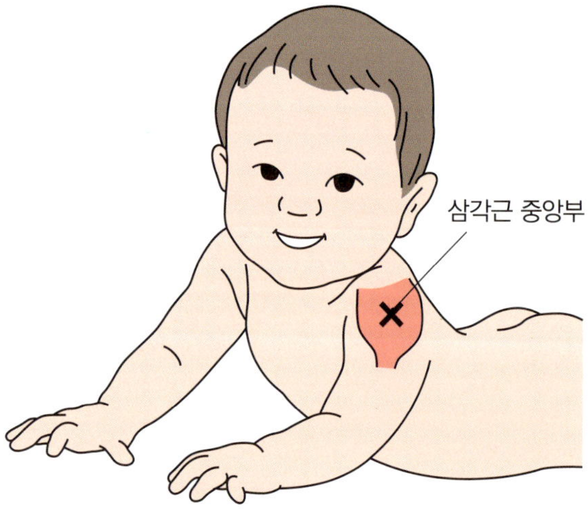

3-22 영유아의 삼각근

삼각근은 하지에 비해 발달되어 있지만, 근육의 절대량은 그다지 크지 않고, 근육의 중앙부는 액와신경의 주행로에 근접해 있다.

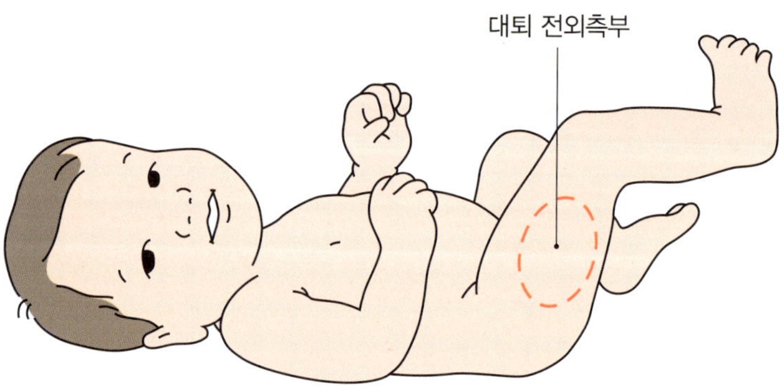

3-23 영유아의 대퇴사두근

대퇴사두근은 하지 근육 중 가장 크며, 그 중에서도 외측광근이 가장 발달되어 있다. 대퇴사두근 내부에는 좌골신경처럼 굵은 신경이 없다.

적합한 것은 대퇴 전방

한편, **대퇴사두근은 하지 근육 중 가장 크며, 그 중에서도 외측광근이 가장 잘 발달되어 있다**(3-23).

P. 86의 서두에서 언급한 1970년대에 많이 발생한 근구축증의 원인으로 pH가 낮고, 삼투압이 높은 해열제나 항균제의 잦은 투여와의 연관성이 지적되고 있지만, 근육 내부 구성과의 연관성이나 대퇴신경 지배지와의 관계 등 자세한 것은 밝혀지지 않았다.

약물 투여를 목적으로 한 근육주사는 물론, 백신 접종에 대해서도 영유아에게 사용하는 것은 현 시점에서 신중해야 하겠지만, 어떤 부위가 근육주사에 적합한지 다음에서 살펴보고자 한다.

소아의 둔근 내 주사는 좌골신경 손상의 위험을 내포하고 있다고 이미 언급한 바 있다. 이에 대한 반성 때문인지 영국과 미국에서는 2차 세계대전 전후로 대퇴 전방으로의 근육주사가 시행되기 시작했다.

대퇴 전방에 존재하는 대퇴신근(대퇴사두근+봉공근)은 무릎을 펴는 역할을 하기 때문에 직립이족보행을 하는 사람에서 특히 잘 발달된다.

게다가 **대퇴사두근 내부에 좌골신경처럼 굵은 신경은 보이지 않으며, 주사 시 엎드린 자세로 체위를 바꿀 필요도 없어 영유아의 근육주사에 적합하다고 할 수 있다.**

EVIDENCE

대퇴 근육의 무게 비교

대퇴 근육의 무게를 비교하면 신근 : 내전근 : 굴근 = 50 : 30 : 20으로 신근이 대퇴의 주요 근육임이 분명하다.

또한, 세 가지 둔근 무게의 합계와 비교해도 대퇴사두근은 거의 비슷하거나 오히려 크다(체중 50kg의 일본 남성 해부체 우측에서 대퇴사두근 1,103g에 비해 대·중·소둔근 합계 965g이라는 기록이 있다)[4].

EVIDENCE

대퇴사두근에서 '가장 무거운' 것은 외측광근

대퇴사두근을 구성하는 네 가지 근육의 무게를 측정한 조사 결과가 있다.

신장 162cm로 체격이 보통인 독일 남성(24세)의 해부체 우측에서는 대퇴직근 236g, 내측광근 404g, 중간광근 410g, 외측광근 573g이라고(대퇴사두근 전체 약 1,600g) 보고 되었다[44].

일본인은 어떨까? 해부실습체 조사(1927년)에 따르면, 체중 49.1~60.6kg의 12명(나이, 성별 미기재)에서 우측 대퇴사두근 각 부위의 평균 무게는 대퇴직근 116.9g, 내측광근 245.1g, 중간광근 236.9g, 외측광근 341.8g이었다[28].

이러한 결과로 미루어 볼 때, 대퇴사두근에 근육주사를 한다면 사두근 중 가장 큰 외측광근을 선택하는 것이 합리적이라고 할 수 있다.

또한, 대퇴사두근 전체로서 약 940g이라는 값은 같은 조사에서 대·중·소둔근 합계 약 770g에 비해서도 큰 수치로, 이족보행하는 사람의 경우 대퇴의 신근이 매우 발달되어 있음을 보여준다.

일본인의 조사가 이뤄진 시기는 결핵으로 사망하는 경우가 많아 당시 해부실습체는 현대보다 더 마른 체형이었을 것으로 추정된다.

한편, 해부실습체를 이용한 또 다른 조사(일본인)[4]에서 우측 대퇴사두근의 무게는 53세 체중 53kg 남성에서 1,103.1kg, 63세 37kg 남성에서 689.4g, 57세 41kg 여성에서 865.7g으로 나타났다.

이러한 조사 결과를 통해 대퇴사두근의 무게는 인종과 체격, 그리고 시대에 따라 개인차가 크다는 것을 알 수 있다.

Check! ✓ 소아의 근육주사에 적합한 부위는?

3-24 대퇴사두근의 구조(우측)

근육주사에 이용되는 것은 중간 표층을 내려가는 대퇴직근과 근육이 잘 발달한 외측광근이다.

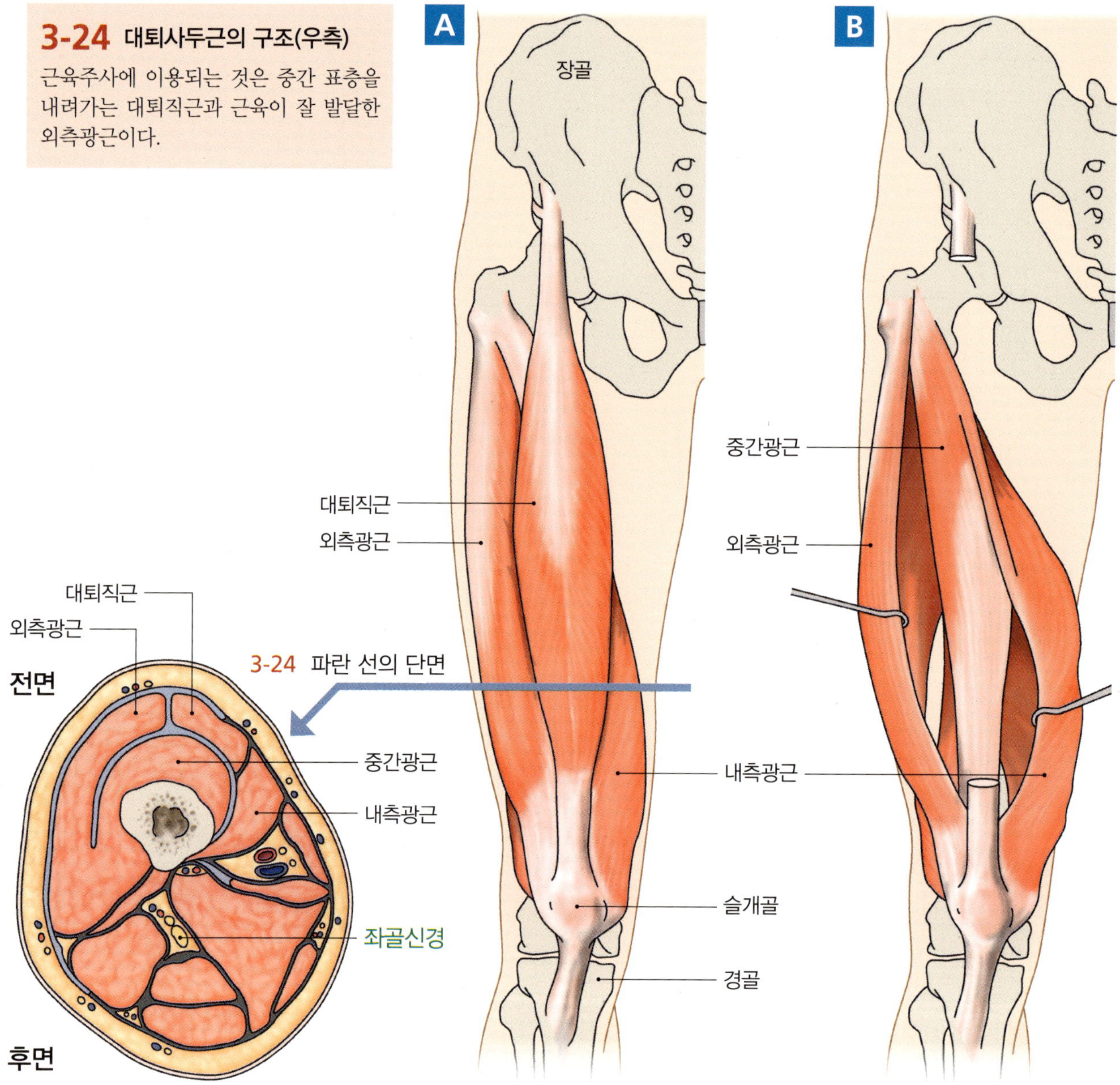

대퇴사두근의 구조

지금부터는 대퇴사두근의 구조를 살펴보자.

인체(성인) 해부도를 이용하여 설명하였다(3-24).

대퇴사두근은 하방에서는 슬개골을 감싸고, 경골의 상단부에 부착되므로 슬관절을 넘어가지만, 상방에서는 크게 두 개로 나뉜다.

표층의 가늘고 긴 **대퇴직근**은 장골에서 기시하며, 고관절과 슬관절을 가로지르는 2관절근이다(3-24A).

3-24B는 대퇴직근을 제거한 것으로, 심층의 폭 넓은 근육은 대퇴골을 넓게 덮고 있는 1관절성 근육으로 2개의 세로 틈새에 의해 **내측광근**, **중간광근**, **외측광근** 3가지로 나뉜다.

이 세 가지 근육 중 대퇴직근 뒤에 숨어있는 것은 중간광근뿐이며, 내측광근과 외측광근은 대퇴직근의 양쪽으로 나와 있다. 이 중 슬관절을 신장시키는 외측광근이 훨씬 더 발달되어 있다는 것은 일류 수영선수의 다리를 보면 알 수 있을 것이다.

3-25 **대퇴신경의 주행(우측)**

좌골신경이 둔부나 대퇴 높이에서는 굵은 줄기를 이루며 주행하는 반면, 대퇴부 근육에 분포하는 대퇴신경은 서혜인대의 약간 하방 레벨에서 이미 여러 갈래로 나뉘어져 있다.

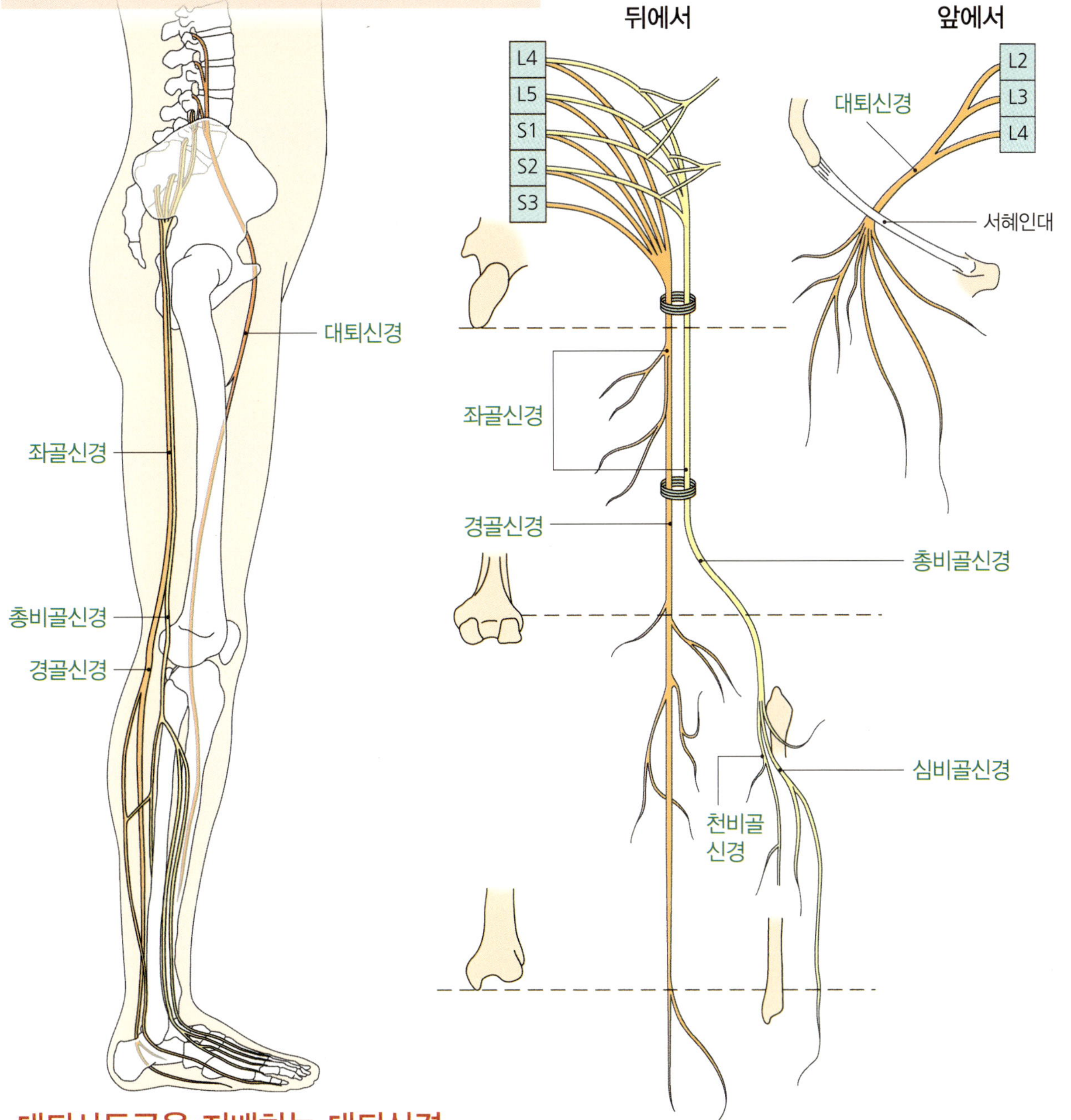

대퇴사두근을 지배하는 대퇴신경

대퇴사두근에 근육 주사 시 가장 먼저 주의해야 할 것은 근육을 지배하는 대퇴신경이 손상되지 않도록 하는 것이다.

3-25를 보자. 대퇴 전방의 대퇴신경과 후방의 좌골신경의 큰 차이점 중 하나는 원위의 발목까지 하행하는 좌골신경이 둔부나 대퇴의 높이에서는 굵은 줄기를 이루며 주행하는 반면, 대퇴부 근육에 분포하는 대퇴신경은 서혜인대의 약간 하방 레벨에서 이미 여러 갈래로 나뉘어져 있다는 점이다.

대퇴신경은 대퇴사두근의 상내측 방향에서 근육으로 진입한다(복재신경에 대해서는 P. 41 참조).

대퇴신경에 손상을 주지 않는 대퇴에 대한 근육주사에 적합한 부위를 다음 페이지에서 설명한다.

Check! 소아의 근육주사에 적합한 부위는?

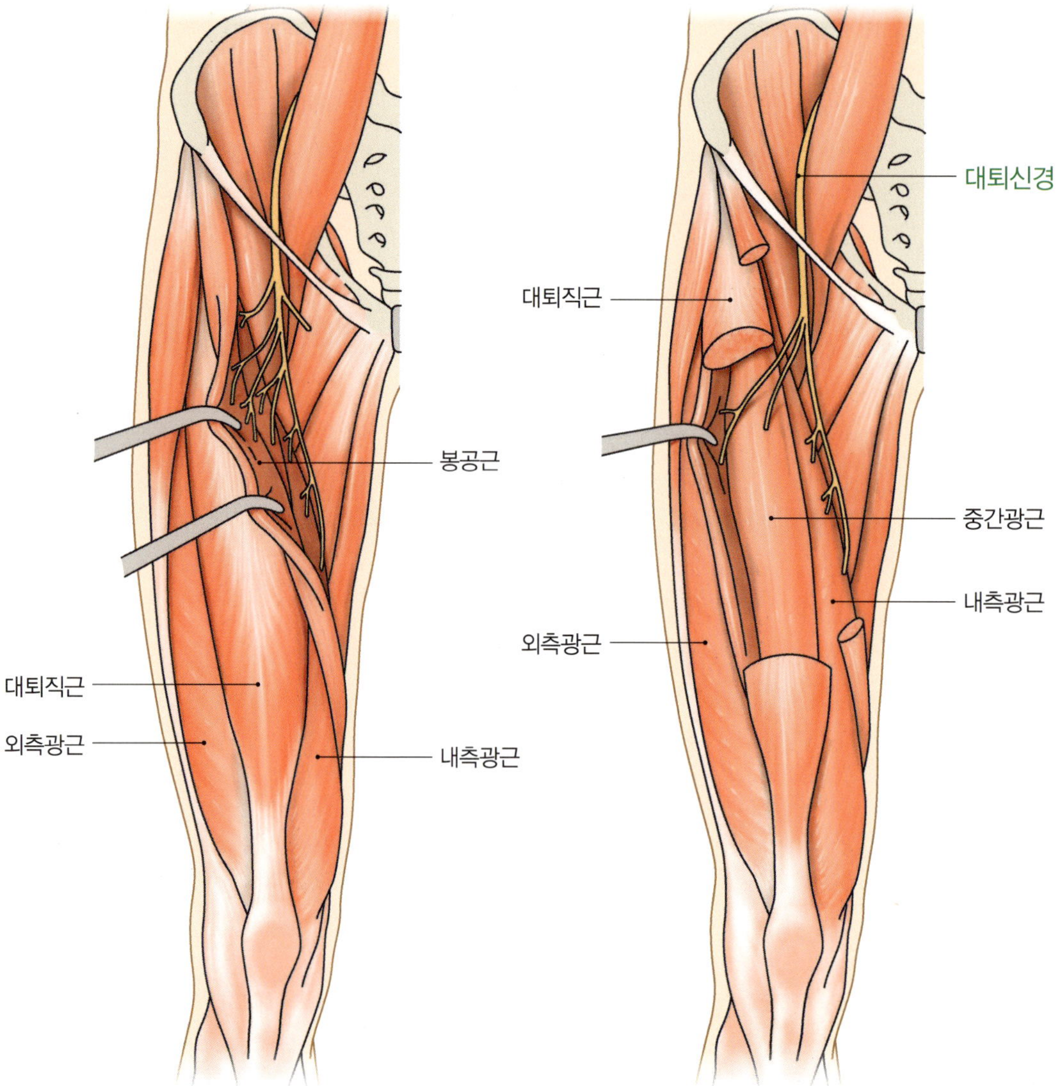

3-26 대퇴신경의 주행(우측)

내측광근의 지배신경은 상당히 하방까지 내려와 있기 때문에 대퇴직근 내측에 주사하면 손상될 확률이 높아질 수 있다.

대퇴에 적합한 주사 부위는?

근육주사에 이용되는 것은 중간 표층을 내려가는 대퇴직근과 근육이 잘 발달되어 있고 무게가 있는 외측광근이다(P. 87 EVIDENCE 참조). 실제로 1970년대 초반 소아과 의사를 대상으로 한 설문조사에서 대퇴 전면을 상·중·하로 나누면 중간 높이의 정중부 및 그 외측에 주사하는 경우가 많고, 대퇴직근이나 외측광근에 주사하는 경우가 많은 것으로 나타났다.

단, 3-26에서 알 수 있듯이 **내측광근의 지배지는 상당히 하방까지 내려와 있기 때문에 대퇴직근 내측에 주사하면 손상될 확률이 높아질 수 있다**.

3-27 외측광근에 대한 주사 부위(우측)

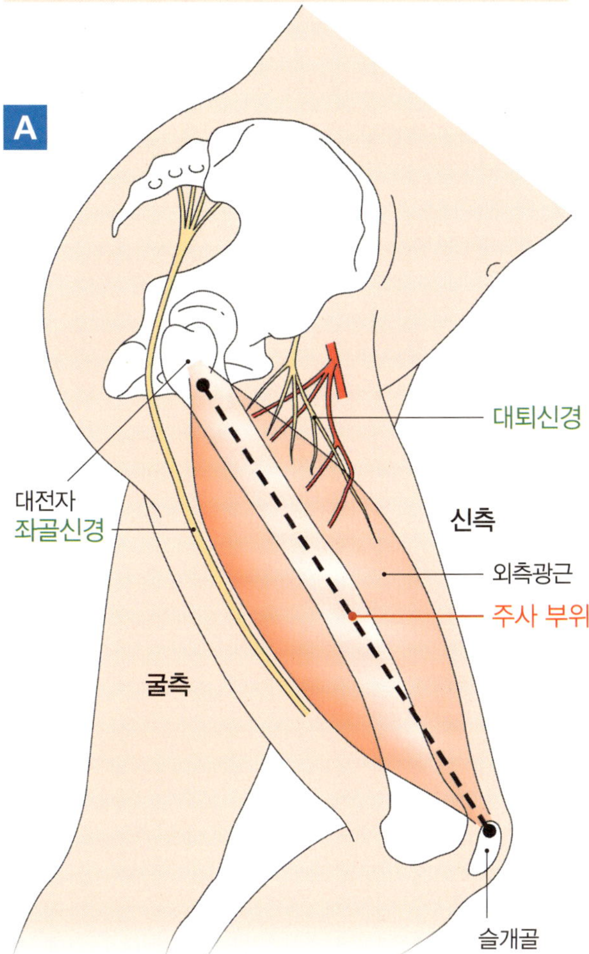

외측광근의 지배신경은 대퇴신경이며, 외측광근의 상방 내측부에 분지를 낸다.
좌골신경은 외측광근에 분지하지 않는다.
대전자와 슬개골을 잇는 점선의 중점 부근에 자입하면 대퇴신경, 좌골신경을 손상시킬 염려가 없다.

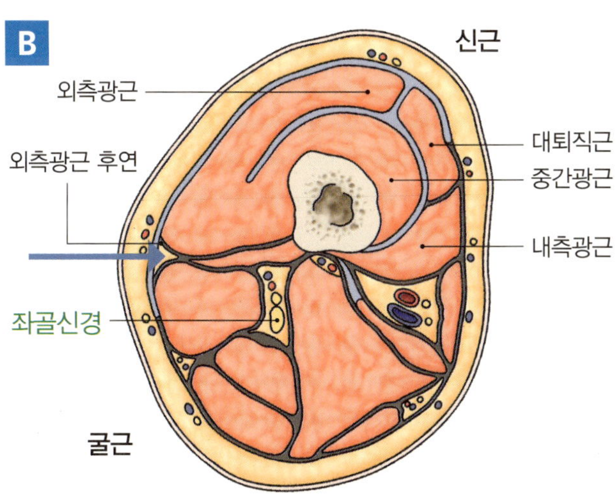

대전자와 슬개골을 잇는 직선의 중점(주사 부위) 부근의 단면이다. 화살표와 같이 외측광근 후연으로 깊게 자입하면 좌골신경을 손상시킬 수 있으므로 주의가 필요하다.

외측광근에 대한 주사 부위

외측광근에 주사하는 방법에 대해서는 3-10에서도 소개한 Hochstetter가 흥미로운 모형도를 남겨, 그 그림을 활용하여 설명한다.

대퇴를 외측에서 보면 외측광근의 큰 덩어리가 보인다(3-27A). 3-27B는 대전자와 슬개골을 잇는 직선의 중점 부근의 단면으로, 화살표처럼 외측광근 후연에 있는 세로로 주행하는 얕은 고랑 사이로 들어가면 좌골신경에 도달한다. 단, 좌골신경은 대퇴굴근에 분지를 낼 뿐, 신근에 속하는 외측광근에는 분지하지 않는다.

외측광근의 지배신경인 대퇴신경은 서혜인대의 약간 하방에서 일찍 갈라져 외측광근의 상방 내측부로 들어간다(3-27A).

대퇴에서 촉지가 쉬운 랜드마크는 대전자와 슬개골인데, 이 둘을 잇는 직선의 중점 부근이 주사 부위의 기준이 된다. 이 부위라면 대퇴신경의 굵은 분지 및 좌골신경을 손상시킬 우려가 없다.

실제로 시술을 할 때는 3-27C와 같이 양손과 무지, 소지를 이용해서 자입부를 결정하는 것이 좋다.

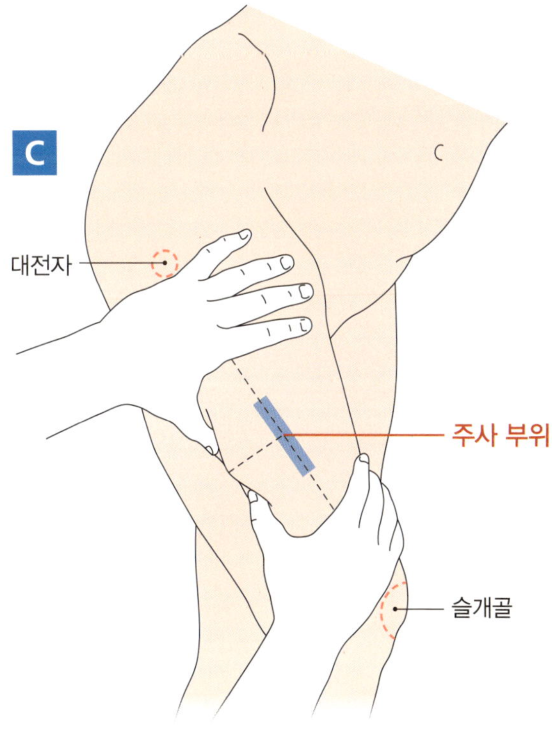

NOTE

대퇴사두근 구축증에 주의!

대퇴사두근 근육주사의 경우 신경 손상보다 더 중요한 문제가 있다. 앞서 이야기한 1973년 한 지방에서 집단적으로 발생한 대퇴사두근 구축증이 그것이다.

주로 소아과 영역에서 감기 증후군 환아에게 해열제, 항생제를 대퇴사두근에 근육주사하는 경우, 근조직이 손상되어 섬유화가 오고, 근육이 수축되어 무릎 굴곡 장애, 보행 및 주행에 이상을 초래할 수 있다. 물론 약물의 조직 손상성, 주사 횟수나 주사 부위가 고정화되는 것 등도 관련이 있다.

이 문제는 사회적으로도 큰 문제가 되어 현재는 대퇴사두근에 근육주사를 하는 경우가 드물어졌고, 주사 자체의 적응증도 엄격하게 적용되고 있다.

특히 이관절근인 대퇴직근이 손상되면 고관절 신전 자세에서만 무릎 굴곡이 저하되고, 고관절 굴곡 자세에서의 무릎 운동은 정상이다. 복와위(prone position)에서 무릎을 굴곡시키면 고관절도 굴곡되어 Ely's test가 양성으로 나타난다(**3-28**). 또한, 광근은 일관절근이므로 손상될 경우 고관절의 자세에 관계없이 항상 무릎 굴곡이 제한된다.

더불어 근육 손상은 대퇴사두근뿐만 아니라 당연히 둔근, 삼각근에 주사 시에도 발생할 수 있으므로 근육주사는 가능한 한 신중하게 하는 것이 좋다.

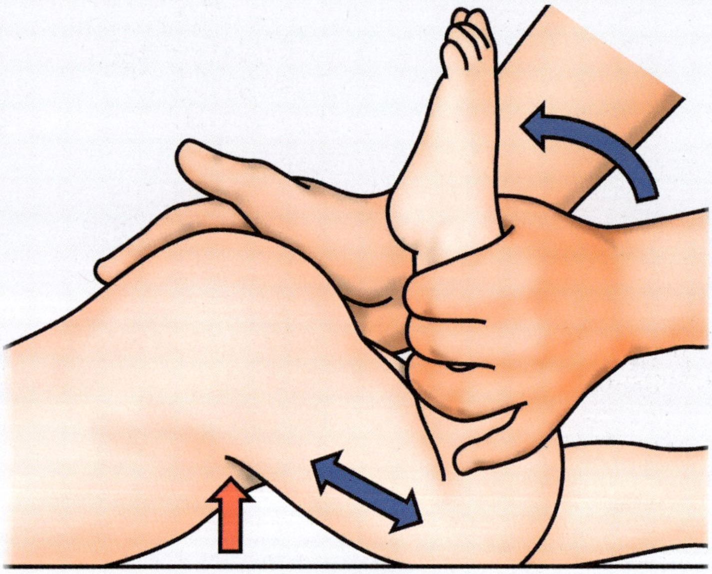

3-28 Ely's test

대퇴직근이 손상되면 신전성을 잃어 슬관절의 가동성이 제한된다. 따라서 무릎을 굴곡시키면 일정 각도 이상 구부러지지 않고, 그 이상 구부리려고 하면 고관절이 굴곡되면서 엉덩이가 올라간다.

참고문헌

1. 赤石 英, 押田茂実: 注射による末梢神経損傷の実態と予防対策. 日本医事新報 53(2512): 25-32, 1972.
2. Le Gros Clark WE: Practical Anatomy 2nd ed. P.68, Edward Arnold, Bristol, 1949.
3. 土井 脩: 筋肉注射液による大腿四頭筋拘縮症. 医薬品医療機器レギュラトリ—サイエンス 43(2): 180-181, 2012.
4. 遠藤充朗: 下肢筋の重量的発育関係. 東京医学会雑誌 51: 1177-1185, 1937.
5. Frohse F, Fränkel M: Die Muskeln des Menschlichen Beines. von Bardeleben K ed, Handbuch der Anatomie des Menschen. Vol.2, Part2-2, P.454-475, 508-520, 642-643, Gustav Fischer, Jena, 1913.
6. 藤田 浩: 注射・採血手技の最新エビデンス. 月刊ナーシング 37(9): 22-25, 2017.
7. Greenway K: Using the ventrologluteal site for intramuscular injection. Nurs Stand 18(25): 39-42, 2004.
8. Grosz S: Zur Technik der intramuskulären Injektionen. Arch Dermat Syph 72: 65-76, 1904.
9. Hall AM : Medication administration. Potter PA, Perry AG eds, Fundamentals of nursing 8th ed, P.565-642, Elsevier, Canada, 2013.
10. 林 眞弘, 宇羅昌代: 筋肉注射剤により多発する皮下硬結のケース—我々の筋肉注射主義は適切だろうか？—. 精神科治療学 31(7): 945-948, 2016.
11. 平沢興, 岡本道夫: 分担 解剖学 第2巻. 金原出版, 1982.
12. von Hochstetter A: Über Probleme und Technik der intraglutäalen Injektion. Teil II, Der Einfluss der Injektionstechnik auf die Entstehung von Spritzenschaeden.Schweiz Med Wochenschr 86(3): 69-76, 1956.
13. von Hochstetter A: Eine sichere Technik der intramuskulären Injektion in den Oberschenkel (Laterale-Vastus-Injektion). Schweiz Med Wschr 99(8): 266-269, 1969.
14. 衣袋健司: 注射による筋肉拘縮と末梢神経障害について(第7版), 2008.(講義録)
15. 岩永秀子, 高山 栄: 三角筋､中殿筋における筋肉内注射の適切な部位の検討. 東海大学健康科学部紀要9: 29-33, 2003.
16. 泉田重雄: 注射による筋拘縮について. 小児科臨床 25(4): 462-469, 1972.
17. 川西千恵美: 意外と知らなかった筋肉注射の注意ポイント. Expert Nurse 28(11): 80-91, 2012.
18. 河野通成: 臀部三角形. 日本泌尿器科學會雑誌 18(9): 595-609, 1929.
19. Khoo ST, Brown TC: Femoral nerve block--The anatomical basis for a single injection technique. Anaesth Intensive Care 11(1), 40-42, 1983.
20. 菊池和子, 高橋有里, 小山奈都子, 石田陽子: 科学的根拠に基づく筋肉内注射の注射針刺入深度に関する研究. 日本看護技術学会誌 8(1): 66-75, 2009.
21. 木村邦彦､高井省三: 相対筋重量によるカニクイザルの四肢の比較解剖学的研究. 解剖学雑誌 45: 80-90, 1970-4.
22. 木村 賛: ヒトの二足歩行の力学—ニホンザルと比較して, 日本機械学会誌 78(676): 217-221, 1975.
23. 木村 賛: ヒトはいかに進化したか—進化からみた人類学. P.103-113, サイエンス社, 1980.
24. 小山奈都子, 高橋有里, 石田陽子, 菊池和子他: 筋肉内注射を安全に施行するための部位の検討—三角筋と中殿筋について—. 岩手県立大学看護学部紀要 7 : 97-100, 2005.
25. 熊谷 進, 村上宝久, 長田光博, 加藤哲也, 松賢次郎, 柴垣栄三郎: 注射による大腿直筋短縮症について. 小児科臨床 24(10): 3005-3009, 1971.
26. Lanz J, Wachsmuth W: Praktische Anatomie, 2nd ed. Bein und Statik, P.144, Springer, Berlin, Heidelberg, New York, 1972.
27. 升田茂章, 川西千恵美: 筋肉内注射における痛みの少ない部位の検討 —三角筋と中殿筋の注射痛の比較—. 高知女子大学看護学会誌 34(1): 71-78, 2009.
28. 松島伯一: 日本人に於ける各骨骨格筋の重量に就いて. 医学研究 1(1): 43-48, 1927.
29. 松﨑和代: この薬剤もむのが正しい？もまないのが正しい？ 意外と知らなかった筋肉注射の注意ポイント Part4. Expert Nurse 28(11): 90-91, 2012.
30. 宮田雄祐: 大腿四頭筋短縮症多発の意義. 看護技術 21(8)(279): 74-83, 1975.
31. 中川武夫, 小野雄一郎, 久永直見, 岩田全充, 柴田英治, 金田誠一, 小林章雄, 鷲見勝博, 森谷光夫, 森 正樹: 診療記録にもとづく大腿四頭筋拘縮症の発症要因に関する研究. 日本衛生学雑誌 43(3): 724-735, 1988.
32. 中島由加里, 向井加奈恵, 今有 香, 北山幸枝, 大桑麻由美, 尾崎紀之, 中谷壽男: 新しい殿部筋肉内注射部位｢新殿筋注点｣と従来のクラークの点との解剖体による比較研究. 形態・機能 10(2): 108-114, 2012.
33. 日本小児科学会 予防接種・感染症対策委員会: 小児に対するワクチンの筋肉内接種法について(改訂版). 2019. (2020年3月閲覧). https://www.jpeds.or.jp/uploads/files/201908_kinnnikunaisesshu.pdf
34. Obach J, Aragones JM, Ruano D: The infrapiriformis foramen syndrome resulting from intragluteal injection. J Neurol Sci 58(1): 135-142, 1983.
35. 押田茂実: 筋肉内注射法の歴史的考察. 日本医事新報 2557: 13-20, 1973.
36. 酒巻咲子, 谷岡哲也: 安全な筋肉注射の部位・手技は? 意外と知らなかった筋肉注射の注意ポイント Part2. Expert Nurse 28(11): 86-87, 2012.

37. 阪本桂造: 大腿四頭筋拘縮症に関する研究. 昭和医学会雑誌 31(8): 32-51, 1971.
38. 佐藤達夫, 坂本裕和: リハビリテーション解剖アトラス. P.217, 医歯薬出版, 2006.
39. 佐藤好恵, 成田 伸, 中野 隆: 殿部への筋肉内注射部位の選択方法に関する検討. 日本看護研究学会雑誌 28(1): 45-52, 2005.
40. 菅野敬之編: 写真とイラストでよくわかる！ 注射・採血法: 適切な進め方と, 安全管理のポイント, 改訂版, P.112-113, 羊土社, 2012.
41. 鈴木裕視, 足立和隆：Apparatus for taking radiograph of the wole human body with the projected line of gravity. 人類学雑誌 96(3): 379-387, 1988.
42. 高橋みや子, 根本良子, 石井トク, 押田茂實: CT写真解析による注射部位の検討—臀部筋肉内注射—. 日本看護科学会誌 8(3): 128-129, 1988.
43. 谷岡哲也, 安原由子, 坂巻咲子, 升田茂章, 高瀬憲作: 精神科における特効性注射剤の安全な筋肉注射の方法—超音波診断によるエビデンスにもとづいた安全な投与部位と注射針の刺入深度. 精神科看護 41(11): 35-45, 2014.
44. Theile FW: Gewichtbestimmungen zur Entwickelung des Muskelsystems und des Skelettes beim Menschen. P.153-174, Halle, 1884.
45. 安原由子, 谷岡哲也: 筋肉注射, 意外に筋肉に届いていないって本当? 意外と知らなかった筋肉注射の注意ポイント Part1. Expert Nurse 28(11): 82-85, 2012.

Lecture 4
근육주사 : 삼각근

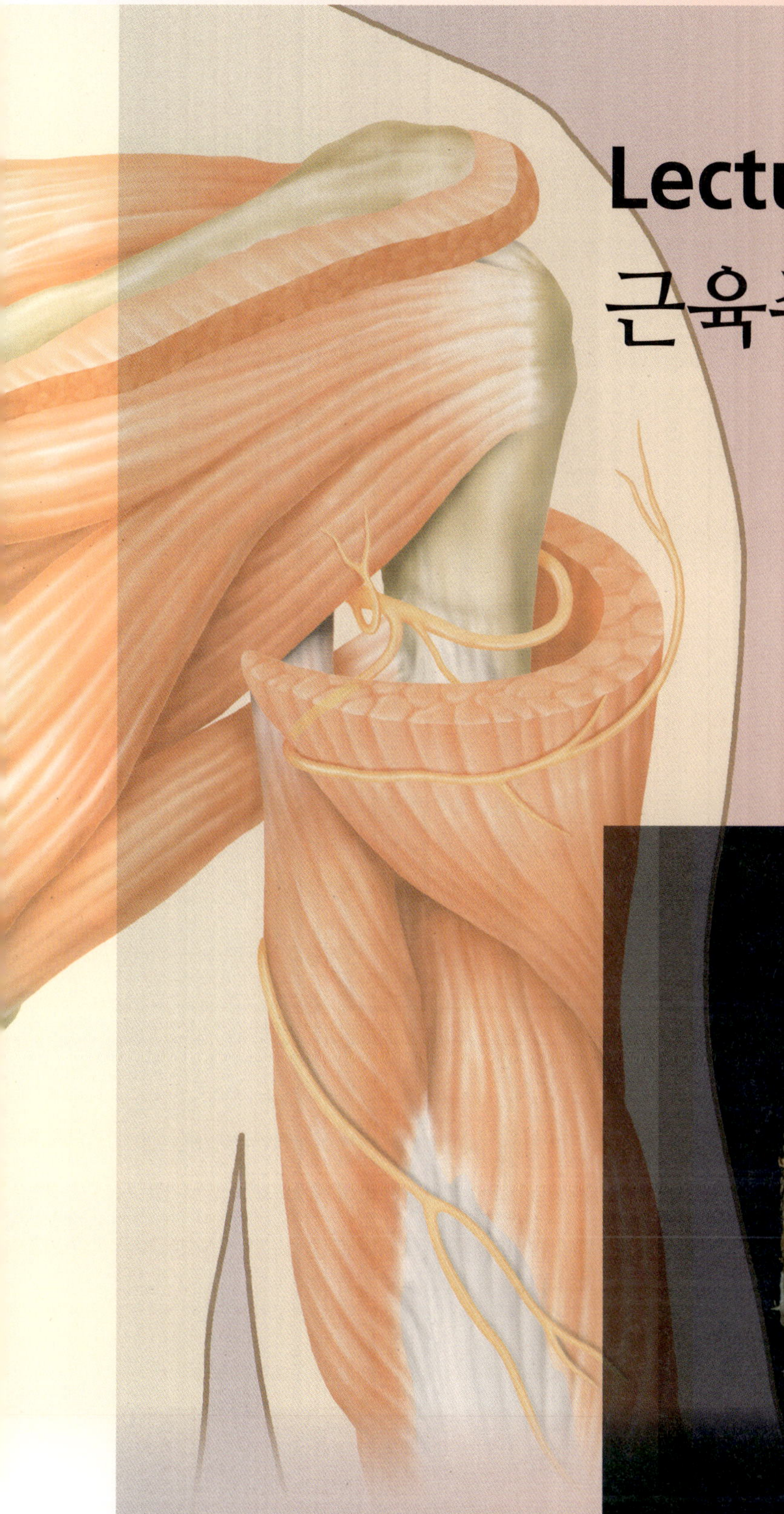

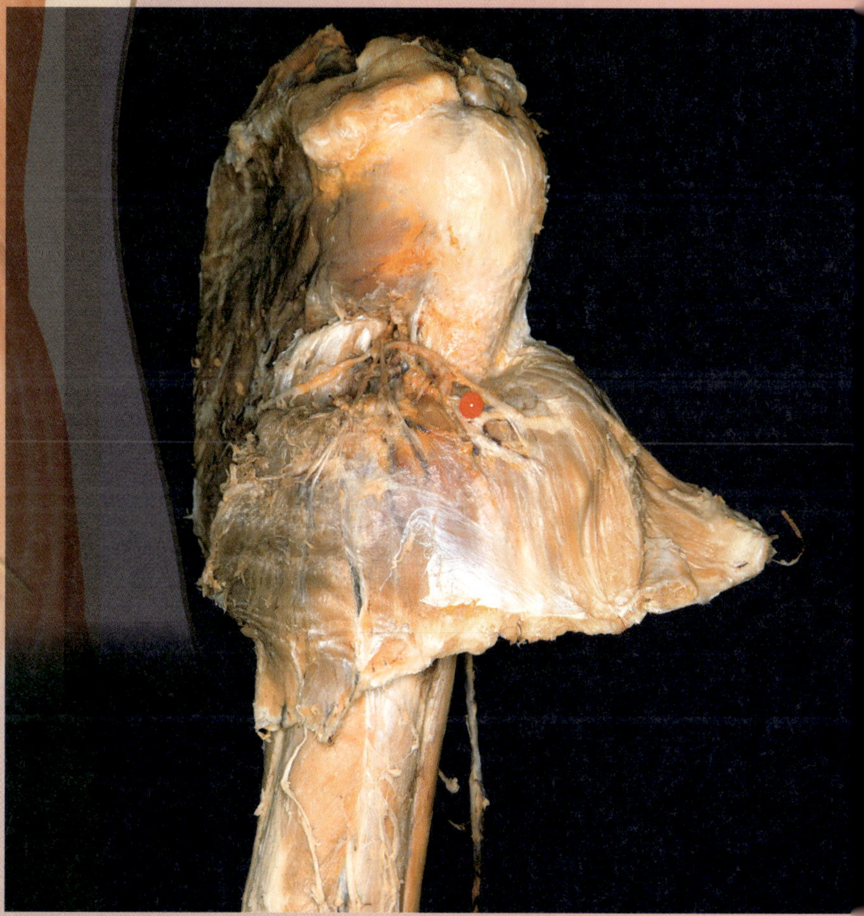

Lecture 4 견봉에서 3횡지 아래에 주사하면 '위험'?

삼각근에 대한 근육주사는 둔근 주사처럼 환자가 수치심을 느끼지 않기 때문에 그동안 안이하게 시행되었다. 그러나 원래는 삼각근의 구조와 삼각근의 중앙을 가로지르는 액와신경의 주행에 대해 충분히 고려해야 한다. 여기에서는 삼각근 주사와 관련된 해부학적 문제점에 대해 알아보자. 이 장에서 사용하는 상지의 그림 및 사진은 기본적으로 우측 상지를 기준으로 한다.

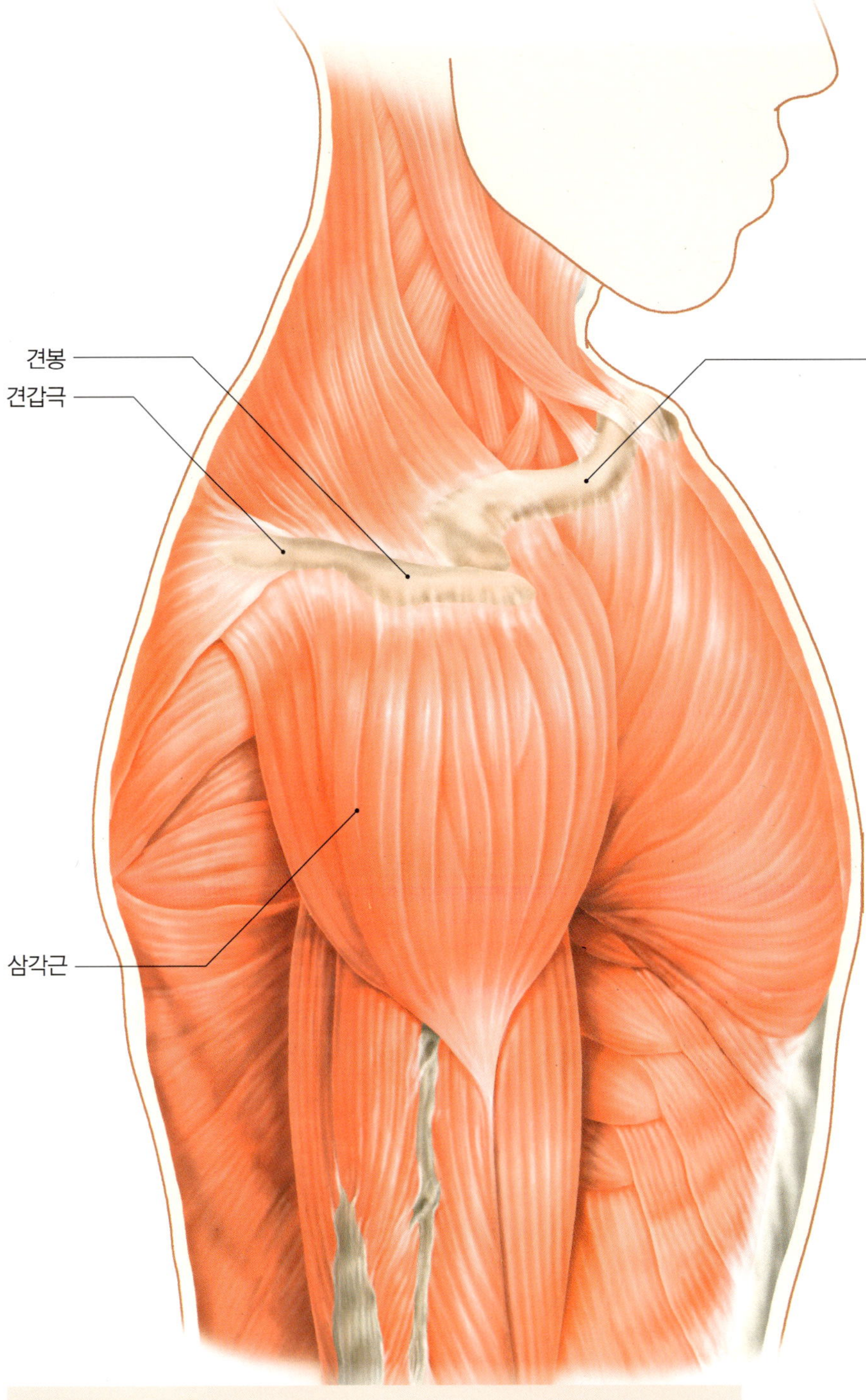

4-1 옆에서 본 상완의 근육(우측)

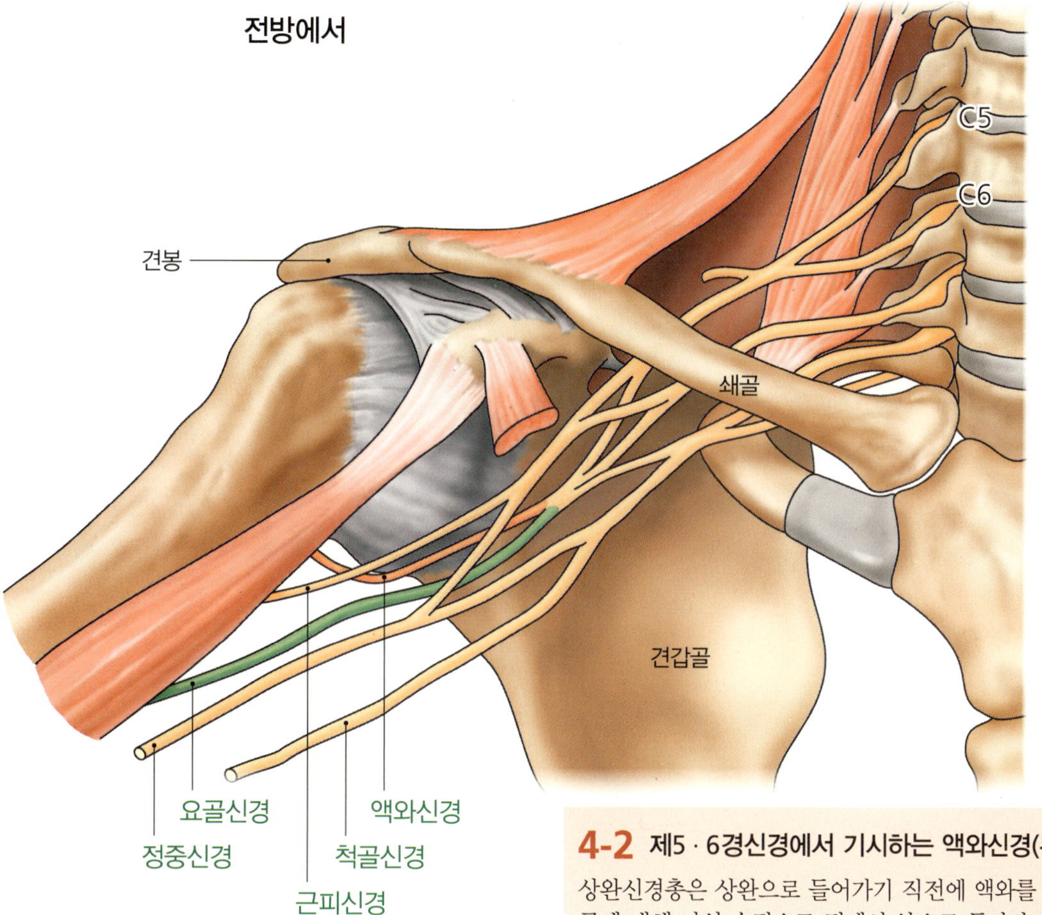

4-2 제5 · 6경신경에서 기시하는 액와신경(우측)

상완신경총은 상완으로 들어가기 직전에 액와를 지나며, 액와신경은 상완골에 대해 거의 수평으로 뒤에서 앞으로 돌아간다.

목에서 기시하여 '뒤에서 앞으로' 돌아가는 액와신경

주사 부위인 삼각근은 견관절을 덮고 있는 발달된 큰 근육으로 견갑극, 견봉 및 쇄골에 걸쳐 있다(**4-1**).

삼각근의 중앙을 가로지르는 **액와신경은 완신경총의 가지로서 기시하며, 4-2**에 상완신경총의 주행을 나타냈다.

액와신경은 상완신경총 중 제5 · 6경신경이 합쳐진 신경간(nerve trunk)에서 기시한다.

상완신경총은 말 그대로 팔로 가는 신경 다발인데, 그 중 액와신경은 상완으로 들어가기 직전에 액와를 통과한다.

그리고 상완골의 외과경을 돌아서 전방으로 향한다.

액와신경이 **상완골에 대해 거의 수평으로 뒤에서 앞으로 돌아가는 주행의 특징으로 인해 회선신경(circumflex nerve)**이라고 하기도 한다.

다음에서 액와신경의 주행과 삼각근과의 위치 관계를 확인해 보자.

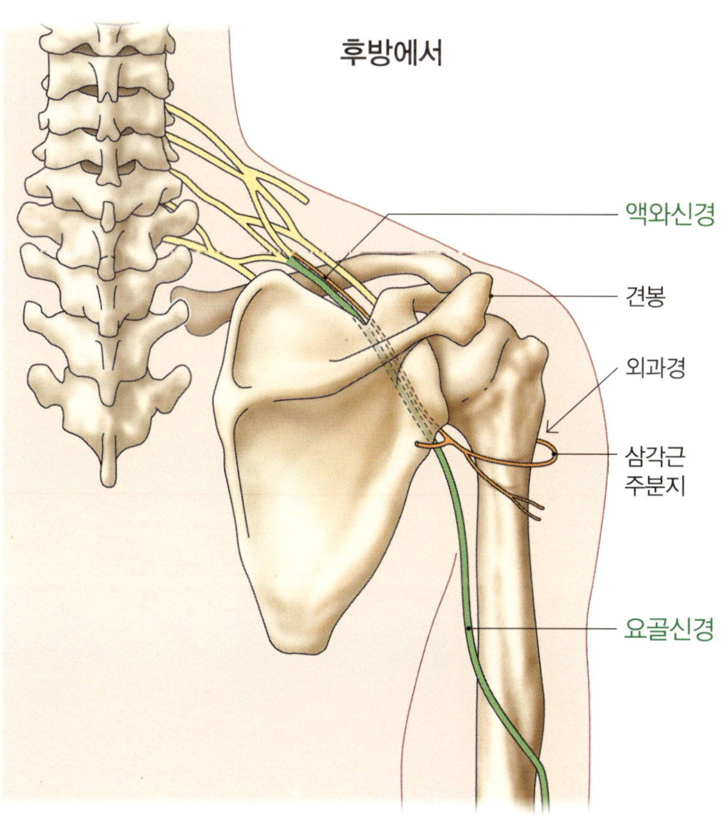

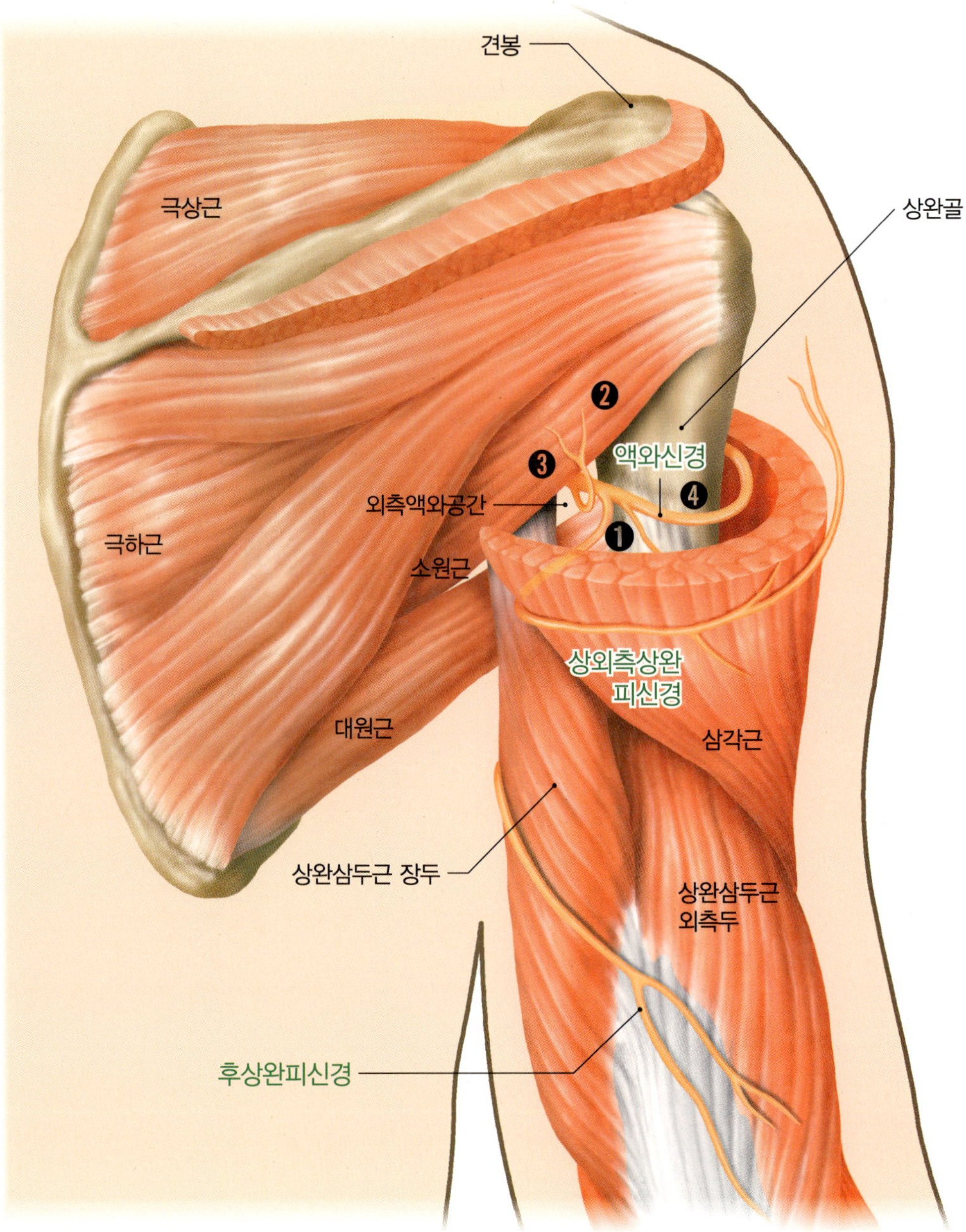

4-3 상지 후면에서 본 액와신경의 주행(우측)

액와신경은 외측액와공간을 지나 4개의 가지로 나뉜다. 삼각근에 주사 시 주의해야 할 것은 주분지(❹)이다.

액와신경은 하나의 공간에서 4개의 가지로 나뉜다

액와신경은 회선하기 전에 액와의 후벽을 이루는 근육 사이를 빠져나온다.

4-3과 같이 소원근과 대원근이라는 두 개의 소근육이 비스듬히 가로로 주행하는 반면, 상완골과 상완삼두근 장두가 세로로 주행하고 있다. 이들 4개의 근육 사이에 네모난 공간(외측액와공간)이 형성된다.

액와신경은 이 공간을 통과하며, 여기서 4개의 가지로 나뉜다.

제1지(**4-3** ❶)는 상외측상완피신경으로 인근 피부에 분포한다. 제2지(**4-3** ❷)는 소원근, 제3지(**4-3** ❸)는 삼각근의 후방(견갑극에서 기시하는 부분)에 분포한다. 그리고 제4지(**4-3** ❹)는 삼각근의 하층을 주행하며, 근육의 대부분에 분포하는 이른바 주분지(main branch)가 된다.

삼각근에 근육주사를 할 때 손상되지 않도록 주의해야 하는 것은 물론 이 주분지이다.

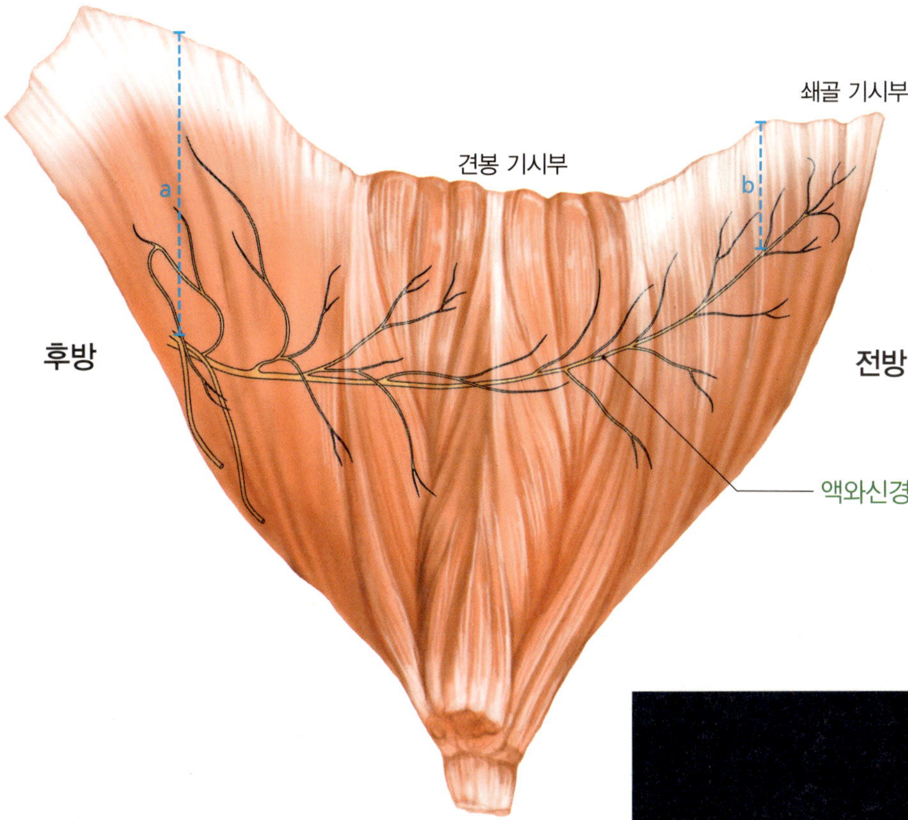

4-4 **삼각근을 횡주하는 액와신경의 주분지 (우측)**

삼각근의 하층을 횡주하는 액와신경을 투과시킨 그림.
삼각근의 후방과 전방에서는 견갑극과 액와신경 및 쇄골과 액와신경의 상대적 간격이 다르다. 후방(a)이 전방(b)보다 쇄골과의 거리가 더 멀다.

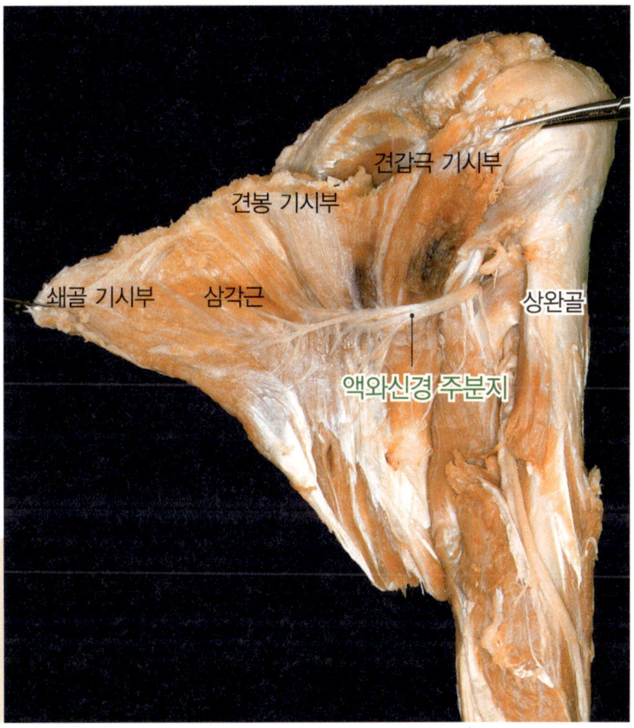

4-5 **삼각근의 뒷면을 횡주하는 액와신경의 주분지(우측)**

우측 상지의 견봉에서 삼각근을 절개해 후방 내측으로 반전시켰다. 외측액와공간에서 나온 액와신경 주분지가 삼각근을 횡주하고 있다.

견봉에서 '3횡지 아래'는 정말 안전한가?

그렇다면 액와신경(주로 주분지)을 손상시키지 않으려면 구체적으로 어디에 주사하면 좋을까? 일반적으로는 '견봉에서 3횡지 아래'를 주사 부위로 권장하고 있는데, 실제로 검증해 보자.

4-4 · 5는 액와신경의 주분지가 삼각근을 횡주하는 모습이다. 여기서 주의해야 할 점은 **삼각근의 후방과 전방에서는 쇄골, 견봉, 견갑극과 액와신경과의 거리가 다르다**는 것이다. 후방에서는 주분지가 견갑극 기시부보다 3횡지 이상 떨어져 주행하고 있는 반면, 전방(쇄골 기시부)에서는 간격이 3횡지보다 좁아져있다. 따라서 **'3횡지 아래'라는 기준은 견봉으로부터의 거리를 기준으로 해야 할 것**이다.

액와신경의 주분지는 견봉에서 '거의 3횡지 아래를 통과'

다음으로, 실제 해부체(남성)에서 '견봉에서 3횡지 아래'가 주사 부위로서 적합한지 확인해 보자.

4-6은 견봉을 기준으로 손가락을 대고 3횡지 아래에 핀으로 표시한 모습니다.

그리고 **4-7**은 삼각근을 견봉에서 절개해 반전시켜 해부한 것이다.

A는 삼각근을 외측으로 반전해 당긴 상태로 액와신경이 외측액와공간에서 나타난다. **B**에서는 삼각근의 기시부 전체를 박리해 하방으로 반전시켰으므로 액와신경의 주분지가 확인된다.

삼각근의 표면에 단 3횡지 아래의 핀과 동일하게 뒷면에도 핀을 달았다. **4-4**의 그림과 마찬가지로 액와신경의 주분지는 **삼각근의 거의 중앙부를 횡주하지만, 핀을 꽂은 견봉에서 거의 3횡지 하방을 통과**하는 것을 볼 수 있다.

따라서 개인차가 있지만, 일반적으로 알려진 '견봉에서 3횡지 아래'를 피해서 주사하는 것이 좋다.

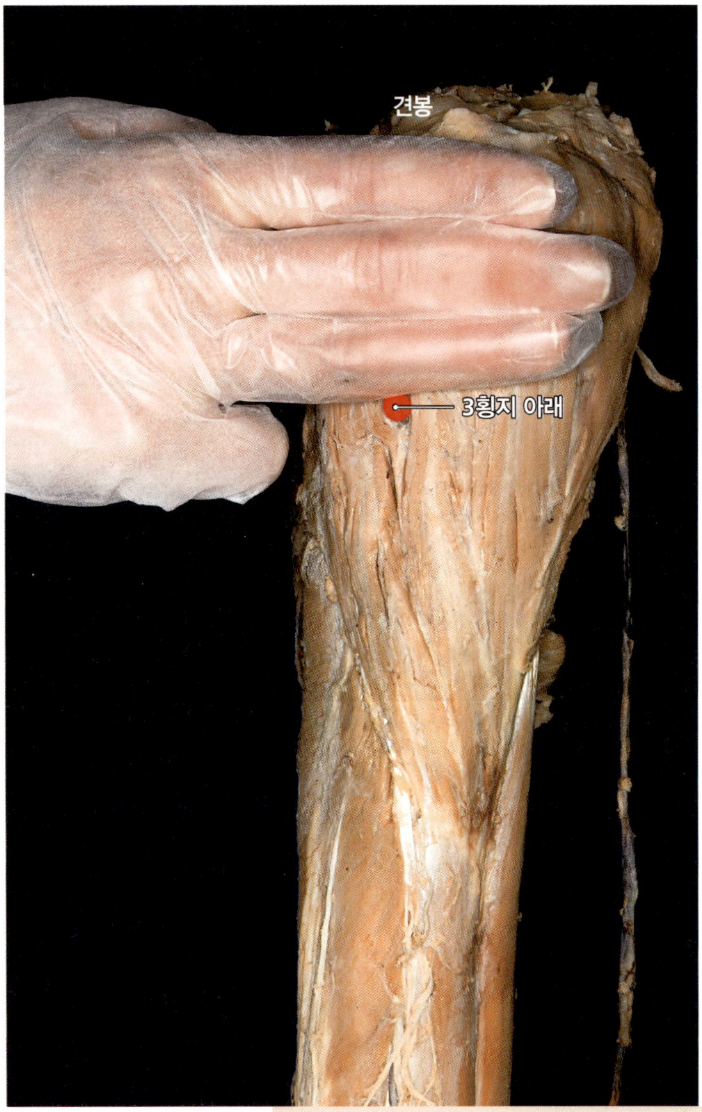

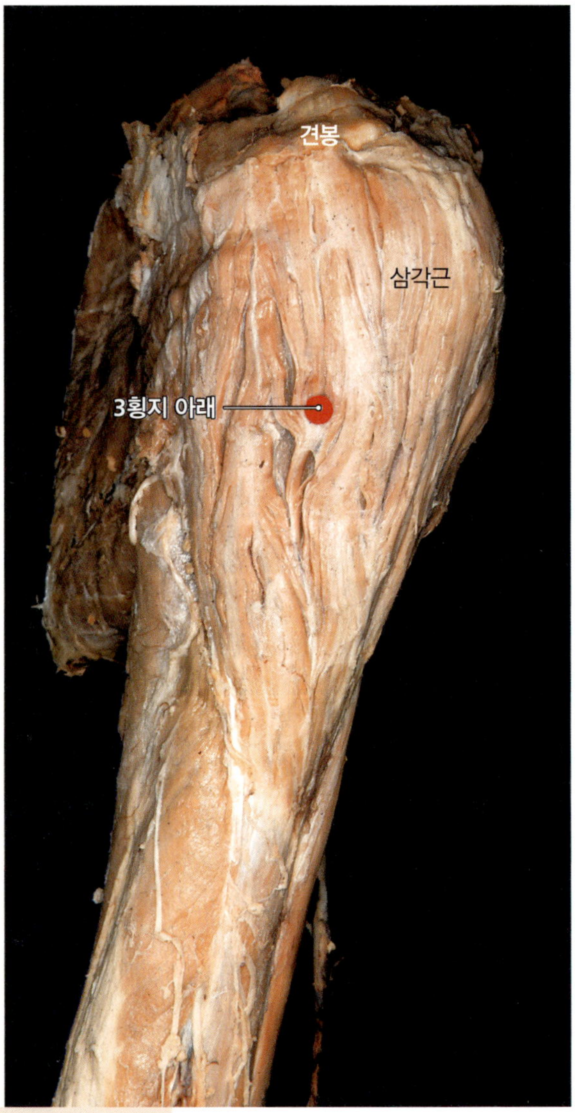

4-6 **견봉에서 3횡지 아래에 단 표식(우측)**

견봉에서 3횡지 아래에 핀으로 표식을 달았다.

A

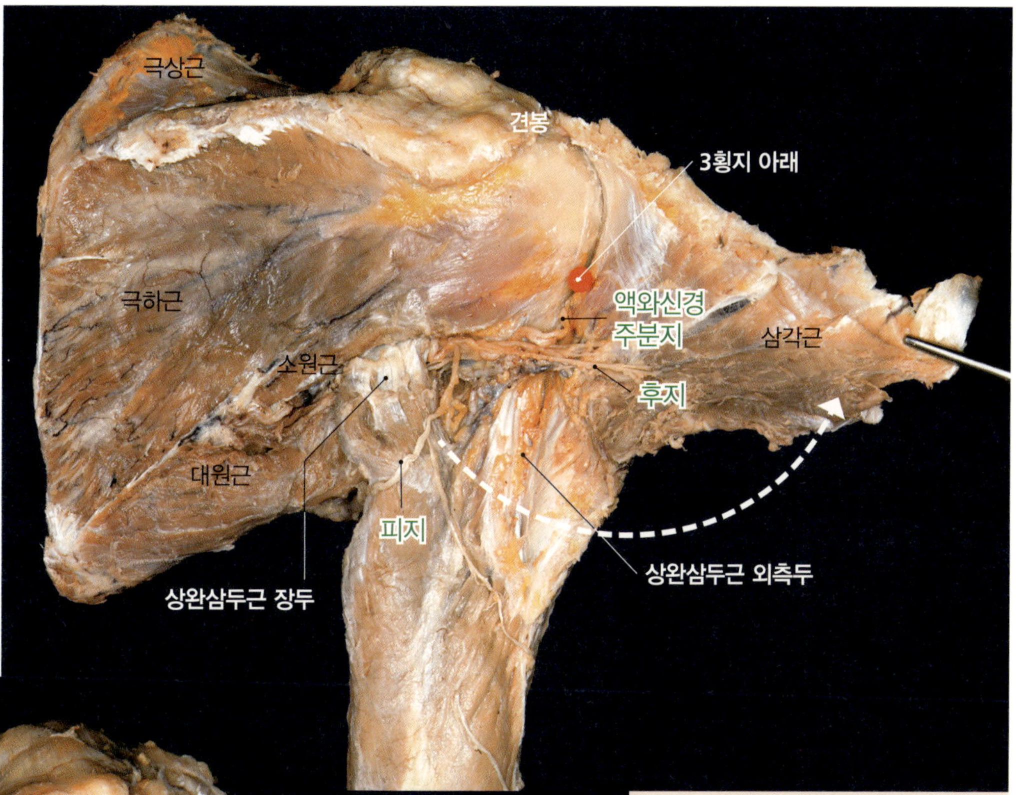

B

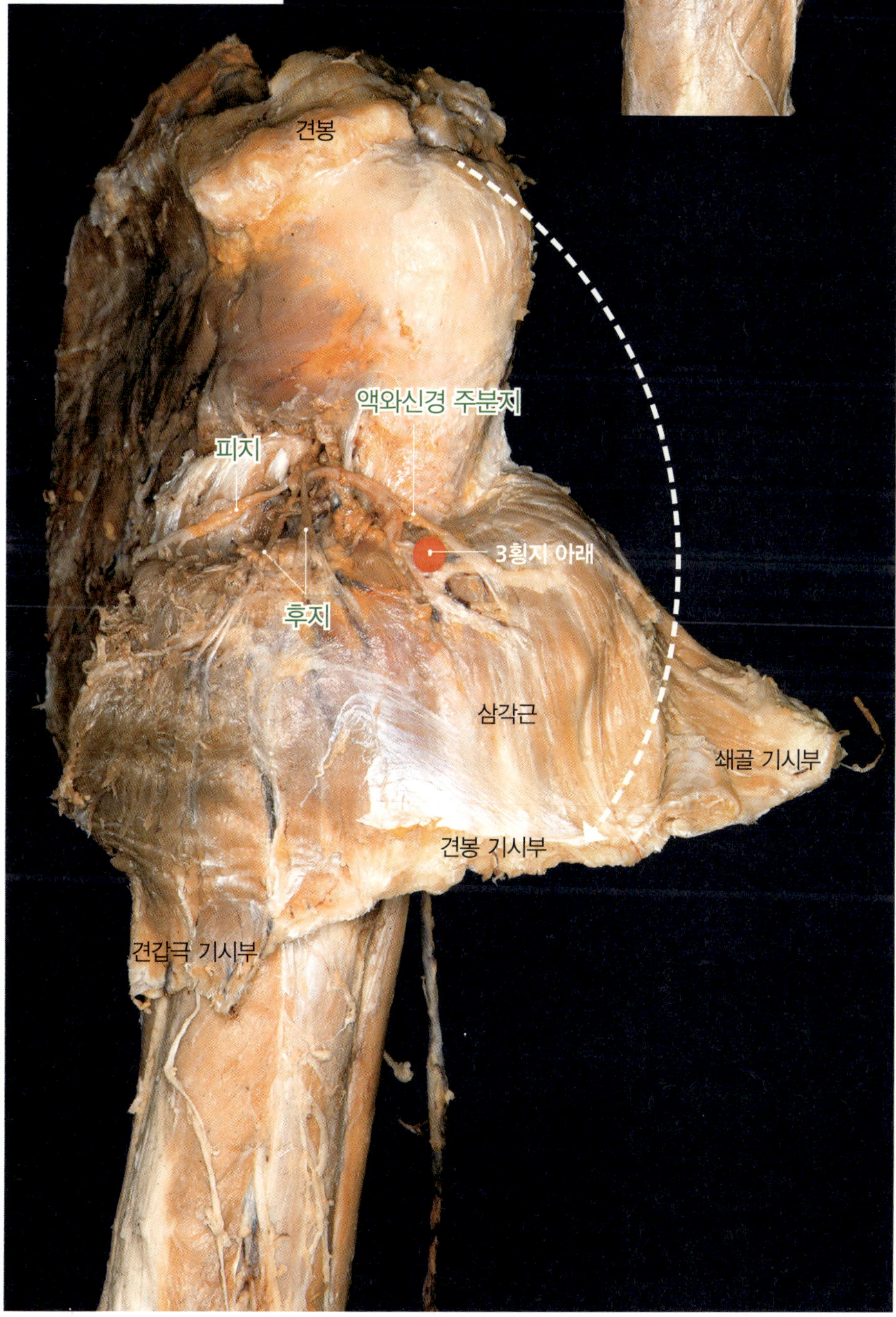

4-7 견봉에서 3횡지 아래의 표식과 액와신경의 위치 관계(우측)

A :
표면에 단 3횡지 아래 핀의 뒷면에도 동일하게 핀을 달았다.

B :
액와신경의 주분지는 삼각근의 거의 중앙부를 횡주하며, 견봉에서 거의 3횡지(약 5~6cm) 아래를 지난다.

권장되는 주사 부위는 '정삼각형'의 내부

4-7과 같이 액와신경이 견봉에서 거의 3횡지 하방 부근을 횡주하므로 그 부위를 벗어나 주사하는 것이 좋다는 것을 시사한다.

그렇다면 둔근 주사의 경우 Clark's point(P. 70 참조)나 Hochstetter 부위(P. 72 참조)와 같이 권장되는 구체적인 표식을 나타낼 수는 없는 것일까?

4-8은 미국의 간호서적 중 하나에서 인용한 것이다.

견봉의 외측연, 즉 견봉의 후단(견봉각)과 전단의 사이를 잇는 선을 한 변으로 하여 정삼각형을 만들고, 그 내부에 자입하는 것을 권장하고 있다.

그럼 이제 해부체에서 실제로 검증해 보자.

4-9와 같이 삼각근 위 견봉의 후단과 전단 사이를 잇는 선을 한 변으로 하여 정삼각형을 만들고, 각 점에 파란색 핀을 달았다.

한편, 견봉에서 3횡지 아래에는 빨간색 핀을 달았다.

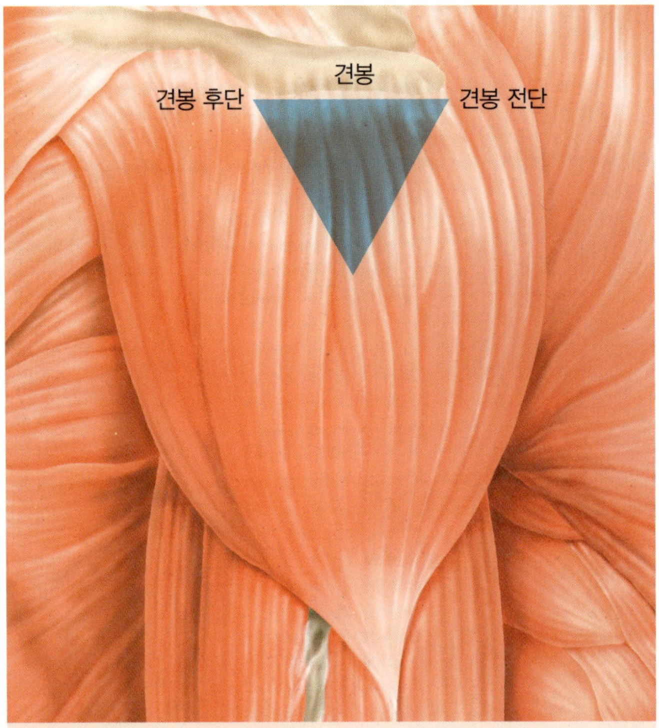

4-8 삼각근 위의 정삼각형

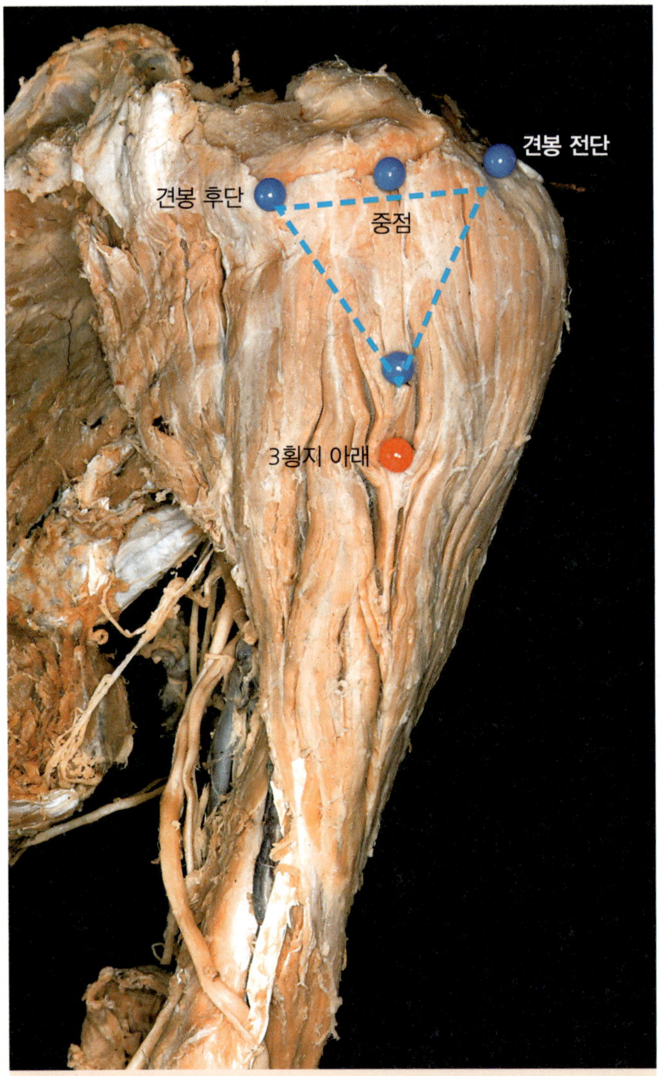

4-9 해부체에 나타낸 삼각근 위의 정삼각형

memo

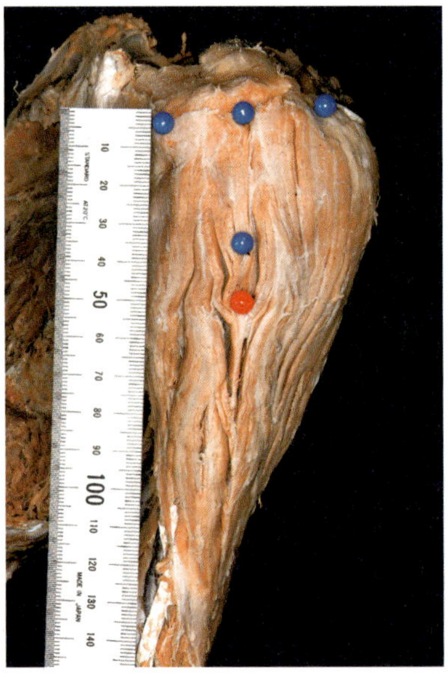

이 증례에서 견봉 외측연의 길이는 대략 4.6cm이므로 계산하면 삼각형 하방의 정점은 견봉에서 약 4cm 떨어져 있고, 3횡지의 길이는 약 5cm이다.

4-7과 마찬가지로 정삼각형을 유지한 상태에서 삼각근을 견봉에서 절제해 해부하여 반전시켰다(**4-10**).

정삼각형 내부에는 특별히 영향을 받을 만한 신경이 보이지 않지만, 견봉에서 3횡지 아래(빨간색 핀)에는 액와신경이 상당히 가깝게 주행하고 있는 것을 알 수 있다.

따라서 이 **삼각형의 내부를 자입 위치로 선택하는 것이 타당하다**고 할 수 있다.

단, **삼각의 하단부는 액와신경의 주행경로에 근접해 있고, 또 상단부는 견관절낭에 자입할 우려**가 있으므로(P. 105 참조) 피하는 것이 좋다.

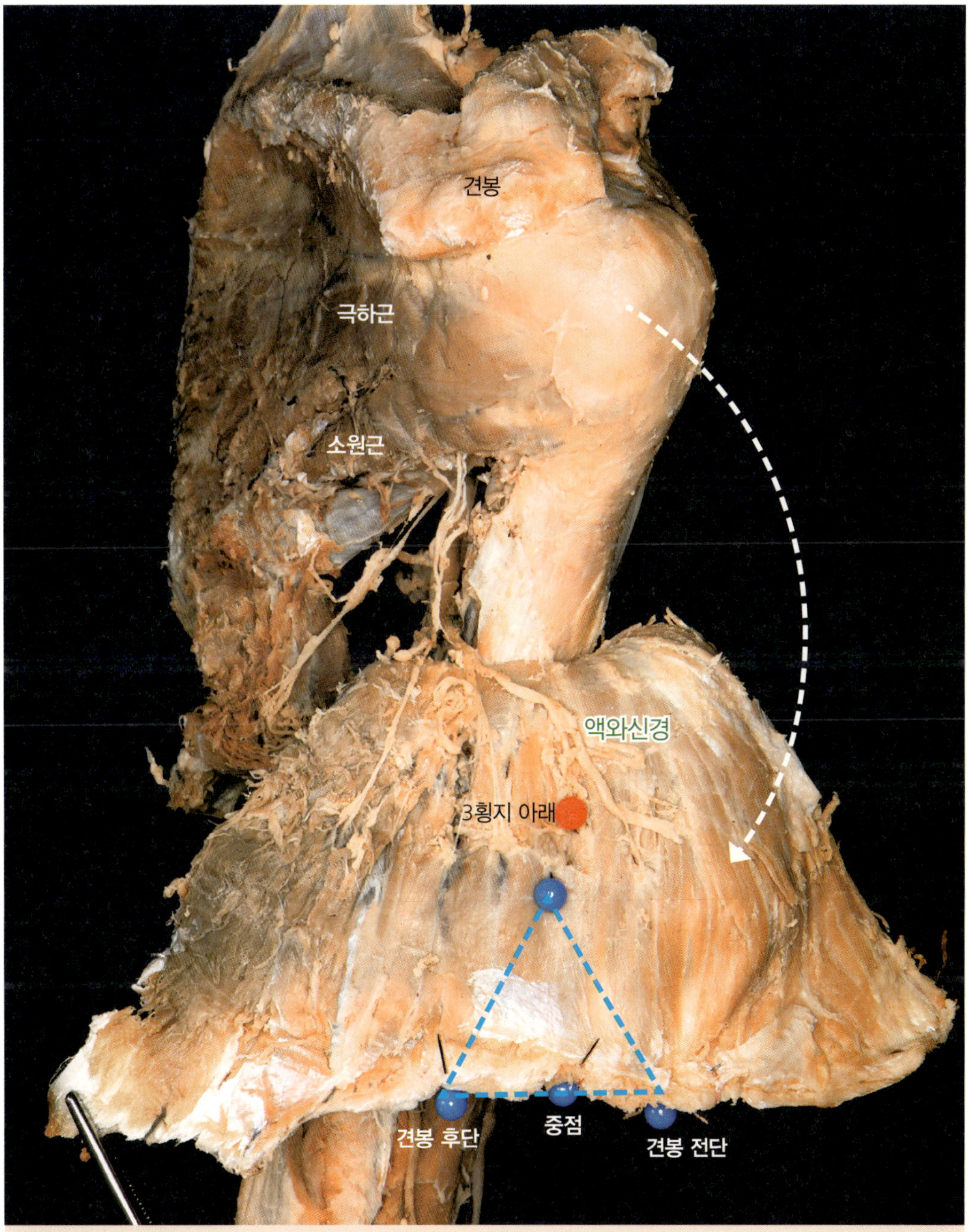

4-10 삼각근의 뒷면에서 본 정삼각형

파란색 핀으로 둘러싸인 정삼각형 내부에는 자입 시 영향을 받을 수 있는 신경이 특별히 보이지 않는다.

Advanced Lecture

기타 권장되는 주사 부위

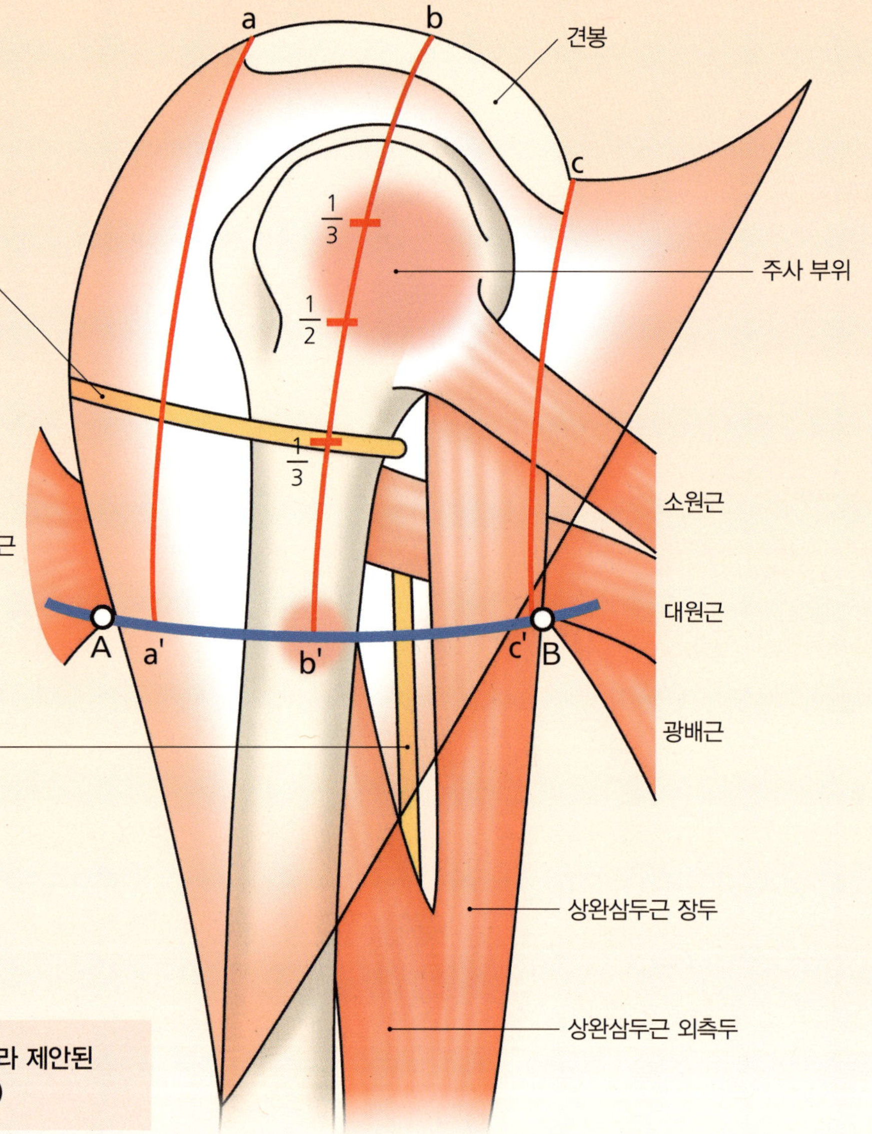

4-11 부검 소견에 따라 제안된 주사 부위(좌측)

4-10의 적절한 주사 부위는 견봉이라는 뚜렷한 뼈 부위를 지표로 삼는 방법이었다.

하지만 어깨는 수많은 근육이 집중되어 있는 곳이기 때문에 그 근육들의 부각을 활용하는 방법도 생각해 볼 수 있을 것이다.

4-11은 부검 소견을 바탕으로 일본에서 제안된 방법이다[25].

좌측 상지 삼각근의 전방에서는 대흉근의 상완골에 대한 정지부가 전액와 주름으로 뚜렷이 나타나고, 후방에서는 광배근의 정지부가 후액와 주름으로 짚을 수 있다. 이 두 개의 큰 근육과 삼각근의 교점(즉, 두 근육이 삼각근의 뒤로 들어가는 지점)을 표시한다(**A**와 **B**).

한편, 상방에서는 견봉 외측연의 중간점(**b**)을 찾고, 거기에서 수직선을 내려 직선 **A-B**와의 교점을 **b'**로 하고, **b-b'** 사이를 2등분 및 3등분 한다. 액와신경은 아래 1/3 지점을 통과하기 때문에 위 1/3과 1/2 사이의 영역이 적절한 주사 부위가 된다.

또한, b' 부근도 위 1/3보다 근육이 두꺼워 적절한 주사 부위로 소개되었다. 해부에 근거한 정확한 방법으로 권장되며, 해부학적으로도 타당한 견해로 보인다.

Column

삼각근의 상방에 주사하면…

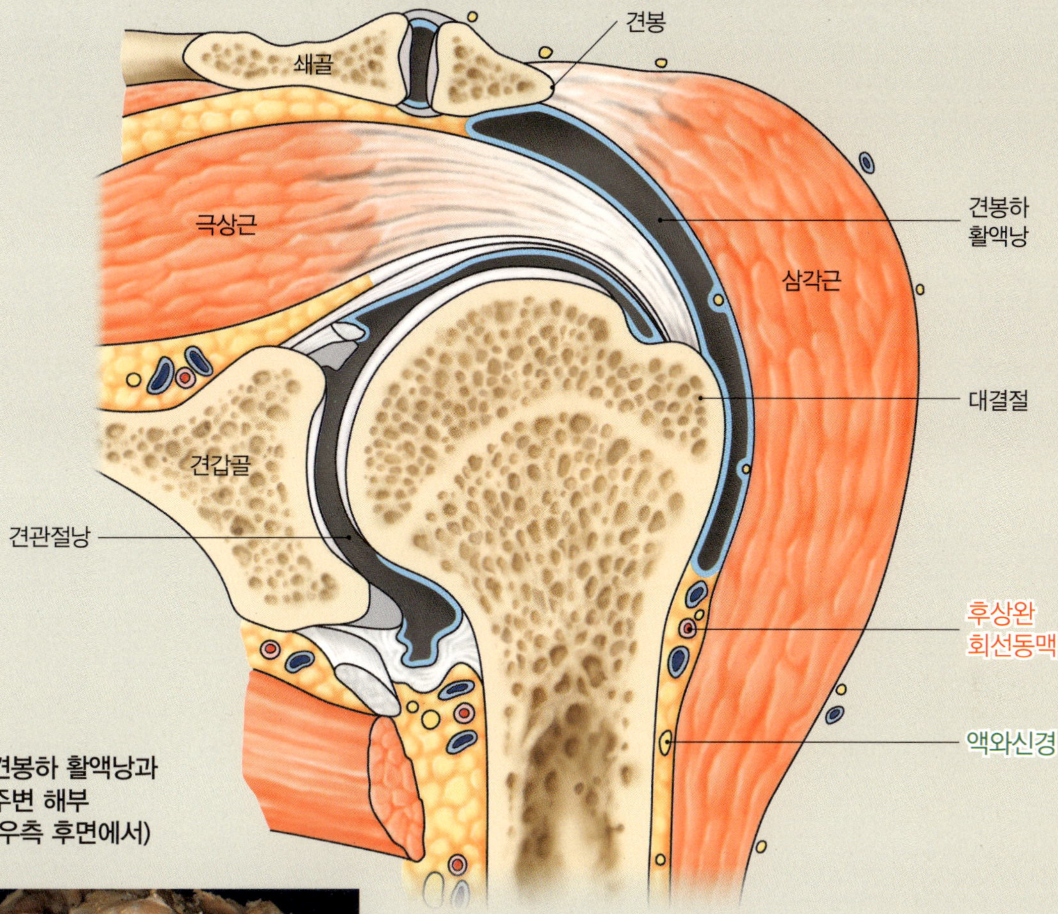

4-12 견봉하 활액낭과 주변 해부 (우측 후면에서)

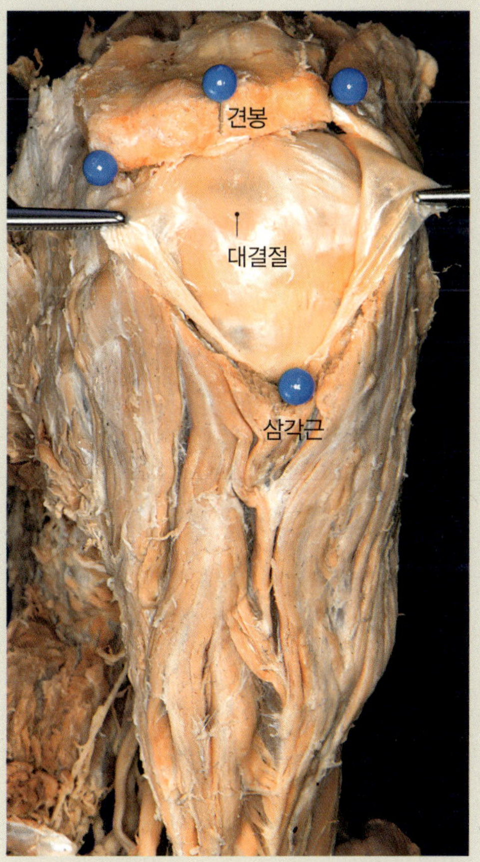

4-13 견봉하 활액낭(우측)을 개방한 모습

액와신경을 피하기 위해 삼각근의 상방에 주사하면 된다는 것은 아니다.

4-12와 같이 삼각근의 하층에는 물주머니와 같은 활액낭이 있어 극상근의 움직임을 원활하게 한다.

4-13의 해부 사진은 P. 102의 **4-9** 상태에서 삼각근 위의 파란색 핀으로 둘러싸인 삼각형을 절제한 상태로 활액낭의 표면을 메스로 개방한 것이다. 활액낭이 견봉 아래에서 뻗어 나와 대결절을 넘어 삼각근의 하층으로 퍼져 있는 것을 알 수 있다.

고령자에서 삼각근이 약한 경우 혹은 바늘을 깊이 자입해서 삼각근을 관통한 경우에는 삼각근 주사가 아닌 견봉하 활액낭 주사가 될 우려가 있다.

Check! 자입 시 주의점 ❶ — 삼각근 전방에 자입

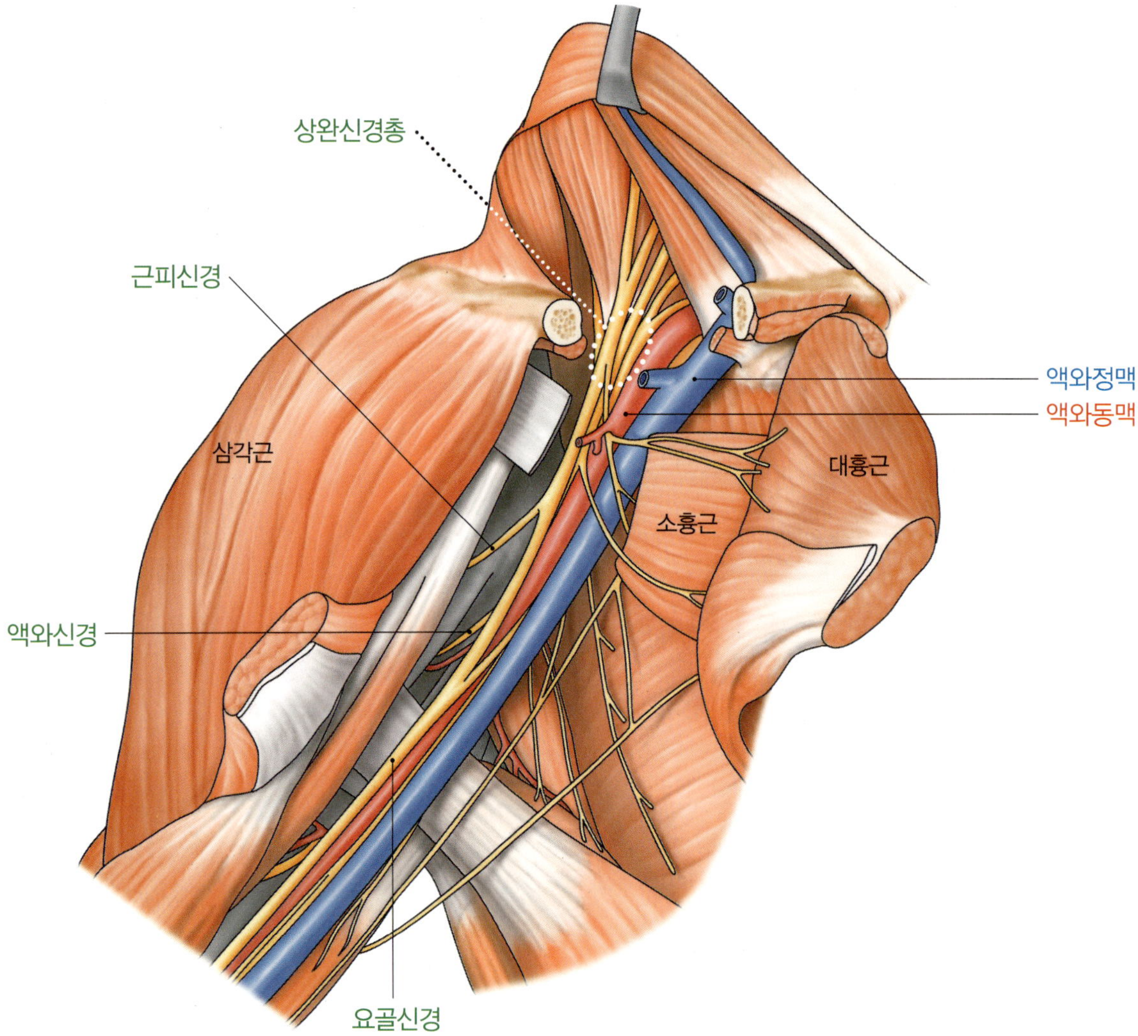

4-14 삼각근 전방 부근의 해부(우측)

삼각근 전단부(아래 그림의 화살표 위치)에서 자입하면 액와를 침범하여 동정맥 · 신경속을 손상시킬 위험이 없다고 할 수 없다.

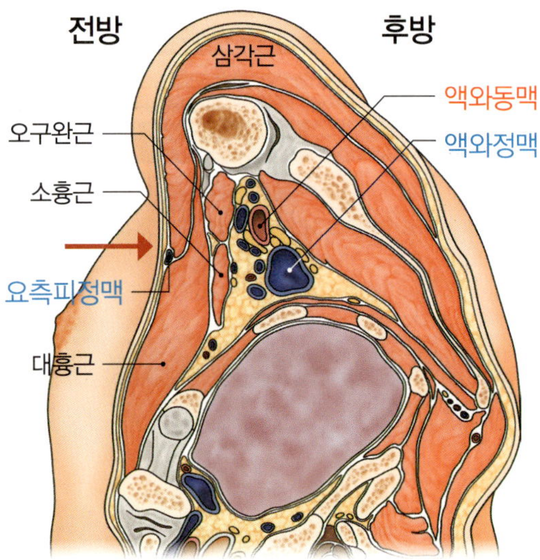

지금까지 삼각근에 권장되는 주사 부위를 제시했는데, 만약 실수로 근육의 전방에 주사했을 경우 어떤 영향을 미칠까?

액와의 전벽은 대흉근과 소흉근으로 이루어져 있다. 위 그림은 이 두 흉근을 절개해 액와를 개방하고, 우측 상지의 액와동정맥과 상완신경총을 해부하여 나타낸 것이다.

언뜻 보면 삼각근 전방에 주사해도 액와의 혈관 · 신경을 손상시킬 염려는 없어 보이지만, 두 흉근을 잘라내어 어깨와 삼각근이 원래 위치보다 약간 외측으로 치우쳐 있기 때문에 이 그림만으로는 판단할 수 없다.

아래 액와의 단면도를 보면 삼각근 전방에 주사바늘을 깊게 찔러도 액와는 하층의 대흉근과 오구완근에 둘러싸여 동정맥 · 신경속을 손상시킬 위험은 없어 보인다. 그러나 전단부, 즉 요측피정맥 근처(화살표 위치)에서 자입하면 액와를 침범하여 동정맥 · 신경속을 손상시킬 위험이 없다고 할 수 없다.

Check! ✓

자입 시 주의점 ❷ — 후상완회선동맥

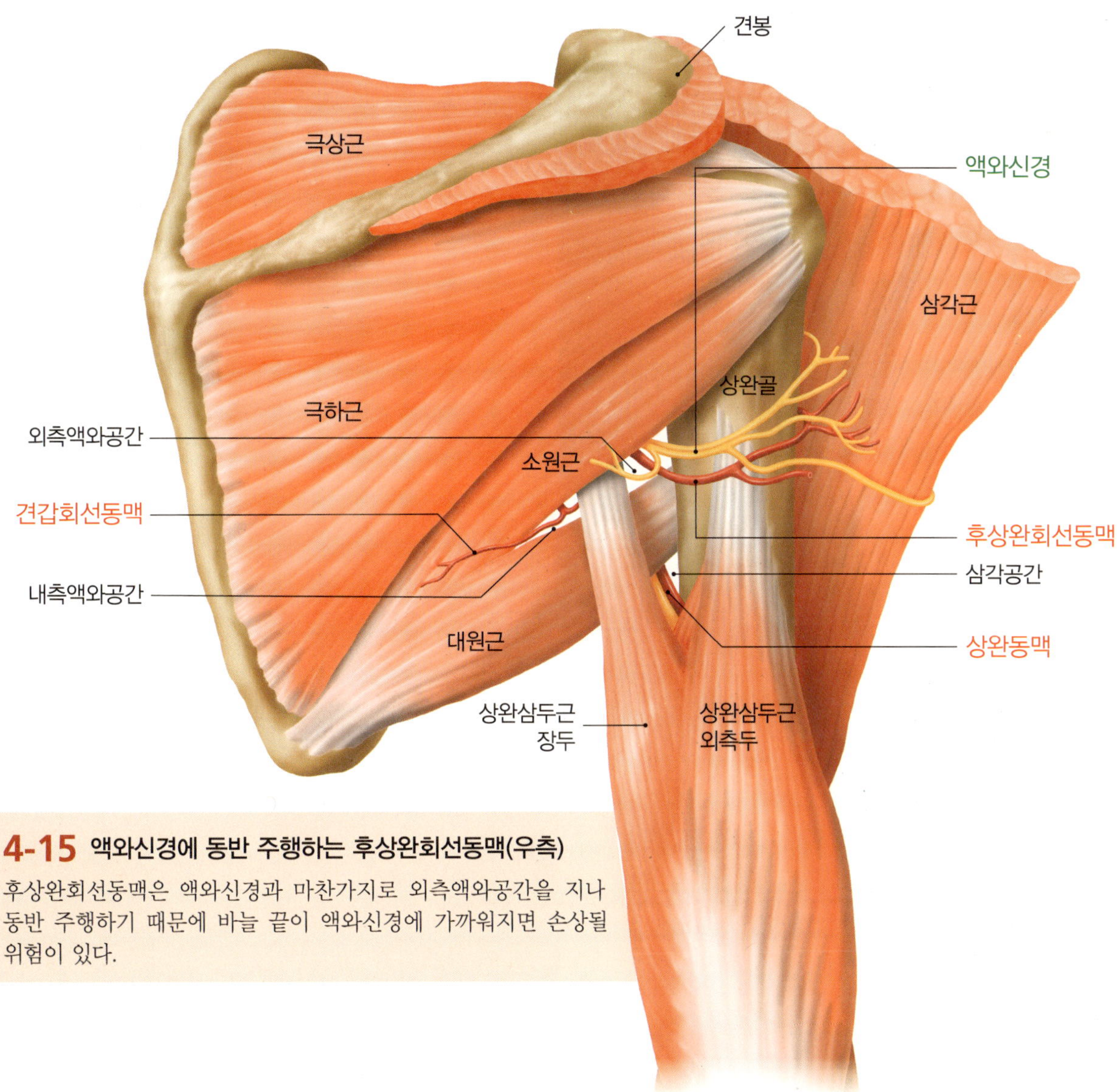

4-15 액와신경에 동반 주행하는 후상완회선동맥(우측)

후상완회선동맥은 액와신경과 마찬가지로 외측액와공간을 지나 동반 주행하기 때문에 바늘 끝이 액와신경에 가까워지면 손상될 위험이 있다.

삼각근의 대부분은 견갑골에서 기시한다. 따라서 삼각근은 견갑근의 일부라고도 할 수 있다. 견갑골에서 기시하여 상완골 상부에 부착하는 근육은 여러 개가 있는데, 이는 상완의 운동에 관여하고, 결과적으로 손가락의 운동에 큰 영향을 미친다.

위 그림에서는 어깨를 뒤에서 해부하여 근육과 근육 사이의 공간과 그곳을 통과하는 동맥과 신경을 나타냈다. 어깨 및 상완의 후방에서 나오는 혈관·신경은 이들 근육 사이를 통과해야 하기 때문이다.

근육 사이 간격을 이해하려면 횡주하는 근육과 종주하는 근육의 관계를 살펴봐야 한다. 횡주하는 근육에는 소원근과 대원근이 있으며, 대원근과 교차하는 형태로 상완삼두근 장두가 뻗어 내측 및 외측액와공간을 이룬다.

내측액와공간에는 견갑회선동맥이라는 혈관이 지날 뿐이지만, 외측액와공간에는 액와신경과 후상완회선동맥(posterior circumflex humeral artery)이 지나기 때문에 임상적으로 중요하다.

액와신경의 분지와 삼각근에 대한 주행경로에 대해 이미 자세히 살펴봤지만, 여기서 후상완회선동맥에 대해서도 주목해 볼 필요가 있다.

상완골의 외과경을 돌아가는 동맥에는 전후 상완회선동맥이 있으며, 모두 액와동맥에서 기시한다. 후상완회선동맥의 발달 정도가 훨씬 더 좋으며, 액와신경에 동반 주행하여 삼각근에 영양을 공급하는 주요 동맥의 역할을 한다(전상완회선동맥은 발달이 좋지 않고, 후방에서는 보이지 않는다).

따라서 삼각근 주사 시 바늘 끝이 액와신경에 접근하게 되면 이 동맥을 손상시킬 위험이 있다.

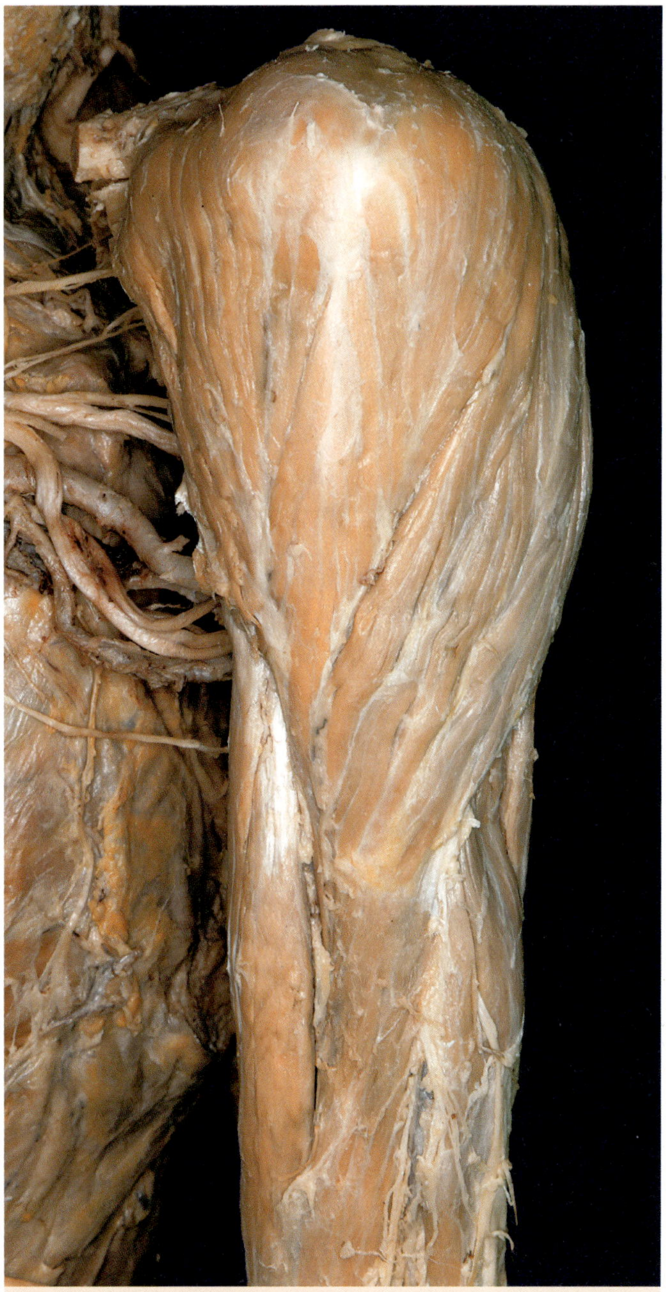

4-16 삼각근의 표면과 모양(좌측)

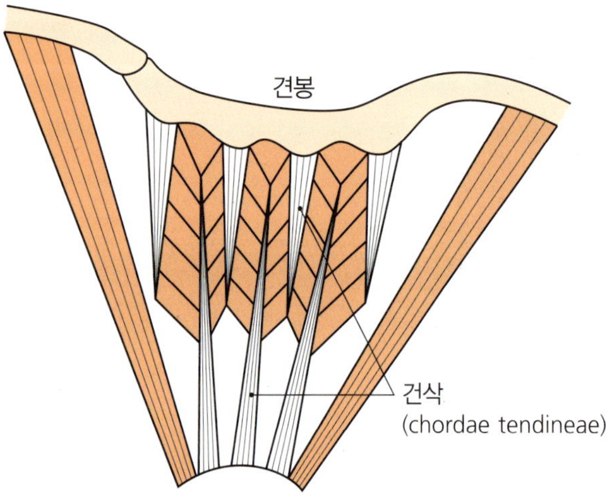

4-17 삼각근을 구성하는 우상근(bipennate)의 이미지

건삭을 깃의 축으로 삼각근의 육질이 화살깃처럼 비스듬히 주행하고, 옆 화살축(건삭)에 부착되어 있다.

삼각근은 울퉁불퉁한 큰 근육

다음으로 삼각근의 모양과 특징에 대해 다시 살펴보자. 삼각근은 평평하고 매끄럽다고 생각하기 쉽지만, 실제로는 상당히 울퉁불퉁하다는 것을 **4-16** 해부체에서도 알 수 있다.

이는 삼각근의 구조 때문이다.

4-17과 같이 삼각근의 내부에는 끈과 같은 건삭이 세로로 주행한다.

한 개의 건삭을 깃의 축으로 삼각근의 육질이 화살깃처럼 비스듬히 주행하고, 그 화살깃은 옆 화살축(건삭)에 부착되어 있다. 삼각근은 이러한 우상근의 집합체라고 할 수 있다.

근육이 수축하면 육질(화살깃)은 굵어지면서 위로 올라오지만, 건삭(화살축)은 굵어지지 않기 때문에 근육의 표면에 요철이 생긴다.

이것이 바로 '울퉁불퉁함'이다.

4-18은 삼각근을 실제로 잘라낸 것인데, 구조적인 특징을 볼 수 있다.

상부, 중부, 하부에서 두께와 단단함이 상이한 삼각근

삼각근의 상부와 하부는 중간부와 두께가 다른 것도 중요한 포인트이다.

4-17 · 18에서 알 수 있듯이 삼각근의 상방에서는 인접한 건삭이 서로 떨어져 있기 때문에 근육이 넓어지고 얇아져 있다. 따라서 이 부위에 주사하면 바늘이 근육을 관통할 가능성이 높아진다.

이 위험성에 대해서는 칼럼(P. 105)에서 설명한 바 있다.

4-19는 잘라낸 삼각근을 세로로 쪼개어 단면을 나타낸 것인데, 상방, 중간, 하방에서 근의 두께가 다른 것을 알 수 있다.

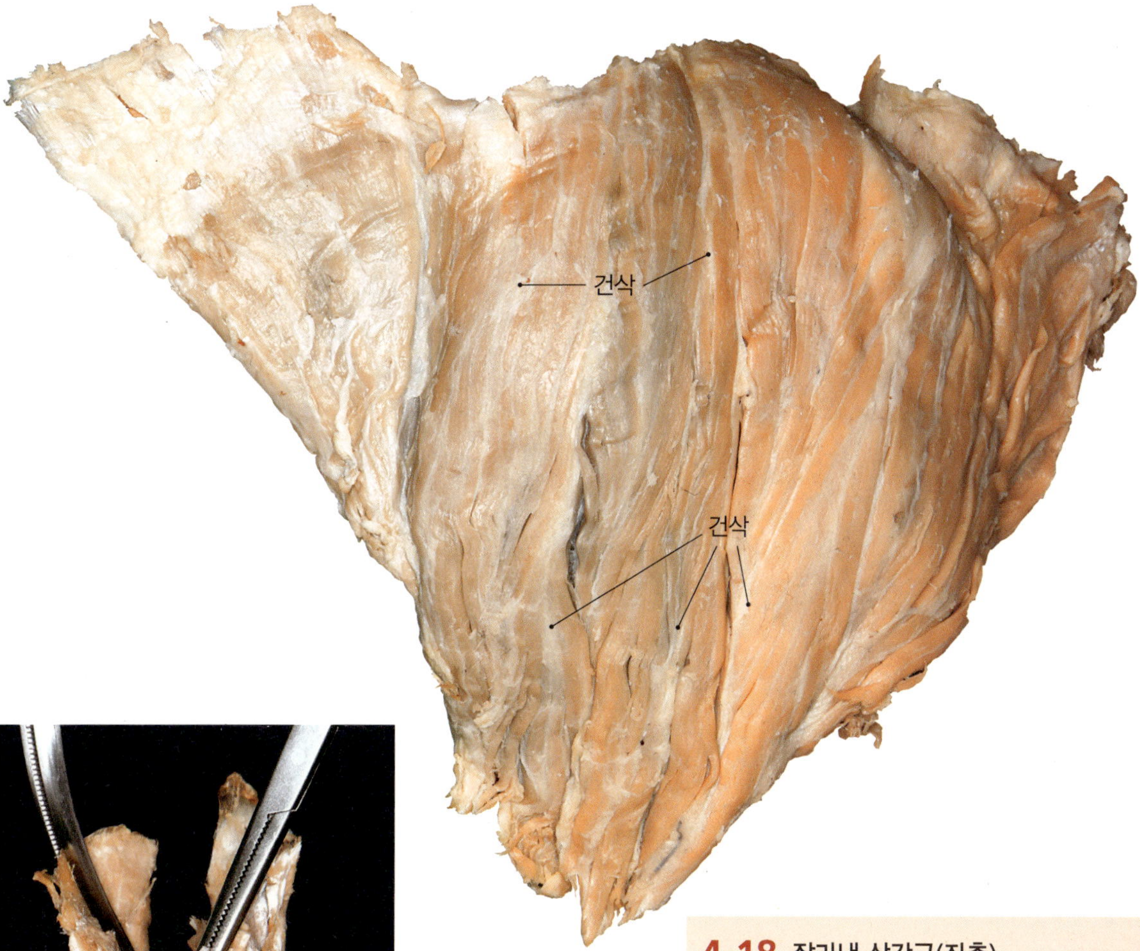

4-18 **잘라낸 삼각근(좌측)**

사진은 실제로 삼각근을 잘라낸 것이다. 삼각근의 하방에서는 건삭이 서로 가까워지면서 건질의 밀도가 증가해 단단해져 있다.

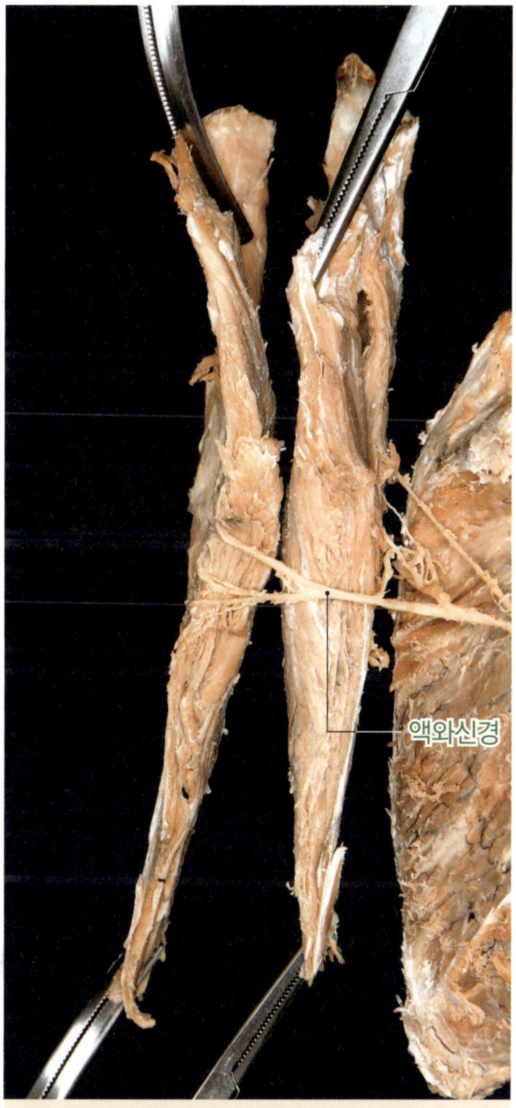

4-19 **삼각근의 단면(좌측)**

잘라낸 삼각근을 세로로 가르면 상방과 하방의 두께가 다르다는 것을 알 수 있다.

또한, 삼각근의 하방으로 내려갈수록 건삭은 서로 가까워지고 모이기 때문에 건질의 밀도가 증가해 단단해진다.

이는 **4-18·19**에서 이미지를 떠올릴 수 있을 것이다.

따라서 삼각근의 하방은 건삭의 밀도가 증가하고 단단하기 때문에 주사하면 상방에 비해 통증이 증가할 수 있다.

그렇다면 삼각근의 중간부에 주사하면 되는데, 삼각근의 지배신경(액와신경)을 보호하는 데 중점을 둔 권장 주사 부위에 대해서는 P. 102-103에서 설명한 바와 같다.

Column

주의해야 할 주사바늘의 '자입 깊이' ❷

주사 시 약제가 삼각근 내부에 확실하게 주입되었는지를 판단하기 위해서는 삼각근보다 천층에 있는 구조의 두께, 즉 피부의 두께를 알아야 한다. 이때의 문제점은 P. 84에서 설명한 것과 같으므로 여기서는 생략한다.

다수의 생체 예(남성 174명, 여성 156명)를 대상으로 주사 부위로 많이 쓰이는 좌측 삼각근에서 견봉 하방 50mm(3횡지 아래)의 피하조직 두께(피부 전체 두께)를 초음파로 검사한 연구가 있다. 그 결과에 따르면 남성은 3-16.4mm(평균 5.9±1.8mm, 최대치 4-6mm), 여성은 3.6-18.6mm(평균 7.1±2.3mm, 최대치 6-8mm)로 나타났다.[18)]

근육주사에 사용되는 주사바늘은 일반적으로 22G(길이 25mm, 32mm, 38mm), 23G(길이 25mm, 32mm) 및 25G(길이 16 mm, 25mm)이다. 짧은 주사바늘을 사용할 경우 삼각근에 도달하지 못할 수도 있으므로 주의해야 한다. 특히 지방량이 많은 환자의 경우 적절한 길이의 주사바늘을 선택해야 한다.

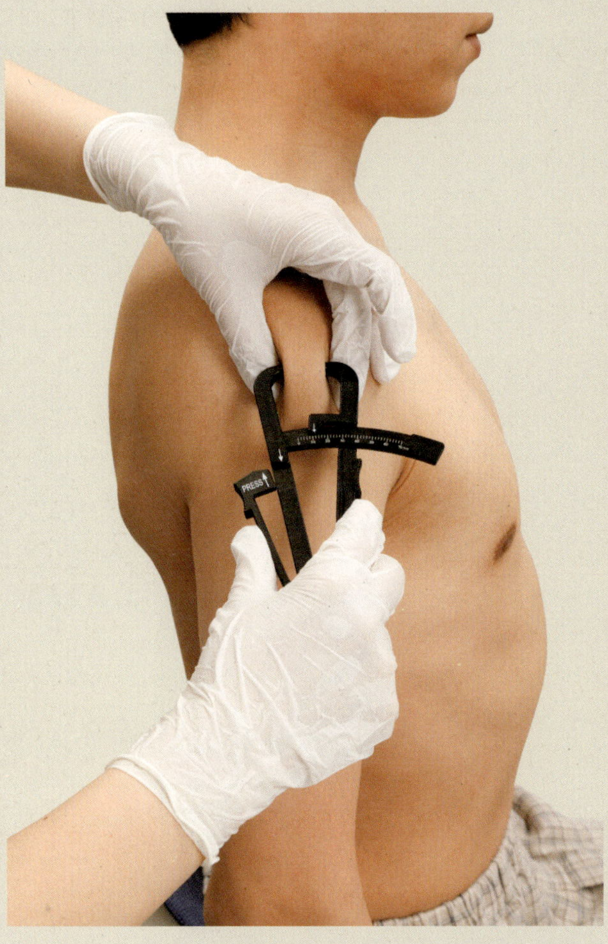

4-20 캘리퍼를 이용한 피하지방 두께 측정의 이미지

주사 부위 주변의 피부를 집어서 캘리퍼로 두께를 측정하고, 그 값을 2로 나누어 피하지방 두께로 한다.
전통적인 측정 방식이지만, 엄밀히 말하면 이것은 피하조직의 두께가 아니라 표피+진피+피하조직, 즉 피부 전체의 두께에 다름없다.

EVIDENCE

삼각근은 상지에서 상완삼두근 다음으로 큰 근육이다

해부체에서의 실제 중량 측정에 따르면, 근육 발달이 약한 여성의 경우 우측이 145g, 좌측이 128g, 근육이 잘 발달한 남성의 경우 일본인(59세, 체중 60kg)에서 우측 318g, 좌측 269g, 독일인(추정 24-28세, 신장 167cm, 체중 미기재)에서 358g이라는 기록이 있다[28)].

삼각근이 잘 발달한 경우 중둔근의 무게(약 300g)와 비교해도 손색이 없다.

발달이 좋지 않은 경우, 특히 운동을 하지 않는 고령의 여성과 같은 경우에는 주사바늘이 근육을 관통할 수 있기 때문에 삼각근 내 주사는 피하는 것이 좋다.

참고문헌

1. 赤石 英, 押田茂実: 注射による末梢神経損傷の実態と予防対策. 日本医事新報 2512: 25-32, 1972.
2. Ball CM, Steger T, Galatz LM, Yamaguchi K: The posterior branch of the axillary nerve: an anatomic study. J Bone Joint Surg Am 85(8): 1497-1501, 2003.
3. Bouchet A, Cuilleret J: Anatomie topographique, descriptive et fonctionnelle. Vol.3 Le membre superieur, 2nd editon, Simep, P.1217, Paris, 1983.
4. 藤本悦子: 看護技術を解剖する. 日本看護技術学会誌 10(1): 10-12, 2011.
5. Fujimoto E: The problem of using deltoid muscle for intramuscular injection. AINO J 6: 49-53, 2007.
6. 藤田 浩: 注射・採血手技の最新エビデンス. 月刊ナーシング 37(9): 8-10, 2017.
7. Frohse F, Fränkel M: Die muskeln des menschlichen Armes. von Bardeleben K ed, Handbuch der Anatomie des Menschen. Bd 2, Gelenke und Muskeln 2, Gustav Fischer, Jena, 1908.
8. 長谷川洋子, 渡邊順子: 基礎看護技術教育における三角筋筋肉内注射部位の解剖学的検討. 日本看護研究学会雑誌 24(3): 296, 2001.
9. 半田聖子, 大串靖子, 今 充: 確実な皮下注射・筋肉注射に関する一考察. 看護研究 14(4): 43-50, 1981.
10. Hall AM : Medication administration. Potter PA, Perry AG eds, Fundamentals of Nursing 8th ed, P.565-642, Elsevier, Canada, 2013.
11. 平沢興, 岡本道夫: 分担 解剖学 第2巻. 金原出版, 1982.
12. Hong TC, Kumar VP, Nather A: The posterior neuromuscular compartment of the deltoid. Plast Reconstr Surg 115(6): 1660-1664, 2005.
13. 衣袋健司: 注射による筋肉拘縮と末梢神経障害について(第7版), 2008.(講義録)
14. 井上良平: 上肢筋の重量に就て. 東京医学会雑誌 48: 2278-2286, 1934.
15. 岩永秀子, 高山 栄: 三角筋, 中殿筋における筋肉内注射の適切な部位の検討.東海大学健康科学部紀要 9: 29-33, 2003.
16. 川島帝都夫: 僧帽筋と三角筋における神経分布に関する研究. 日大医誌 19(12): 3920-3929, 1960.
17. 菊池和子, 小山奈都子, 高橋有里, 石田陽子: 三角筋部筋肉内注射技術の実践知の検討. 岩手県立大学看護学部紀要 11: 79-85, 2009.
18. 菊池和子, 高橋有里, 小山奈都子, 石田陽子: 科学的根拠に基づく筋肉内注射の注射針刺入深度に関する研究. 日本看護技術学会誌 8(1): 66-75, 2009.
19. 金原宏幸, 公文 裕, 岩本守右, 庄 智矢, 玉木昭彦, 増田重夫, 原田義昭；京都大学医学部整形外科学教室: 三角筋拘縮症集団検診報告. 中部整災誌 19: 1150-1152, 1976.
20. 小山奈都子, 高橋有里, 石田陽子, 菊池和子, 渡辺 皓: 筋肉内注射を安全に施行するための部位の検討—三角筋と中殿筋について—. 岩手県立大学看護学部紀要 7: 97-100, 2005.
21. Kulkarni RR, Nandedkar AN, Mysorekar VR: Position of the axillary nerve in the deltoid muscle. Anat Rec 232(2): 316-317, 1992.
22. Leechavengvongs S, Teerawutthichaikit T, Witoonchart K, et al : Surgical anatomy of the axillary nerve branches to the deltoid muscle. Clin Anat 28(1): 118-122, 2015.
23. Loukas M, Grabska J, Tubbs RS, et al: Mapping the axillary nerve within the deltoid muscle. Surg Radiol Anat 31(1): 43-47, 2009.
24. 升田茂章, 川西千恵美: 筋肉内注射における痛みの少ない部位の検討—三角筋と中殿筋の注射痛の比較—. 高知女子大学看護学会誌 34(1): 71-78, 2009.
25. 中谷壽男, 稲田美智子, 須釜淳子他: 三角筋への筋肉内注射; 腋窩神経を損傷しないための適切な部位. 金沢大学医学部保健学科紀要 23: 83-86, 1999.
26. 阿曽洋子, 井上智子, 氏家幸子: 基礎看護技術 第7版. 医学書院, P.336, 2011.
27. 押田茂実: 筋肉内注射法の歴史的考察. 日本医事新報 2557: 13-20, 1973.
28. Theile FW: Gewichtbestigungen Zur Entwickelung des Muskelsystems und Skelettes beim Menschen. Leop-Carol, Deutschen Akademie der Naturforscher, E. Blochmann, Halle, 46(3): P.153-161, 1884.
29. 高橋甲枝, 清村紀子: 三角筋内の腋窩神経の走行: MRIを用いた生体データと解剖体データの比較. 日本看護技術学会誌 16: 70-76, 2017.
30. 高橋有里, 菊池和子, 三浦奈都子: 筋肉内注射の実態と課題—看護職者へのアンケート調査より. 岩手県立大学看護学部紀要 5: 97-103, 2003.
31. 高橋有里, 小山奈都子, 菊池和子, 石田陽子: 筋肉内注射部位に関する文献検討から得られた課題. 岩手県立大学看護学部紀要 7: 111-116, 2005.
32. Uz A, Apaydin N, Bozkurt M, Elhan A: The anatomic branch pattern of the axillary nerve. J Shoulder Elbow Surg 16(2): 240-244, 2007.
33. 山幡朗子, 篠田かおる, 白鳥さつき, 春田佳代, 脇本寛子, 三善郁代, 鈴村初子: 上腕三角筋への適切な筋肉内注射部位の検討—9書籍記述の比較から—. 愛知医科大学看護学部紀要 5: 21-29, 2006.

찾아보기

한글

ㄱ

ㄴ·ㄷ

ㅂ·ㅅ

ㅇ

ㅈ

ㅊ

ㅋ·ㅍ·ㅎ

영문

A · B · C · D

E · F · G · H · I

M · N · P

기타

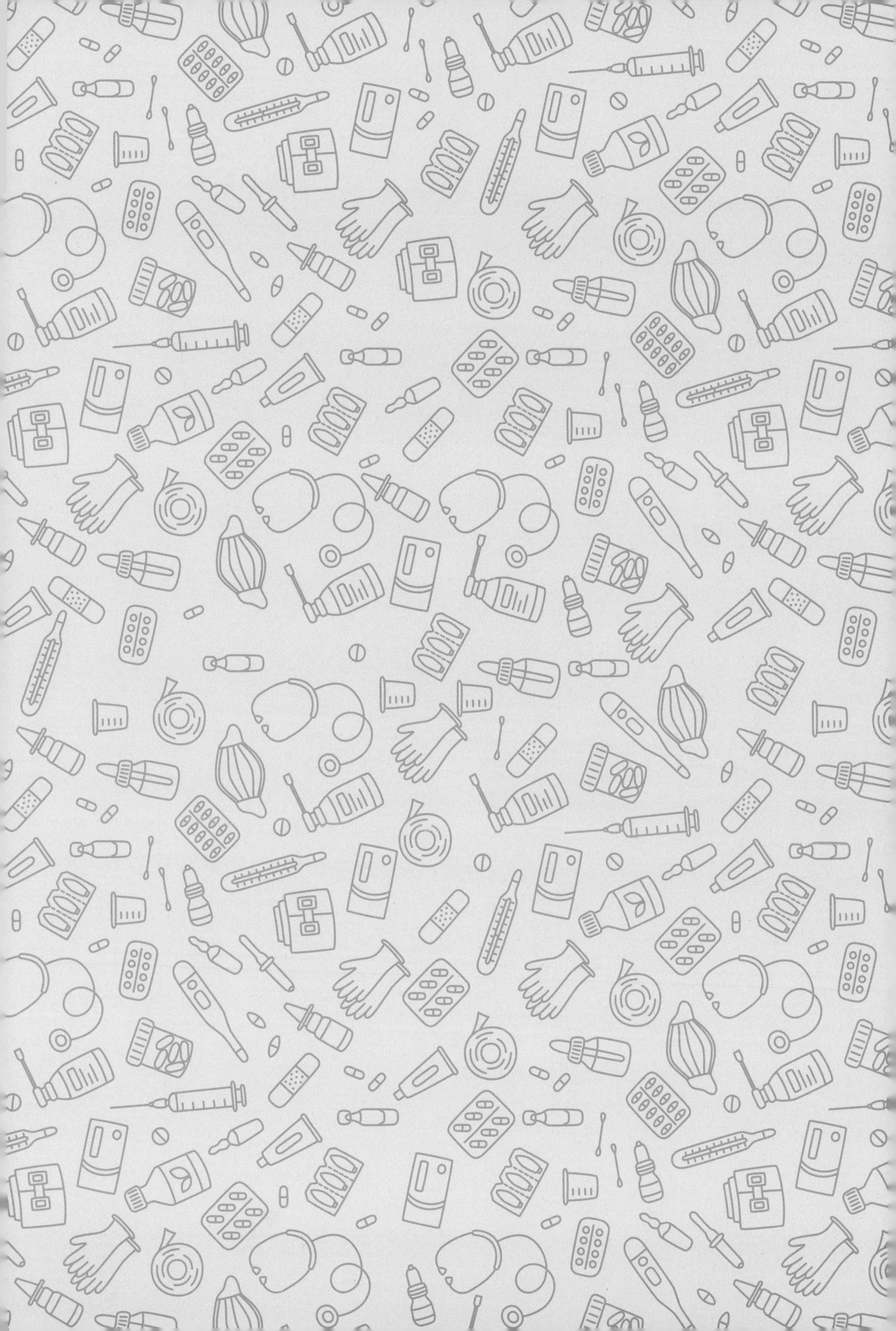

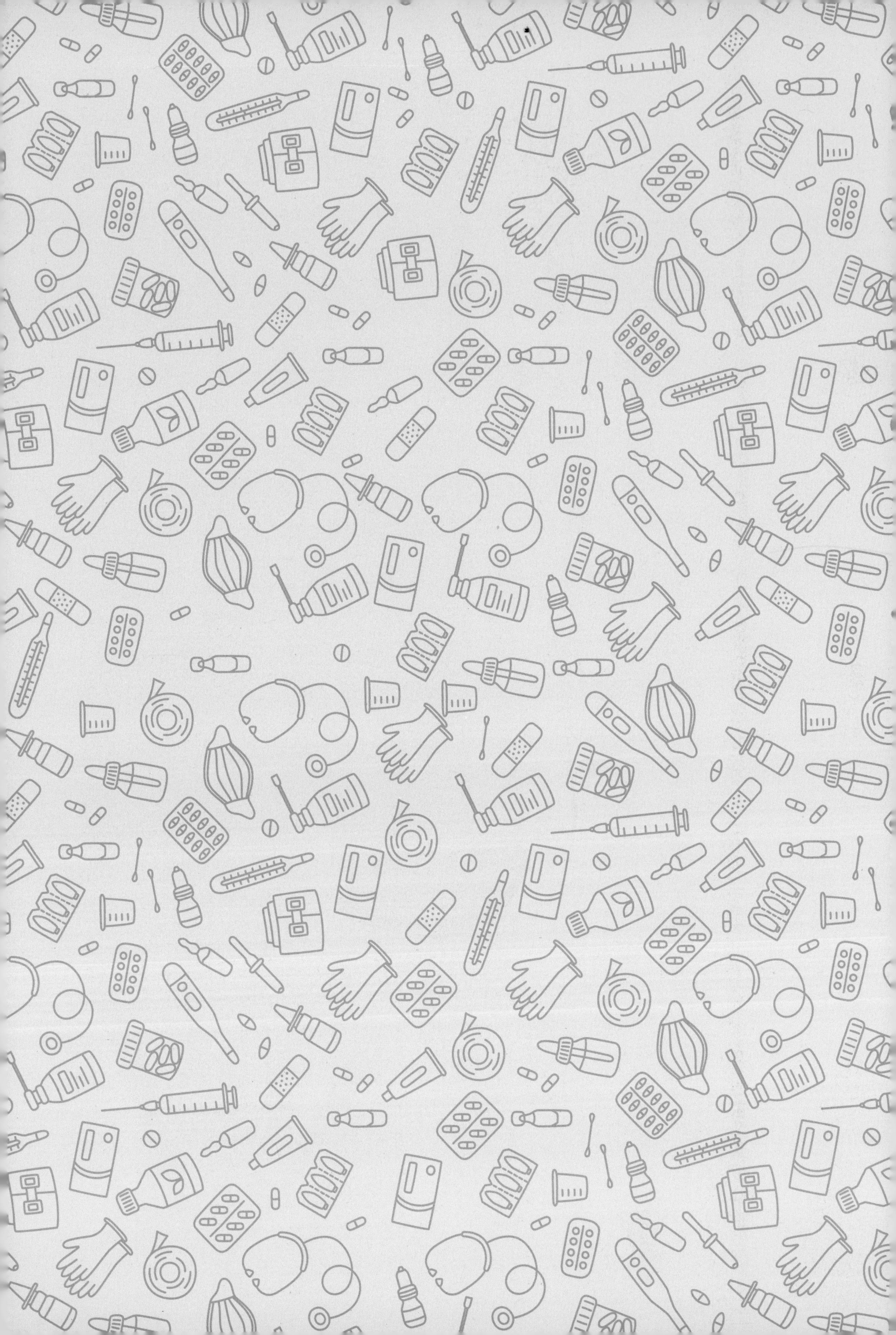